ernst reinhardt

Manfred Grohnfeldt

Grundlagen der Sprachtherapie und Logopädie

Mit 44 Abbildungen und 31 Tabellen

Ernst Reinhardt Verlag München Basel

Prof. Dr. *Manfred Grohnfeldt* ist Ordinarius für Sprachheilpädagogik und Sprachtherapie an der Ludwig-Maximilians-Universität München und leitet das Forschungsinstitut für Sprachtherapie und Rehabilitation (FSR).

Bibliografische Information der Deutschen Nationalbibliothek

Die Deutsche Nationalbibliothek verzeichnet diese Publikation in der Deutschen Nationalbibliografie; detaillierte bibliografische Daten sind im Internet über <http://dnb.d-nb.de> abrufbar.
ISBN 978-3-497-02273-1 (Print)
ISBN 978-3-497-60043-4 (E-Book)

Printed in Germany
Reihenkonzeption Umschlag: Oliver Linke, Hohenschäftlarn
Covermotiv: © phoenixpix / fotolia.com
Satz: Arnold & Domnick, Leipzig

Ernst Reinhardt Verlag, Kemnatenstr. 46, D-80639 München
Net: www.reinhardt-verlag.de E-Mail: info@reinhardt-verlag.de

Inhalt

Einleitung

Die akademische Sprachtherapie als neu entstandene Fachdisziplin in Deutschland hat sich aus mehreren Berufsgruppen entwickelt, wobei der Kontext zur Logopädie als nicht ärztlicher Heilberuf zu beachten ist. Sie ist dabei als Fach auf der Suche nach ihrer Identität und ihrer wissenschaftstheoretischen Fundierung. Der Weg dorthin hat erst begonnen – und man sollte eher von Identitäten sprechen, die sich zwischen Krankenkassenorientierung als häufigster Finanzquelle, unterschiedlichen theoretischen Bezugnahmen und verschiedenartigen Facetten persönlicher Orientierung erschließen.

Das vorliegende Buch versteht sich als *eine* Möglichkeit der Positionierung auf diesem Weg. Es geht dabei von der aktuellen Situation unterschiedlicher Berufsgruppen in Deutschland und der Notwendigkeit einer „Sprachtherapiewissenschaft" (Maihack 2004) aus. In einem historischen Abriss werden zunächst Hintergründe des gegenwärtigen, weltweit einzigartigen Systems des Sprachheilwesens in Deutschland aufgezeigt. Einen ersten Schwerpunkt bildet die Erarbeitung unterschiedlicher Bereiche theoretischer Grundlagen des Fachgebietes. Im Sinne eines eng aufeinander bezogenen Theorie-Praxis-Verhältnisses werden diese Aussagen auf die Klientel, den sprachgestörten Menschen in seiner subjektiven Befindlichkeit und sozialen Einbettung gerichtet. Vor diesem Hintergrund wird als weiterer Schwerpunkt das breite Spektrum unterschiedlicher Störungsbilder und Erscheinungsformen dargestellt, wobei eine strukturelle Gliederung in Fragen der Begriffsbildung, Bedingungshintergründe, Diagnose und Therapie die Lesbarkeit erhöhen und zur unmittelbaren Praxisrelevanz beitragen soll. Eine Diskussion der damit verbundenen Handlungsfelder und Aufgabenbereiche in aktueller und prospektiver Perspektive schließt das Buch ab.

Das übergreifende *Ziel* besteht darin, zunächst die bisherigen Entwicklungen zu dokumentieren und ihnen einen Rahmen zu geben, um die Vielfalt an Erkenntnissen zu strukturieren und überschaubar zu machen. Im Weiteren wird eine Konzeption der Arbeit mit Menschen mit Sprachstörungen aller Altersgruppen und Erscheinungsformen aus person- und systemtheoretischer Sicht aufgezeigt. Der vorliegende Ansatz versteht sich dabei als Impuls zu einer Fundierung und prospektiven Weiterentwicklung des Faches Sprachtherapie.

1 Sprachtherapie als Wissenschaft und Beruf

1.1 Kurzabriss zur aktuellen Situation

unterschiedliche Berufsgruppen

Das Sprachheilwesen in Deutschland unterscheidet sich vor dem Hintergrund der verschiedenartigen beteiligten Berufsgruppen ganz wesentlich von der Situation im Ausland. Während es in den meisten Ländern nur *eine* Fachdisziplin für den Aufgabenbereich der Sprachtherapie gibt, existieren in Deutschland mehrere Berufsgruppen auf Fachschulniveau beziehungsweise mit unterschiedlichen Abschlüssen an Fachhochschulen oder Universitäten. Dabei können wiederum verschiedenartige Schwerpunktsetzungen auf medizinische, linguistische oder sprachheilpädagogische Grundlagen erfolgen.

Diversifikation

Darüber hinaus ist in den einzelnen Bundesländern Deutschlands eine total uneinheitliche Lage im Hinblick auf die beteiligten Berufsgruppen, Kostenträger und Institutionen zu konstatieren, die sich wiederum vom Versorgungs- und Ausbildungsstand im deutschsprachigen Ausland in der Schweiz und in Österreich erheblich unterscheiden. Die Situation ist weltweit in einzigartiger Art und Weise zersplittert.

Verlaufsprozesse und Kontextänderungen

Trotz der zunehmend komplexen und unübersichtlichen Konstellationen kristallisierte sich dennoch im ersten Jahrzehnt des 21. Jahrhunderts eine „neue" Wissenschaft der akademischen Sprachtherapie aus

- dem Bereich Sprachheilpädagogik sowie
- unterschiedlichen Berufsgruppen der Klinischen Linguistik, Patholinguistik, Sprechwissenschaft sowie den neuen Bachelor-/Masterstudiengängen heraus, wobei der Kontext zum nicht akademischen Bereich der Logopädie, aber auch den Atem-, Sprech- und Stimmlehrerinnen zu beachten ist.

Auf dem Weg zu einer eigenständigen Fachrichtung der akademischen Sprachtherapie war die Gründung der „Arbeitsgemeinschaft der freiberuflichen und angestellten Sprachheilpädagogen" (AGFAS) am 23. Januar 1993 als *unselbstständige* Untergliederung der „Deutschen Gesellschaft für Sprachheilpädagogik" (dgs) zweifellos von wegweisender Bedeutung. Offen muss dabei bleiben, ob die Gründung der AGFAS die Entstehungsphase der Fachdisziplin hervorrief oder Ausdruck latenter sprachtherapeutischer

Entwicklungslinien war, die zur Verbandsgründung führten. Ursache und Wirkung sind nicht ganz zu trennen, wobei sich beides kumulativ verstärkte. Die Zeit war reif.

Am 23. Januar 1999 erfolgte eine Umbenennung der AGFAS in „Deutscher Bundesverband der Sprachheilpädagogen" (dbs), wobei es zu einer Statusänderung im Sinne einer *selbstständigen* Untergliederung der dgs bei einer Änderung der Satzung kam.

Am 24. Januar 2004 wurde eine erneute Umbenennung in „Deutscher Bundesverband der akademischen Sprachtherapeuten" (dbs) jetzt als eigenständiger Berufsverband vorgenommen, wobei gleichzeitig die Interessen der Klinischen Linguistik (BKL), Patholinguisten (vpl) und Klinischen Sprechwissenschaftler (DBKS) vertreten werden. Dies war von wegweisender Bedeutung.

Vor diesem Hintergrund wird erkennbar, wie sich die Entstehung des Faches der akademischen Sprachtherapie in einem *phasenspezifischen Verlauf* durch Ablösungsprozesse aus der Sprachheilpädagogik und der Verbindung mit anderen akademischen sprachtherapeutischen Berufsgruppen vollzog (siehe Abb. 1).

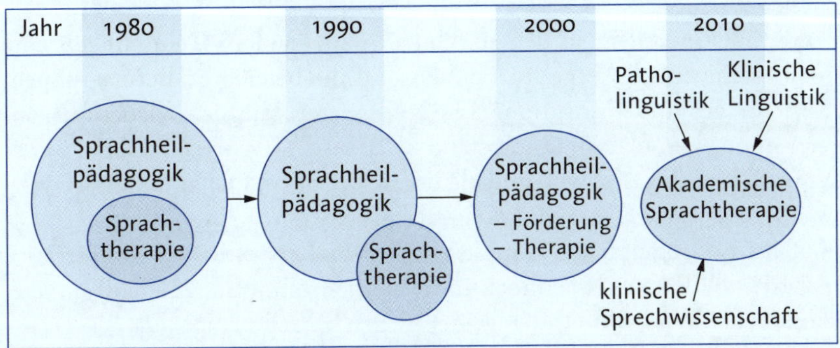

Abb. 1: Phasenspezifischer Verlauf der Entstehung der akademischen Sprachtherapie

Kontext zur Logopädie

Zu beachten ist dabei der *Kontext* zu den nicht akademischen Berufsgruppen, insbesondere zur Logopädie, aber auch bei regionaler Schwerpunktsetzung (z. B. in Niedersachsen) zu den Atem-, Sprech- und Stimmlehrerinnen. Dabei sind die Berufsgruppen an sich sowie ihre quantitativen Veränderungen und dadurch hervorgerufenen Schwerpunktverlagerungen von Bedeutung.

1.2 Sprachtherapeutische Berufsgruppen in Deutschland

Vorbemerkung

Es waren die deutschsprachigen Länder, in denen im 19. Jahrhundert die Beschäftigung mit Sprachstörungen zu einer allmählichen Professionalisierung des Berufsbildes führte. Von hier gingen Impulse für eine weltweite Entwicklung des Sprachheilwesens aus.

Im Weiteren erfolgt eine Zentrierung auf die Situation in Deutschland selbst. Ein Abriss zur Geschichte der Logopädie in der Schweiz steht bei Motsch (1979, 1981, 1986), wobei zu bedenken ist, dass es sich hier – anders als in Deutschland – bei der Logopädie um eine pädagogische Fachdisziplin auf Hochschulniveau handelt. Neuere Perspektiven zeigt Schmolke (2007) auf.

Hinweise zur historischen Entwicklung des Sprachheilwesens in Österreich finden sich bei Dupuis (1983). Eine Erörterung der heutigen Lage und Problembereiche nimmt Rosenberger (2005, 2007) vor.

internationaler Vergleich

Während im europäischen Ausland verschiedene Formen der *akademischen Logopädie* dominieren und im angloamerikanischen Raum – weltweit führend mit über 130.000 in der ASHA (American Speech-Language-Hearing Association) organisierten Mitgliedern – die Berufsgruppe der *Speech and Language Therapists* vorherrscht, gibt es in Deutschland vor allem

- Logopädinnen auf Fachschulniveau,
- Akademische Sprachtherapeutinnen unterschiedlicher Ausbildungsgänge, u. a.
- Sprachheillehrerinnen (übergangsweise und auslaufend),
- Absolventinnen von Diplom- und Magisterstudiengängen,
- Klinische Linguistinnen,
- Patholinguistinnen,
- Sprechwissenschaftlerinnen,
- Absolventinnen von Bachelor- und Masterstudiengängen,
- Atem-, Sprech- und Stimmlehrerinnen (nach Schlaffhorst und Andersen).

Die Anerkennung durch die Krankenkassen wird durch die Heilmittel-Richtlinien und bei neuen Studiengängen durch die Gesetzliche Krankenversicherung (GKV) geregelt.

1.2.1 Logopädinnen

ursprüngliche Konzeption

Der Begriff „Logopädie“ wurde von dem Wiener Spracharzt *Emil Fröschels* (1885–1972) im Jahr 1913 eingeführt. Gemeint war damals die Etablierung einer interdisziplinären akademischen Fachdisziplin. Diese Idee wurde in Deutschland nach dem Zweiten Weltkrieg aufgegeben, indem Phoniater Frauen als Helferinnen ausbildeten (Rausch / Schrey-Dern 2007). Es entwickelte sich eine medizinische Hierarchie, in der die Logopädie im Gegensatz zur Situation im Ausland als *Heil-Hilfsberuf* bei einer Abhängigkeit von den Medizinern („Arztvorbehalt") definiert wurde.

Verbandsgründung und Umbenennung

1962 erfolgte die Gründung der ersten Lehranstalt für Logopädie in Berlin. Ab 1964 werden die Interessen durch den „Zentralverband für Logopädie" (ZVL) vertreten [ab 1992: „Deutscher Bundesverband für Logopädie" (dbl)].

Logopädengesetz und LogAPro

Eine Weichenstellung mit nachhaltigen Folgen war 1980 die Verabschiedung des *Logopädengesetzes*. Dadurch wurde die Berufsbezeichnung geschützt und eine einheitliche dreijährige Ausbildung durch die „Logopäden-Ausbildungs- und Prüfungsordnung" (LogAPro) staatlich geregelt. Die Logopädinnen kamen dadurch in den Vorteil einer Krankenkassenzulassung. Andererseits wurde der Status als nicht akademischer Beruf mit einem dementsprechend geringeren Einkommen festgeschrieben – eine Entscheidung, deren Auswirkung bis heute nachhaltige Folgen zeigt.

Lange Zeit führte das Logopädengesetz zu einem statussicheren Beruf ohne Arbeitslosigkeit. Heute hat sich die Situation entscheidend geändert. Durch einen **exorbitanten Ausbau der Logopädenschulen** seit Ende der 1990er Jahre auf aktuell 90 Einrichtungen – von denen über 50 auf privater Basis mit Gebühren bis zu 10.000 Euro jährlich arbeiten – wird eine Absolventinnenzahl von 1.700 bis 1.800 pro Jahr erreicht. Dies führt **teilweise zu einem Überangebot**, das bereits zu einem regionalen Verdrängungswettbewerb geführt hat.

Öffnungsklausel

Im Hinblick auf die lange überfällige Akademisierung des Berufes ist die aktuelle Situation im Jahr 2010 dadurch gekennzeichnet, dass am 26. Mai 2009 eine „Modell- beziehungsweise Öffnungsklausel" im Deutschen Bundestag beschlossen wurde, um zeitlich befristete Ausbildungskonzepte auf Hochschulniveau im Bereich der Logopädie, Ergotherapie, Physiotherapie und Hebammenkunde zunächst bis zum Jahr 2017 zu erproben. Im Jahr 2015 soll eine Entscheidung über die Fortsetzung fallen (Rausch 2009a, 2009b; Grohnfeldt 2009, 2010b). Das Studium erfolgt dabei an Fachhochschulen, wobei nach sieben Semestern sowohl die LogAPro zu erfüllen ist – der lange Atem des Logopädengesetzes! – als auch eine Bachelorprüfung absolviert wird.

1.2.2 Akademische Sprachtherapeutinnen unterschiedlicher Studiengänge

nebenberufliche Sprachheillehrkräfte

Ihren Ausgangspunkt nahm die akademische Sprachtherapie in der zumeist nebenberuflichen Tätigkeit von Sprachheillehrerinnen und Sprachheillehrern, die nach einem sechssemestrigen Studium zum Grund-, Haupt- und Realschullehrer und nach einem postgradualen zweijährigen Studiengang nicht nur in der Schule, sondern auch therapeutisch vorwiegend bei sprachentwicklungsgestörten und artikulationsgestörten Kindern tätig waren. Dies erfolgte seit Anfang der 1970er Jahre, um die sprachtherapeutische Versorgung sicherzustellen. In den Richtlinien gemäß § 124 SGB V wurden Lehrkräfte mit der Fachrichtung Sprachheilpädagogik als „Behandler" aufgenommen, die nach einer Einzelfallprüfung gemäß ihrer Qualifikation eine dementsprechende Teilzulassung für bestimmte Störungsbilder beantragen konnten. Logopädinnen bekamen dagegen nach Absolvierung der LogAPro automatisch die Krankenkassenvollzulassung. Seit 2007 werden Absolventinnen von Lehramtsstudiengängen aufgrund einer zunehmend entspezifizierten Ausbildung im Bereich der Sprachtherapie in den meisten Bundesländern nicht mehr in den Heilmittel-Richtlinien als Leistungsträger aufgenommen.

Diplom- und Magisterstudiengänge

Um 1980 wurden neben den Lehramtsstudiengängen vermehrt Diplom- und Magisterstudiengänge der Sprachheilpädagogik angeboten. Aus ihnen entwickelten sich unterschiedliche Studiengänge der akademischen Sprachtherapie. Durch die Gründung der AGFAS beziehungsweise des späteren dbs kam es zu langwierigen Verhandlungen im Hinblick auf die Krankenkassenzulassung und Anerkennung als Berufsgruppe. Hier liegt das Quellgebiet der späteren Fachdisziplin der akademischen Sprachtherapie.

Klinische Linguistik / Patholinguistik

Um 1990 entwickelte sich parallel dazu durch die Zusammenarbeit von Linguisten und Neurologen ein Berufsfeld, das sich zunächst auf neurogene Sprach- und Sprechstörungen zentrierte. Später erfolgte eine Erweiterung durch das Feld der Sprachentwicklungsstörungen. Die Studiengänge für Klinische Linguistik an der Universität Bielefeld (ab 1996) und Patholinguistik in Potsdam (ab 1994) waren Vorreiter dieser Entwicklung, die seit 2008 an der Universität Marburg fortgesetzt wird. Heute sind der „Bundesverband Klinische Linguistik e. V." (BKL) sowie der „Verband für Patholinguistik e. V." (vpl) im „Deutschen Bundesverband der akademischen Sprachtherapeuten e. V." (dbs) organisiert.

Sprechwissenschaft

Die Sprechwissenschaft hat in Deutschland eine lange Tradition, die 1919 begann und 1952 in der damaligen DDR weiter ausgebaut wurde (Krech 1959). Die heutige Klinische Sprechwissenschaft wird an der Universität Halle studiert. Schwerpunkte liegen im Bereich der Stimmtherapie. Der „Deutsche Bundesverband der Klinischen Sprechwissenschaftler" (DBKS) ist im „Deutschen Bundesverband der akademischen Sprachtherapeuten e. V." organisiert.

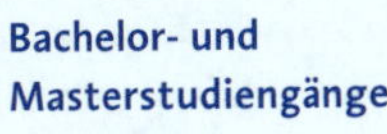

Im Zusammenhang mit der Bologna-Reform vom 6. Juni 1999 laufen die bisherigen Diplom- und Magisterstudiengänge aus. Stattdessen werden neue Bachelor- und Masterstudiengänge gegründet. Als Beispiel soll der B. A.- / M. A.-Studiengang Sprachtherapie an der Ludwig-Maximilians-Universität München genannt werden, der seit dem WS 2004/05 besteht, wobei bereits der Bachelorabschluss zur Krankenkassenvollzulassung führt und das Masterstudium zur Erweiterung der Forschungsaktivitäten und Qualifikation für Führungsaufgaben dient.

Eine quantitative Analyse der Mitgliederzahlen der einzelnen Verbände innerhalb des Dachverbandes dbs zeigt im Jahr 2010 die in Abbildung 2 dargestellte prozentuale Verteilung.

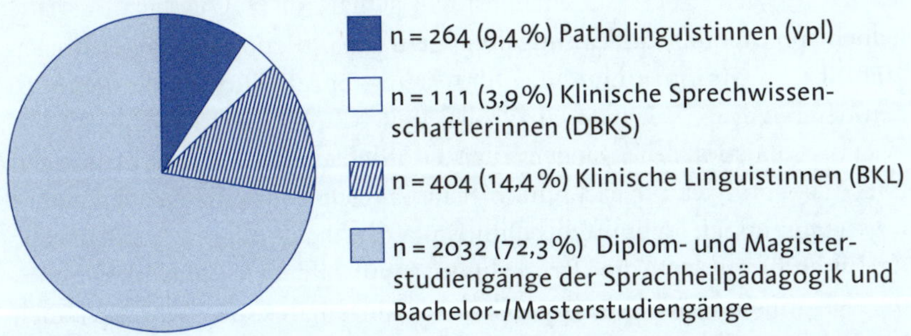

Abb. 2: Prozentuale Aufteilung des Dachverbandes dbs gemäß den einzelnen Berufsgruppen (Mitgliederliste 2010)

1.2.3 Atem-, Sprech- und Stimmlehrerinnen

staatliche Anerkennung als Ersatzschule

Die Ausbildung geht auf *Clara Schlaffhorst* (1863–1945) und *Hedwig Andersen* (1866–1957) zurück, die auf der Grundlage einer Wechselwirkung von Atmung, Stimme und Bewegung eine ganzheitliche Art des Vorgehens konzipierten. Die Absolventinnen der Schule Schlaffhorst-Andersen in Bad Nenndorf tragen die Berufsbezeichnung „Staatlich geprüfte(r) Atem-, Sprech- und Stimmlehrer(in)". Mit der Urkunde vom 20. Dezember 1982 erfolgt eine Anerkennung als Ersatzschule gemäß § 148 Niedersächsisches Schulgesetz. Die Ausbildung dauert drei Jahre und kostet ca. 14.000 Euro.

unterschiedliche Wachstumsprozesse

Eine vergleichende Betrachtung der Entwicklungsverläufe der akademischen und nicht akademischen Berufsgruppen anhand der Mitgliederzahlen der betreffenden Verbände zeigt, dass seit dem Jahr 2000 der Anteil der Akademikerinnen in Deutschland um ca. 600 von ca. 2.200 auf ca. 2.800 gestiegen ist. Gleichzeitig erhöhte sich der Anteil der Nichtakademikerinnen

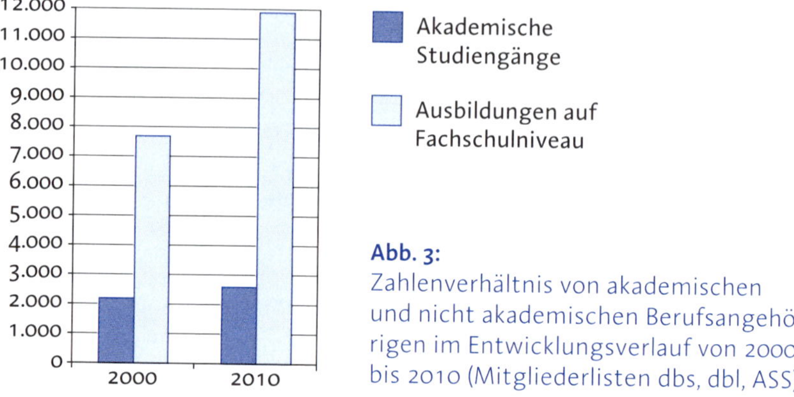

Abb. 3:
Zahlenverhältnis von akademischen und nicht akademischen Berufsangehörigen im Entwicklungsverlauf von 2000 bis 2010 (Mitgliederlisten dbs, dbl, ASS)

jedoch von ca. 7.800 auf ca. 11.500 in dem genannten Zeitraum (davon ca. 10.500 Logopädinnen und ca. 1.000 Atem-, Sprech- und Stimmlehrerinnen) (siehe Abb. 3).

Das proportionale Zahlenverhältnis von akademischen Studiengängen und Ausbildungen auf Fachschulniveau hat sich also im letzten Jahrzehnt weiter auseinanderentwickelt. Dies ist bedenklich, da eine akademische Ausbildung von den Anforderungen des Berufsbildes eigentlich unumstritten sein müsste und dementsprechend im internationalen Vergleich auch Standard ist. Eine sprachtherapeutische Qualifikation auf wissenschaftlichem Niveau ist von der Sache her unumgänglich.

1.3 Zur Notwendigkeit einer Sprachtherapiewissenschaft

Anforderungen an den Beruf

Es versteht sich, dass die Durchführung sprachtherapeutischer Interventionen ein qualifiziertes, begründetes und auf einem hohen wissenschaftlichen Niveau stehendes Vorgehen unabhängig von der Berufsgruppe notwendig macht, wobei dies für akademische Sprachtherapeutinnen wie Logopädinnen usw. gleichermaßen notwendig ist.

gemeinsames Eckpunktepapier

Auf dieser Grundlage erfolgte nach einer Überwindung interner Kontroversen am 14. Januar 1999 eine Erklärung der Verbände, indem eine „bundeseinheitliche Ausbildung auf Hochschulniveau“ (Borbonus 1999, 112) gefordert wurde. Eine erste Konkretion erfolgte durch das gemeinsame Eckpunktepapier im Sinne der Förderung nach einem *„Bundes-Sprachtherapiegesetz“*. Dazu wurde auf der Sitzung der „Konferenz der akademischen Sprachtherapeuten Deutschlands“ (KaSD) am 27. Oktober 2000 in Köln ein Konsenspapier zum „Ausbildungsprofil Sprachtherapeutin“ [Die Sprachheilarbeit 46 (2001), 36–39] verabschiedet, dem sich die Hochschullehrer einstimmig anschlossen.

Der Weg schien frei. Doch die gesundheitspolitischen Rahmenbedingungen und die Realität standen dem entgegen. Statt einer Vereinheitlichung kam es zu einer beispiellosen Diversifikation von unterschiedlichen Ausbildungsgängen, so dass der 1. Vorsitzende des dbs, Volker Maihack, bald von einer „Vision" eines Bundes-Sprachtherapiegesetzes sprach (Grohnfeldt / Ritterfeld 2004, 16). Weiterhin notwendig blieb jedoch die Konzeption einer „Sprachtherapiewissenschaft" (Maihack 2004, 232).

Notwendigkeit des einheitlichen Standards

In mehreren dbs-Dozentenkonferenzen wurden dazu die formalen Grundlagen im Sinne eines Curriculums an Ausbildungsinhalten entwickelt, das dann mit Krankenkassenvertretern diskutiert und zu einem einheitlichen Standard erhoben wurde.

Vor diesem Hintergrund ist die nachfolgende Begriffsbestimmung zu verstehen, die sich nicht nur auf den Vorgang an sich, sondern auch auf das Berufsfeld und die damit verbundene Fachdisziplin erstreckt (analog: Grohnfeldt 2007c).

Definition

Sprachtherapie ist die Gesamtheit der Maßnahmen, die im Zusammenhang mit Interventionen zwischen der Therapeutin und der betroffenen Person ablaufen und sich auf die Beseitigung, Linderung oder Kompensation der Sprachstörung an sich und ihre psychosozialen Auswirkungen erstrecken. Dies bezieht sich auf die Betreffenden selbst sowie auf ihr soziales Umfeld.

Notwendigkeit der akademischen Ausbildung

Die damit verbundenen Aufgabenbereiche umfassen Fragen der Prävention, Diagnostik, Therapie und Rehabilitation von Sprach-, Sprech-, Rede-, Stimm- und Schluckstörungen, wobei Gesichtspunkten der Beratung und Evaluation eine erweiterte Priorität eingeräumt wird. Den hohen Anforderungen des Berufsfeldes entsprechend ist eine wissenschaftliche Erforschung der dabei auftretenden Fragestellungen auf akademischem Niveau zwingend notwendig. Nur dann können die in dem Zusammenhang erforderlichen professionellen Kompetenzen aus den Bereichen der

- klinisch-therapeutischen Praxis,
- Evaluation und Forschung,
- Organisation und des Managements und
- Weiterentwicklung der Profession

sichergestellt werden (siehe Tab. 1). Sie bilden die Grundlage für die notwendigen theoretischen Kenntnisse und praktischen Fähigkeiten zur Ausübung des Berufs.

Tab. 1: Professionelle Kompetenzen

Kompetenzbereich	Inhalte
Kompetenzbereich 1: **klinisch-therapeutische Praxis**	– Entwicklung und Bereitstellung präventiver Maßnahmen inkl. Früherfassung und Frühförderung – Anwendung von diagnostischen Verfahren und Durchführung von therapeutischen Maßnahmen in allen Altersgruppen – Beratung und Anleitung von Klienten und kommunikativem Umfeld – Koordination klientenorientierter Therapie- und Beratungsmaßnahmen (z.B. im Rahmen von „Runden Tischen", „case management"-Teams) – Unterstützung von Selbsthilfeaktivitäten (Empowerment) – Begleitung/Unterstützung von Inklusion und Partizipation – Einbringung der fachspezifischen Expertise im multidisziplinären Team
Kompetenzbereich 2: **Evaluation und Forschung**	– Beachtung nationaler und internationaler Forschungsergebnisse – Einbezug wissenschaftlicher Erkenntnisse in die klinisch-therapeutische Tätigkeit – Evidenzbasiertes Vorgehen und empirische Methoden – Therapieverlaufskontrolle – Methoden- und Konzeptentwicklung in Therapie und Lehre – Entwicklung, Leitung und Unterstützung von nationalen und internationalen Forschungsprojekten – Beteiligung an der Entwicklung und Implementierung von Leitlinien
Kompetenzbereich 3: **Organisation und Management**	– Selbstständige Gestaltung von Arbeitskontexten – Leitung komplexer fachlicher/beruflicher Tätigkeiten/Projekte und Organisationseinheiten – Übernahme von Entscheidungsverantwortung – Strategieentwicklung, Mitarbeiterführung, -anleitung, -coaching, Ausbildung und Supervision
Kompetenzbereich 4: **Weiterentwicklung der Profession**	– Einhaltung und Weiterentwicklung von professionellen Qualitätsstandards – Stärkung des Ansehens der Profession in der Öffentlichkeit – Beteiligung an gesundheitspolitischen Diskussionen

Damit sind die Eckpunkte einer Sprachtherapiewissenschaft umrissen, deren theoretische Grundlagen im Weiteren in Bezug auf

- die fachwissenschaftliche Bezugnahme,
- die damit verbundene Standortbestimmung der Fachdisziplin Sprachtherapie im nationalen und internationalen Kontext sowie
- die Auswirkungen für das praktische Handeln, z.B. beim diagnostischen und therapeutischen Vorgehen,

zu präzisieren sind. Vorab ist es jedoch notwendig, eine Analyse der Entstehungsgeschichte der beteiligten Berufsgruppen in Deutschland sowie im internationalen Vergleich vorzunehmen, um die Facetten der aktuellen Situation verstehen zu können.

2 Entstehungsgeschichte in Deutschland im internationalen Vergleich

2.1 Historischer Abriss

„Gute Zukunft braucht klare Erinnerung“ (von Weizsäcker 2009, 194).

Wer die aktuelle Situation des Sprachheilwesens in Deutschland in ihren strukturellen Zusammenhängen und Entwicklungsverläufen verstehen will, der muss die Entstehungsgeschichte und das Verhältnis der beteiligten Fachdisziplinen und der sich daraus entwickelnden Berufsgruppen kennen. Dabei werden Hintergründe und Weichenstellungen offenkundig, die zu einer weltweit einzigartigen Situation geführt haben. Wie ist es dazu gekommen? Was bedeutet es für die aktuelle Lage und mögliche Perspektiven zur Weiterentwicklung?

historische Kontexte verstehen lernen

Geschichte ist gedeutete Vergangenheit. Bei einigen herausgehobenen Entscheidungen ist man sich der Bedeutung des Augenblicks unmittelbar bewusst (z. B. im Zusammenhang mit der deutschen Einheit), die Relevanz mancher Weichenstellungen zeigt sich in ihrer Bedeutung erst im Rückblick (z. B. die Folgen des Logopädengesetzes aus dem Jahr 1980). Viele Entscheidungen sind erst durch spezifische *Konstellationen* und vor dem Hintergrund spezifischer gesellschaftspolitischer Verläufe verstehbar und einzuordnen. Zuweilen sind es bestimmte Personen, die ihre Vision lebten und die Gunst der Stunde nutzten. Beides musste zusammenkommen – Zeitgeist und Persönlichkeit –, um nachhaltige Weichenstellungen zu bewirken.

Begründungszusammenhänge und Ziele

Im Folgenden soll kein möglichst vollständiger Überblick zur Geschichte des Sprachheilwesens in Deutschland gegeben werden. Vielmehr gilt es aufzuzeigen, wie manche heutige Entwicklungen ihre Ursprünge in lange zurückliegenden Entscheidungen hatten und dadurch erst verstehbar werden. Weiter wird dadurch durchschaubar, warum manche Perspektiven für die Zukunft eher unrealistisch sind beziehungsweise welche Spielräume möglich sind.

2.1.1 Gründung und Aufbau (Vorgeschichte, 1883–1933)

Wurzeln

Die heutige Sprachheilpädagogik, akademische Sprachtherapie und Logopädie basieren fachrichtungsübergreifend auf einer identischen Vorgeschichte. Häufig wird dabei eine zweifache Wurzel von Pädagogik und Medizin genannt. Dies bezieht sich dabei auf das gesamte Arbeitsfeld des Sprachheilwesens und weniger auf eine bestimmte Fachdisziplin (z. B. die Sprachheilpädagogik).

Sprachheilpädagogik

Quellgebiet der Sprachheilpädagogik ist letztlich die Hörgeschädigtenpädagogik, die sich u. a. auf *Samuel Heinicke* (1727–1790) und die Gründung der ersten Taubstummenschule 1778 in Leipzig beruft. Als eigentlicher Wegbereiter gilt dabei der Berliner Gehörlosenpädagoge *Albert Gutzmann* (1837–1910) (siehe Abb. 4), der seinen Wirkungskreis bei sinkenden Zahlen gehörloser Kinder im Internat der Gehörlosenschule auf sprachgestörte Kinder ausdehnte und 1879 sein Hauptwerk „Das Stottern und seine gründliche Beseitigung durch ein methodisch geordnetes und praktisch erprobtes Verfahren“ als Grundstein einer neuen pädagogisch-medizinischen Disziplin des Sprachheilwesens veröffentlichte (Teumer 1997).

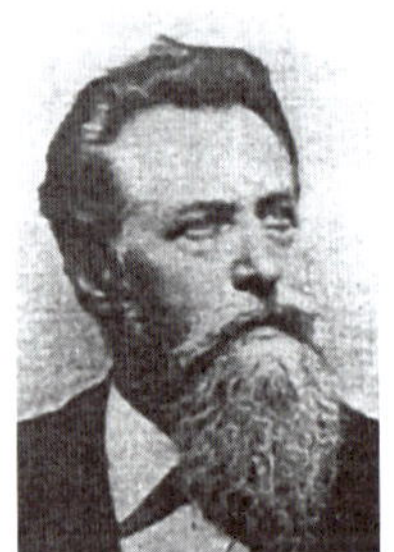

Abb. 4: Albert Gutzmann (1837–1910)

1883 wurden erstmalig *Heilkurse* mit systematischen heil- und sprachgymnastischen Übungen in Braunschweig durch den Sanitätsrat Oswald Berkhan eingerichtet, um Volksschullehrer in mehrwöchigen Kursen auf die Stottertherapie innerhalb und außerhalb des Unterrichts vorzubereiten. Albert Gutzmann, der zunächst dagegen war, schloss sich diesem System der Heilkurse an.

Der nachlassende Erfolg der Heilkurse führte 1901 zur Gründung der ersten *Sprachheilklasse* in Barmen. Durch die Zusammenlegung von Sprachheilklassen wurde 1910 die erste Sprachheilschule in Halle gegründet.

Dieses System von Sprachheilschulen breitete sich in Deutschland immer mehr aus. Es war weltweit einmalig und gilt als **Wiege des Sprachheilwesens**, so dass in den Vereinigten Staaten die Forderung aufgestellt wurde, „Sonderschulen für Sprachgebrechliche in ganz demselben Sinne, wie sie in Deutschland bestehen“ (von Dantzig 1933, 4) einzurichten.

Doch es kam anders.

Medizin

Ebenso im 19. Jahrhundert begannen sich Mediziner systematisch mit Sprachstörungen zu beschäftigen. Zu nennen sind hier u. a. die Sprachärzte *Rudolf Schulthess* (1802–1833) und *Anton Kussmaul* (1822–1902), die erste

Formen einer Systematik von Sprachstörungen, insbesondere des Stammelns und Stotterns, entwickelten. Bahnbrechend waren die Arbeiten von *Paul Broca* (1824–1880), der als „Vater der Aphasiologie" gilt, und von *Carl Wernicke* (1848–1905), der eine „sensorische Aphasie" von Brocas „motorischer Aphasie" abgrenzte. Die dementsprechenden hirnorganischen Regionen werden bis heute als Broca-Zentrum und als Wernicke-Zentrum bezeichnet.

Phoniatrie

Im Hinblick auf die Zusammenarbeit mit Pädagogen und die Entwicklung einer neuen Fachdisziplin ist der Sohn von Albert Gutzmann, der Mediziner *Hermann Gutzmann sen.* (1865–1922), zu nennen (siehe Abb. 5). Er gilt als Begründer der Phoniatrie. 1905 habilitierte er an der Humboldt-Universität zu Berlin in Sprachheilkunde.

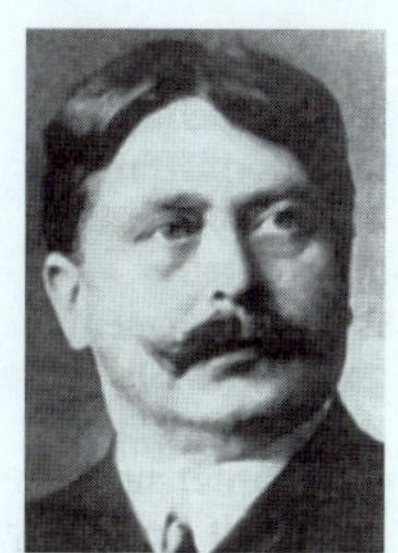

Abb. 5: Hermann Gutzmann sen. (1865–1922)

1907 gründete er das Ambulatorium an der Charité in Berlin. Zusammen mit seinem Vater gab er die „Medicinisch-pädagogische Monatsschrift für die gesamte Sprachheilkunde" (wurde später in „Vox" umbenannt) von 1891 bis 1912 heraus.

Insgesamt ist zu konstatieren, dass ursprünglich **Medizin und Pädagogik** innerhalb des Sprachheilwesens Anfang des 20. Jahrhunderts komplementär aufeinander bezogen waren. Erst nach dem Ersten Weltkrieg bildeten sich in der Zeit der Weimarer Republik eigenständige Entwicklungslinien heraus.

Logopädie

Als einer der führenden Vertreter der Phoniatrie galt zu dieser Zeit der Wiener Spracharzt *Emil Fröschels* (1885–1972) (siehe Abb. 6), der erstmalig 1913 in seinem Lehrbuch „Lehrbuch der Sprachheilkunde (Logopädie) für Ärzte, Pädagogen und Studierende" den Begriff der Logopädie verwendete und ihn von der Stimmheilkunde (Phoniatrie) absetzte. Er war Mitbegründer der „International Association of Logopedics and Phoniatrics" (IALP) im Jahr 1924, die auf ihrem Wiener Kongress im Jahr 1926 eine Resolution mit der Forderung nach einer eigenständigen wissenschaftlichen Ausbildung für Logopädie verabschiedete. Dies gilt als „Geburtsstunde der Logopädie" (Rausch / Schrey-Dern 2007, 122).

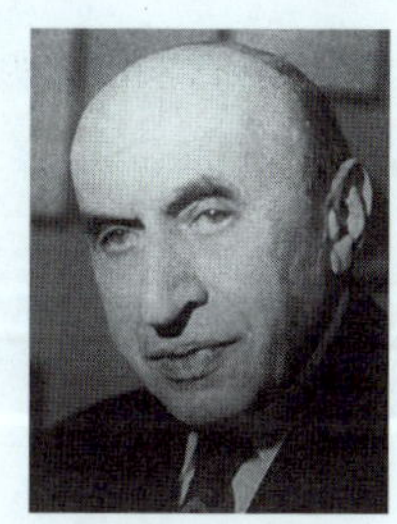

Abb. 6: Emil Fröschels (1885–1972)

Verbandsgründungen und ihre Folgen

Es war die Zeit der Verbandsgründungen. Neben der „International Association for Logopedics and Phoniatrics" (IALP) wurde 1925 die „American Speech-Language-Hearing Association" (ASHA) gegründet, die heute mit über 130.000 Mitgliedern der einflussreichste Verband weltweit ist. Im medizinischen Sektor etablierte sich 1925 die „Deutsche Gesellschaft für Sprach- und Stimmheilkunde" (DGSS). Im pädagogischen Bereich war die Gründung der „Arbeitsgemeinschaft für Sprachheilpädagogik in Deutschland" (AfS) durch Hamburger Sprachheillehrer im Jahr 1927 von wegweisender Bedeutung für die Entwicklung der Fachdisziplin Sprachheilpädagogik.

Was waren die Gründe für den Einfluss der AfS zu dieser Zeit? Wie immer handelt es sich um ein vielfältiges Bündel sich kumulativ verstärkender Merkmale. Sie wurden zum Ausdruck der *Zeitverhältnisse* – die Zeit war reif – und der beteiligten *Personen*, die ihre Chancen erkannten und ihre Vorstellungen willensstark durchsetzten. So wurde als Erstes eine akademische Ausbildung für Sprachheillehrer an der Universität Hamburg eingeführt (Prüfungsordnung: 16. Februar 1928), bei der übrigens ein Spracharzt den Prüfungsvorsitz führte.

Weiterhin wurde vom 23. bis 25. Mai 1929 die Tagung „Das sprachkranke Kind" in Halle durchgeführt. Zu dieser Zeit entstanden wegweisende Veröffentlichungen wie die des Sprachheillehrers *Karl Hansen* mit dem für die nächsten Jahrzehnte aktuellen Thema „Die Problematik der Sprachheilschule" (Hansen 1929) sowie des Wiener Sprachheillehrers *Carl Cornelius Rothe* mit dem Titel „Die Umerziehung" (Rothe 1929). Rothe arbeitete eng mit dem Spracharzt Emil Fröschels zusammen und etablierte mit ihm in Wien ein wegweisendes System von Sprachheilklassen und Sprachheilkursen.

medizinischer Führungsanspruch

Übergreifend zeigte sich jedoch, dass in dieser Zeit eines gemeinsamen Aufbruchs bei einem kooperativen Ansatz auch Führungsansprüche angemeldet wurden.

So wie auf der Tagung 1929 in Halle, bei der Prof. Dr. Emil Fröschels den von Dr. Karl Hansen gehaltenen Vortrag „Arzt und Lehrer im Kampf gegen das Sprachgebrechen" dahin gehend kommentierte, dass nur der Spracharzt das ganze Gebiet der Ausbildung beherrsche, nur er Grenzfälle erkennen könne und er in jedem Fall zur Begutachtung hinzugezogen werden müsse (Details und Zitate in: Grohnfeldt 2002, 13).

Das, was heute als so genannter Arztvorbehalt jede Logopädin und akademische Sprachtherapeutin bei der Verschreibungspraxis des Arztes erfährt, hat hier seine Wurzel. Die Tagung wurde dennoch als voller Erfolg gefeiert und war sicher von wegweisender Bedeutung. Zu der geplanten Nachfolgetagung kam es zunächst nicht, da weitreichende politische Umwälzungen ihre Schatten vorauswarfen.

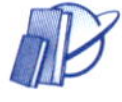

Weiterführende Literatur

Braun / Macha-Krau 2005, Dupuis 1983, Grohnfeldt 2002, Orthmann 1980, Teumer 1997

2.1.2 Isolation und Latenz (1933–1945)

Die Zeit des Nationalsozialismus war für die Geschichte Deutschlands und seine Stellung in der Welt von entscheidender Bedeutung. Dies gilt auch für das sich etablierende Fach der Sprachheilpädagogik sowie die Idee einer Logopädie.

Anpassung

Am 30. Januar 1933 übernahm die Nationalsozialistische Partei Deutschlands die Macht. Am 6. Juni 1933 trat die „Arbeitsgemeinschaft für Sprachheilpädagogik in Deutschland" (AfS) auf Beschluss des Vorstandes in den „Nationalsozialistischen Lehrerbund" (N. S. L. B.) ein. Es handelte sich um einen aktiven Beitritt – nicht um eine Auflösung, wie dies lange Zeit behauptet wurde.

Weiterentwicklung statt Stagnation

Die Aufarbeitung dieser Zeit der Sprachheilpädagogik erfolgte erst nach einer langen Phase der Verdrängung seit Mitte der 1980er Jahre (z. B. Holtz 1984, Kolonko 1990, Krämer 1990). Dabei konnte aufgezeigt werden, dass der häufige Hinweis auf eine Stagnation des Sprachheilwesens in Deutschland zur Zeit des Nationalsozialismus nur bedingt zutrifft. Alleine in Hamburg, der damaligen Hochburg des Sprachheilwesens, wurden 1938 zwei neue Sprachheilschulen gegründet. Ebenso erfolgten 1935 in Bremen und 1937 in Nürnberg dementsprechende Schulgründungen.

Notwendigkeit der Vergangenheitsbewältigung

Auch am Beispiel einiger führender Sprachheillehrer der damaligen Zeit kann aufgezeigt werden, wie sich Grundhaltungen und Überzeugungen änderten. Als Beispiel nennt Krämer-Kilič (2000) den Hamburger Sprachheillehrer Adolf Lambeck, der in seinen frühen Veröffentlichungen in der Weimarer Zeit aus humanistischer Sicht („Hilfe für die Kinder"), dann aber in seiner „Nationalsozialistischen Erziehung in der Sprachheilschule" (Lambeck 1935) im Sinne der damaligen Rassenideologie argumentierte.

> So liegen auch die Wurzeln der **vehementen Abgrenzung** der **Sprachheilschule** von der damaligen **Hilfsschule** in dem Ziel, die Absolventen im Rahmen einer Durchgangsschule wehrfähig und brauchbar (!) für das deutsche Volk zu machen. Intelligenzminderung konnte dagegen vor dem Hintergrund des „Gesetzes zur Verhütung erbkranken Nachwuchses" vom 14. Juli 1933 zur Sterilisation führen.

Bis in die 1990er Jahre war es den Sprachheilschulen sehr wichtig, dass ihre Klientel „nur" sprachbehindert und nicht hör- oder intelligenzgeschädigt ist.

medizinischer Sektor

Und wie war es im medizinischen Sektor der Sprachheilkunde? *Hermann Gutzmann jun.* (1892–1972), der Enkel von *Albert Gutzmann* und Sohn von *Hermann Gutzmann sen.*, die als Begründer der Sprachheilpädagogik und Sprachheilkunde gelten, trat frühzeitig am 1. Mai 1933 in die NSDAP und am 25. November 1933 in den Nationalsozialistischen Lehrerbund ein (Stürzbecher 1994, 38). Gleichzeitig war er Vorsitzender der „Deutschen Gesellschaft für Sprach- und Stimmheilkunde“ (DGSS). Es ist auffällig, dass dieser Verband nicht aufgelöst wurde und expandierte.

Hermann Gutzmann jun. äußerte sich u.a. in seiner Veröffentlichung „Erbbiologische, soziologische und organische Faktoren, die Sprachstörungen begünstigen“ (Gutzmann 1939). Weiterhin übernahm er nach der Machtübernahme durch die Nationalsozialisten die Leitung des von seinem Vater 1907 gegründeten „Ambulatorium für Stimm- und Sprachstörungen“ an der Humboldt-Universität zu Berlin und verdrängte den renommierten Phoniater *Theodor Simon Flatau*, der das Ambulatorium nach dem Tod von Hermann Gutzmann sen. im Jahr 1922 geleitet hatte und jetzt aufgrund seiner jüdischen Abstammung des Postens enthoben wurde. Bei seiner Antrittsrede im Oktober 1934 schrieb Hermann Gutzmann jun.:

> „Als eine ganz besonders wichtige Aufgabe des Ambulatoriums erscheint, abgesehen von der Behandlung der Sprachgestörten selbst, die Beobachtung und Auslese derjenigen Kranken, bei denen es sich um Erkrankungen im Sinne des Gesetzes zur Verhütung erbkranken Nachwuchses handelt. Bei einem Teil muß später sicher auf Sterilisation gedrungen werden. Bei einem anderen großen Teil hingegen kann durch die Behandlung doch die Beseitigung des Sprachfehlers erreicht werden“ (Universitäts-Archiv Akte 2352, Bl. 56; zitiert nach: Becker/Braun 2000, 26).

Auswirkungen

Übergreifend ist festzustellen, dass das Sprachheilwesen keine rühmliche Ausnahme bildete, wie es lange Zeit den Anschein gab. Die meisten Lehrer werden weiter ihre bestmögliche Arbeit für die Kinder geleistet haben. Es gab aber auch bedeutende Vertreter, die sich im Sinne des Nationalsozialismus engagierten und meinungsbildend wurden (z.B. Lambeck, H. Gutzmann jun.).

Dadurch erfolgte eine Abkoppelung von der Entwicklung im Ausland. Weiterhin verloren nicht nur bedeutende Vertreter ihren Arbeitsplatz (z.B. Flatau, Schleuß), mussten das Land verlassen oder kamen im Konzentrationslager um (von Dantzig). Der führende Wiener Spracharzt Emil Fröschels emigrierte 1939 aufgrund seiner jüdischen Herkunft in die Vereinigten Staaten. Dort wurde er wesentlicher Mitinitiator des Systems der „Speech and Language Pathology“, das heute eine weltweit führende Rolle einnimmt.

Insgesamt gesehen hat das Sprachheilwesen in Deutschland einen empfindlichen Aderlass erlitten. Zudem erfolgte eine Abkoppelung von der Entwicklung im Ausland, die zu nachhaltigen Spätfolgen führte. Die Grundlagen für den deutschen Eigenweg wurden gelegt.

Weiterführende Literatur

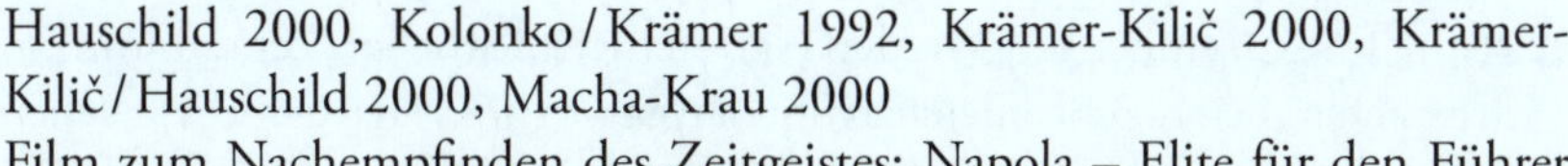

Hauschild 2000, Kolonko / Krämer 1992, Krämer-Kilič 2000, Krämer-Kilič / Hauschild 2000, Macha-Krau 2000
Film zum Nachempfinden des Zeitgeistes: Napola – Elite für den Führer (2004)

2.1.3 Neuanfang, Aufbruch und Ausbau (1945–1990)

Nach dem Zweiten Weltkrieg waren die Gebäude der Sprachheilschulen fast ausnahmslos zerstört oder erheblich beschädigt. Viele Sprachheillehrer waren nicht von der Front zurückgekehrt oder wurden entnazifiziert. Im Vordergrund stand zunächst die Sicherung des Lebensnotwendigen und der praktischen Versorgung. Beim Wiederaufbau griff man dabei auf Bausteine eines Systems aus der Weimarer Republik und des Nationalsozialismus zurück.

Gedanken zur Retrospektive

Nachträglich gesehen ist dadurch eine Entwicklung in Gang gesetzt worden, deren Verfestigung im weiteren Verlauf nach innen stabilisierend wirkte, jedoch im internationalen Vergleich eine totale Ausnahme darstellt. Dies mag aus der Sicht eines Bürgers einer heutigen freiheitlichen Demokratie zu Recht beklagt werden, da die Chancen einer vergleichenden Neuorientierung nicht genutzt wurden. Deutschland war zu dieser Zeit aber nicht in dieser Situation der Wahl.

die Teilung Deutschlands

Der Zusammenschluss der amerikanischen, britischen und französischen Besatzungszone war die Basis für die Gründung der Bundesrepublik Deutschland (BRD) am 23. Mai 1949. Aus der sowjetischen Besatzungszone entwickelte sich am 7. Oktober 1949 die Deutsche Demokratische Republik (DDR).

Die **Teilung Deutschlands** war damit vollzogen. Gleichzeitig waren zwei Staatsformen geschaffen worden, deren grundsätzlich unterschiedliche ideologische Ausrichtung sich nachhaltig auf die jeweiligen Systeme des Sprachheilwesens auswirkte.

zentralistisches System in der DDR

In der ehemaligen DDR wurde bei einer Orientierung an der Sowjetunion ein System installiert, das auf der Grundlage des Marxismus-Leninismus und eines sozialistischen Menschenbildes eine führende Rolle der Arbeiterklasse zum Ziel hatte. Die Entwicklung der Sprachheilpädagogik / Logopädie als pädagogische universitäre Fachdisziplin erfolgte dabei auf der Basis einer zentralistischen Planung und Ausgestaltung eines einheitlichen sprachheilpädagogischen Versorgungssystems. Dabei lassen sich nach Becker und Braun (2000) vier Phasen unterscheiden:

- Phase I: Grundlegung für den systematischen Aufbau sprachheilpädagogischer Institutionen (1949–1954),
- Phase II: Quantitativer und qualitativer Ausbau sprachheilpädagogischer Institutionen nach vorgegebenen Strukturen (1955–1961),
- Phase III: Verknüpfung sprachheilpädagogischer Institutionen zu einem System des Sprachheilwesens (1962–1971),
- Phase IV: Optimierung logopädischer (sprachheilpädagogischer) Prozesse (1971–1989).

Dabei hatten wenige Personen einen wesentlichen, geradezu prägenden Einfluss. Zu nennen sind hier die Professoren *Reinhold Dahlmann*, der in der Nachkriegszeit entscheidende Impulse gab, sowie vor allem *Klaus-Peter Becker*, der über Jahrzehnte an der Humboldt-Universität zu Berlin wirkte.

Geschaffen wurde ein System von 170 LRS-Klassen für Kinder mit Lese-Rechtschreib-Störungen, 272 Beratungsstellen und 29 Sprachheilschulen sowie weiteren Internaten. Bei einem **Primat der Frühförderung** wurden sprachauffällige Kinder dadurch nahezu vollständig erfasst. Die wissenschaftliche Ausrichtung war zwar vom westlichen Einfluss nahezu abgeschottet und wesentlich auf sowjetische Vorbilder ausgerichtet, hatte aber bei einer systematischen Erarbeitung von Teilgebieten eine hohe praktische Relevanz.

Eher beigeordnet gab es darüber hinaus das Studium zum Klinischen Sprechwissenschaftler in Halle sowie die Ausbildung von phoniatrisch-pädaudiologischen Assistentinnen (siehe Abb. 11).

föderatives System in der BRD

Mit der Gründung der Bundesrepublik Deutschland wurde das Menschenbild des Individualismus und Pluralismus fest im Grundgesetz verankert. Gleichzeitig war mit der Konstituierung von elf Bundesländern ein Föderalismus als Prinzip verbunden, der im Bildungswesen die Kulturhoheit der Länder als wesentliche Prämisse herausstellte. Um eine Vergleichbarkeit für den Bereich der Schulorganisation zu gewährleisten, wurde im Oktober 1949 die „Ständige Konferenz der Kultusminister der Länder der Bundesrepublik Deutschland“ (KMK) gegründet, deren Beschlüsse ohne staatsrechtliche Verbindlichkeit als Leitlinie für die Entwicklung in den einzelnen Bundesländern gelten.

Einfluss von KMK-Empfehlungen

Für die Sprachheilpädagogik waren die KMK-Empfehlungen aus den Jahren 1960 mit ihrer grundsätzlichen Orientierung am Sonderschulsystem, 1972 mit einer Befürwortung des Ausbaus von Sprachheilschulen sowie 1994 mit der paradigmativen Neuorientierung an Förderzentren von wesentlicher Bedeutung.

Zunächst galt es jedoch, das Sprachheilwesen in Deutschland neu zu organisieren. Eine wesentliche Rolle spielte dabei die erneute Gründung der „Arbeitsgemeinschaft für Sprachheilpädagogik in Deutschland" (AfS) am 4. März 1953 in Hamburg, die bereits von 1927 bis zu ihrer Auflösung 1933 eine prägende Kraft dargestellt hatte.

Neugründung der AfS

Dabei wurde die **frühere Satzung** vom 23. Mai 1929 mit nur wenigen Änderungen **übernommen**. Dies erwies sich als entscheidender Schritt. Die AfS setzte unmittelbar dort an, wo sie vor 20 Jahren aufhörte – eine Weichenstellung mit weitreichenden Folgen für die Sprachheilpädagogik.

Ein wesentlicher Initiator war dabei der Hamburger Sprachheilrektor *Johannes Wulff* (1902–1981) (siehe Abb. 7), der mit hohem Organisationstalent und vielfältigen Verbindungen den Aufbau von Landesgruppen der AfS in den einzelnen Bundesländern der BRD vorantrieb und sich nachhaltig für ein System von Sprachheilschulen einsetzte.

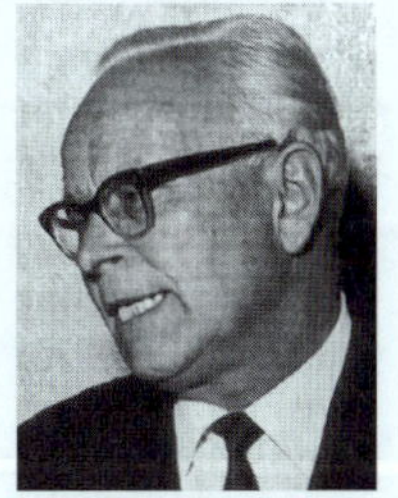

Abb. 7: Johannes Wulff (1902–1981)

Er stand damit im Widerspruch zu den Auffassungen des Direktors *Dr. Steinig*, der sich in Westfalen-Lippe für den Aufbau eines außerschulischen Systems der Sprachgeschädigtenfürsorge einsetzte. Er stellte fest:

> „Im deutschen Bundesgebiet bestehen heute zwei Organisationsformen im Sprachheilwesen: die schulische, die in der Schulpflicht verankert ist, und die fürsorgerische, die fürsorgerechtlich eine Pflichtaufgabe der Fürsorgeverbände geworden ist. ... Beide Organisationsformen stehen [daher] nicht mehr gegen-, sondern nebeneinander" (Steinig 1957, 17 f).

Paradigmenkonkurrenz

Zur Verwirklichung der nach der aktuellen Meinung geradezu modernen Ansicht kam es damals nicht. Es setzte sich Johannes Wulff durch, der ausschließlich für schulische Organisationsformen eintrat und forderte: „Der weitere Auf- und Ausbau wird nach Hamburger Muster betrieben" (Wulff 1956, 59).

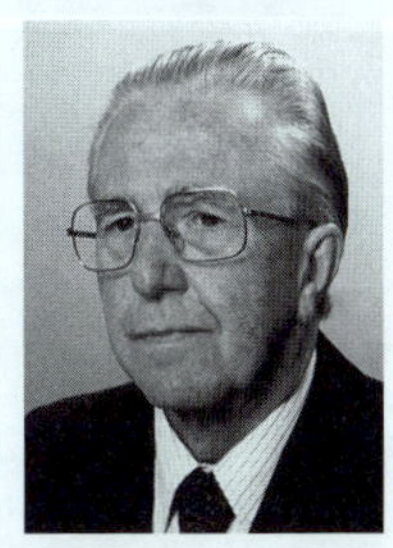

Abb. 8: Werner Orthmann (1913–2010)

Diese Entscheidung für ein flächendeckendes System von Sprachheilschulen dominierte die Entwicklung in Deutschland bis 1990. Von nachhaltiger Bedeutung war dabei die 8. Arbeits- und Fortbildungstagung „Zur Eigenständigkeit der Sprachheilpädagogik" vom 10. bis 12. Oktober 1968 in München, bei der die AfS nicht nur in „Deutsche Gesellschaft für Sprachheilpädagogik e. V." (dgs) umbenannt wurde, sondern bei der der Hauptredner *Werner Orthmann* (1913–2010) (siehe Abb. 8) auch die Bedeutung der Pädagogik als Grundlagenwissenschaft für die Sprachheilpädagogik bei einer Abgrenzung zur Medizin herausstellte.

Primat von Sprachheilschulen

Seine Äußerungen (Orthmann 1969a) waren wissenschaftlich nicht unumstritten, zeigten jedoch politisch erhebliche Auswirkungen. Die Sprachheilpädagogik hatte dadurch eine theoretische Bezugnahme, um sich bei den Empfehlungen der Kultusministerkonferenz (KMK) vom 16. März 1972 als sonderpädagogische Fachrichtung zu positionieren. Sie nahm dadurch in den beiden folgenden Jahrzehnten an dem größten Ausbau des Sonderschulwesens in der Geschichte Deutschlands teil. Innerhalb von 15 Jahren vervielfachte sich die Anzahl der Sprachheilschulen in Deutschland (siehe Abb. 9). Allein in Nordrhein-Westfalen stieg die Anzahl der Sprachheilschulen in diesem Zeitraum von fünf auf 64, in Baden-Württemberg von zwei auf 40.

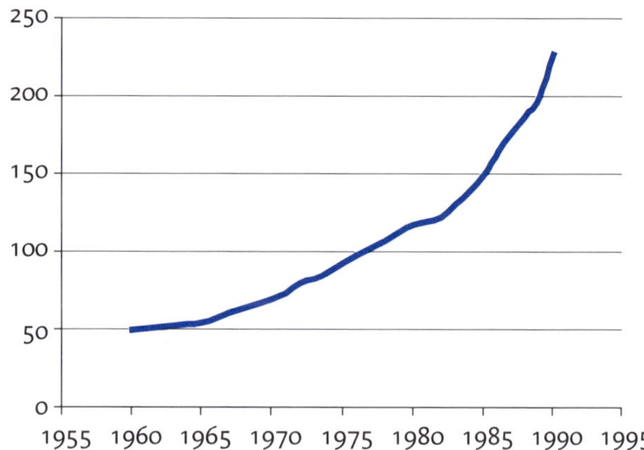

Abb. 9: Anzahl der Sprachheilschulen in der BRD zwischen 1960 und 1990 (aus den Mitgliederlisten der Verbände)

das Ende des Ausbaus an Sprachheilschulen

Aus heutiger Sicht muss man sagen, dass paradoxerweise der schnelle Erfolg die Ursache des späteren Problems war, da er zu unvermittelt auftrat und nur unzureichend theoretisch beziehungsweise empirisch abgesichert war. So blieb die Suche nach einer behinderungsspezifischen Didaktik lange Zeit eher fragmentarisch. Es scheint so zu sein, „dass jede Entwicklung die Ursache ihres Niedergangs von Beginn an in sich trägt" (Miegel 2007, 214). Dies deutete sich Ende der 1980er Jahre an, da ein weiterer Ausbau an Sprachheilschulen bei insgesamt sinkenden Schülerzahlen obsolet war und sich ein Paradigmenwechsel zu behinderungsübergreifenden Förderzentren und integrativen Einrichtungen ankündigte (Grohnfeldt 1987b).

der außerschulische Bereich

Parallel zum Ausbau an Sprachheilschulen entwickelte sich allmählich ein außerschulisches Versorgungsangebot. Dabei waren zunächst neben wenigen Sprachheillehrern im Nebenamt (vor allem in Niedersachsen und Westfalen-Lippe) vor allem Logopädinnen tätig, wobei zu beachten ist, dass es sich *nicht* um Absolventinnen eines akademischen Studiums handelte, wie dies ursprünglich von Emil Fröschels gedacht war. Vielmehr hatten in den 1950er Jahren einige Phoniater begonnen, Frauen als Helferinnen auszubilden. Später entwickelte sich daraus ein medizinisch orientierter Heil-Hilfsberuf.

Ausbildungsberuf Logopädie

Auf dieser Grundlage wurde 1962 in Berlin auf wesentliche Initiative von Hermann Gutzmann jun. die erste Fachschule für Logopädie gegründet. Bei einem medizinisch orientierten Ausbildungscurriculum wurde dabei der prägende Einfluss der Phoniatrie herausgestellt. Abbildung 10 zeigt Hermann Gutzmann jun. im Kreise seiner Mitarbeiterinnen.

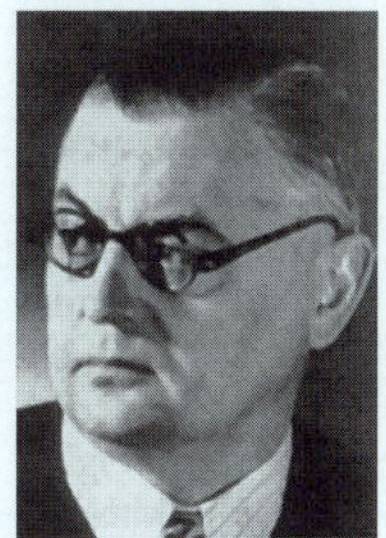

Abb. 10: Hermann Gutzmann jun.

Ebenfalls in Berlin konstituierte sich 1964 der „Zentralverband für Logopädie" (ZV) mit damals 14 (!) Mitgliedern. Heute ist er mit über 10.000 Mitgliedern der größte Verband innerhalb der sprachtherapeutischen Verbände Deutschlands, wobei 1992 eine Umbenennung in „Deutscher Bundesverband für Logopädie e. V." (dbl) stattfand.

Rehabilitationsangleichungsgesetz

Unter der damaligen 1. Vorsitzenden *Marianne Spiecker-Henke* wurden in den 1970er Jahren wesentliche gesundheitspolitische Initiativen durchgeführt. 1974 kam es dadurch zum „Rehabilitationsangleichungsgesetz", nach dem die Krankenkassen verpflichtet wurden, die Kosten für sprachtherapeutische Behandlungen zu bezahlen. Auf dieser Grundlage wurden Musterverträge für die Abrechnung entwickelt.

Logopädengesetz

1980 wurde das Logopädengesetz erlassen, wobei sich der politische Wille der damaligen sozial-liberalen Koalition durchsetzte, nach dem nicht akademische Medizinalfachberufe für eine breite Bevölkerungsschicht geschaffen werden sollten. Dies erfolgte nach teilweise heftigen Diskussionen zwischen Phoniatern und Logopäden, da der Logopädenverband mit der Forderung nach dem Abitur als Eingangsvoraussetzung auch eine Akademisierung der Logopädie bewirken wollte.

langfristige Auswirkungen

Im Rückblick gesehen handelte es sich um eine entscheidende Weichenstellung, deren Ausmaß von den damaligen Verbandvertretern der Sprachheilpädagogik eher unterschätzt oder nicht zur Kenntnis genommen wurde. Es entstand ein medizinischer Fachschulberuf, der in kurzer Zeit erheblich prosperierte und nicht nur einen neuen „Markt" eroberte, sondern auch eine ganz andere Form des Menschenbildes im Vergleich zur bis dahin dominierenden pädagogischen Grundhaltung beinhaltete.

Übergreifend gesehen hatte sich zur Zeit der deutschen Einheit am 3. Oktober 1990 eine in der BRD und DDR zwar unterschiedliche, aber durch die Ausrichtung auf Sprachheilschulen eine im internationalen Vergleich **eigenständige Richtung des Sprachheilwesens** entwickelt (siehe Abb. 11). Dabei waren beide Systeme an einem gewissen Höhepunkt angekommen, der eine weitere Aufwärtsentwicklung in gleicher Art eher unwahrscheinlich machte. Zudem war im Westen mit der Logopädie eine an Bedeutung zunehmende und immer mehr konkurrierende Berufsgruppe entstanden.

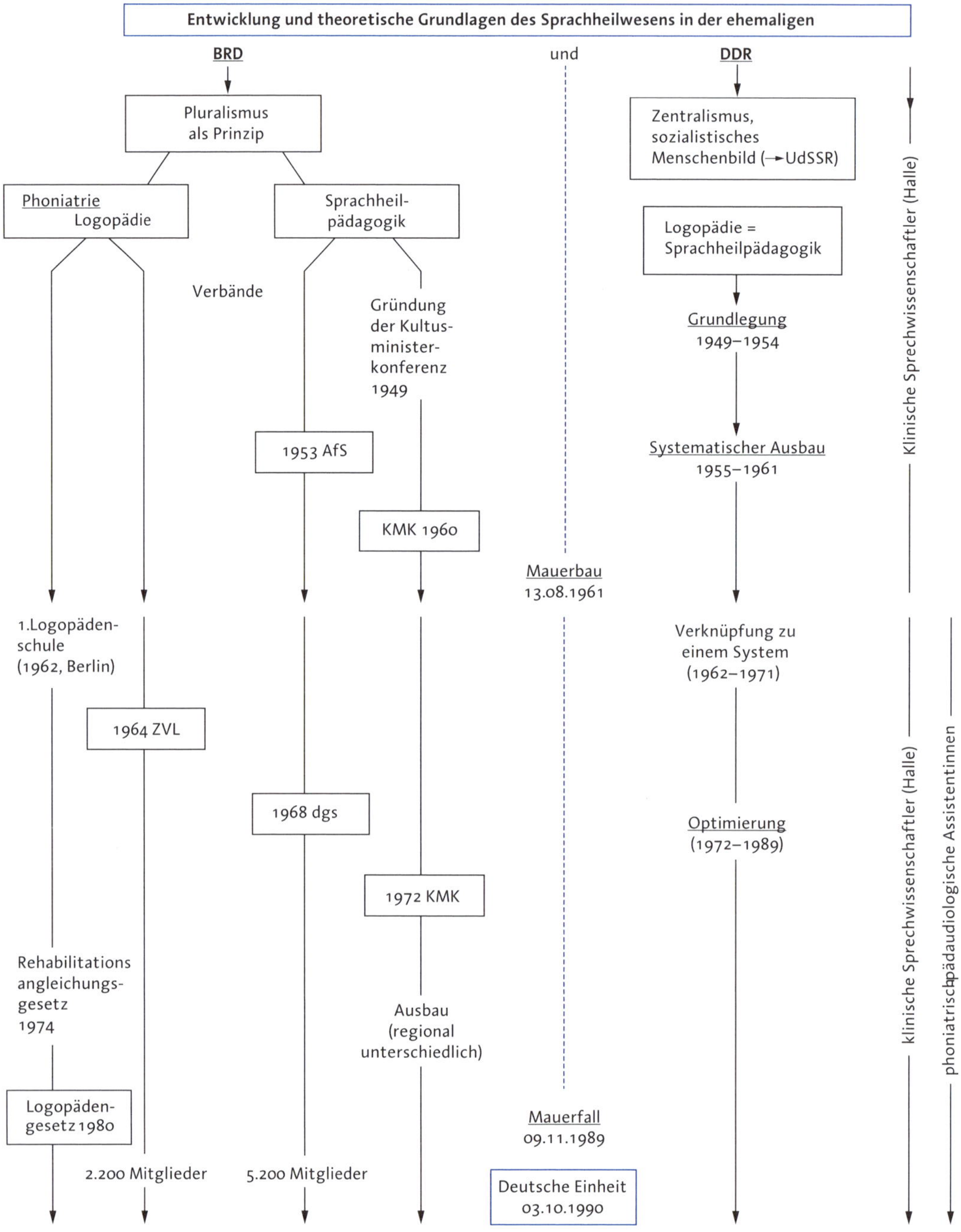

Entwicklung und theoretische Grundlagen des Sprachheilwesens in der ehemaligen

BRD und DDR

BRD

Pluralismus als Prinzip

Phoniatrie Logopädie

Sprachheil-pädagogik

Verbände

Gründung der Kultus-minister-konferenz 1949

1953 AfS

KMK 1960

1.Logopäden-schule (1962, Berlin)

1964 ZVL

1968 dgs

1972 KMK

Rehabilitations angleichungs-gesetz 1974

Ausbau (regional unterschiedlich)

Logopäden-gesetz 1980

2.200 Mitglieder

5.200 Mitglieder

Mauerbau 13.08.1961

Mauerfall 09.11.1989

Deutsche Einheit 03.10.1990

DDR

Zentralismus, sozialistisches Menschenbild (→UdSSR)

Logopädie = Sprachheilpädagogik

Grundlegung 1949–1954

Systematischer Ausbau 1955–1961

Verknüpfung zu einem System (1962–1971)

Optimierung (1972–1989)

Klinische Sprechwissenschaftler (Halle)

klinische Sprechwissenschaftler (Halle)

phoniatrisch-pädaudiologische Assistentinnen

Abkürzungen:
AfS: Arbeitsgemeinschaft für Sprachheilpädagogik in Deutschland
dgs: Deutsche Gesellschaft für Sprachheilpädagogik e. V.
ZVL: Zentralverband für Logopädie
KMK: Kultusministerkonferenz

Abb. 11: Entwicklungen und theoretische Grundlagen des Sprachheilwesens in BRD und DDR

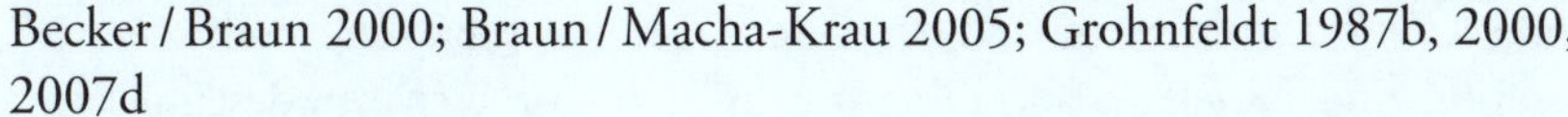

Weiterführende Literatur
Becker / Braun 2000; Braun / Macha-Krau 2005; Grohnfeldt 1987b, 2000, 2007d

2.1.4 Konfusion und Umbruch (ab 1990)

Umstrukturierung

Das Sprachheilwesen in Deutschland hat sich seit den 1990er Jahren mehr verändert als jemals in seiner Geschichte. Die Gründe liegen in einer Überlagerung und Kumulation von gesamtgesellschaftlichen Einstellungsänderungen, bildungs- und gesundheitspolitischen Grundsatzentscheidungen und einer Neukonstellation der Fachdisziplinen. Dadurch kam es zu einer Umstrukturierung und Auseinanderentwicklung

- in einen ***schulischen Bereich***, der bei einem latenten Niedergang der traditionellen Sprachheilschulen eine Hinwendung zu störungsübergreifenden Förderzentren und integrativen Einrichtungen eine Metamorphose erlebte, sowie
- einen immer mehr an Bedeutung gewinnenden ***außerschulischen Bereich***, aus dem sich durch Ablösungsprozesse aus der Sprachheilpädagogik (siehe Abb. 1) zusätzliche Berufsgruppen und die zuletzt quantitativ eindeutig dominierende Logopädie entwickelten.

Schwerpunktverlagerungen

Die phasenspezifischen Änderungen im schulischen Sektor zeichneten sich bereits frühzeitig ab (Grohnfeldt 1987b, 1991a, 1996a, 2000), wurden aber in ihrer Tragweite erst später erkannt. Die Schwerpunktverlagerung in den außerschulischen Bereich (Grohnfeldt 2004a) war Ausdruck unterschiedlicher Entwicklungsverläufe, die zu einer Kontextänderung führten. Wie ist es dazu gekommen? Was bedeutet es für die Konstituierung der Fachdisziplin Sprachtherapie?

Im schulischen Bereich waren die Empfehlungen zur sonderpädagogischen Förderung in den Schulen in der Kultusministerkonferenz (KMK) vom 6. Mai 1994 von wegweisender Bedeutung.

> Im Vergleich zu den KMK-Empfehlungen aus dem Jahr 1972 vollzog sich ein erheblicher **Perspektivenwechsel**. Statt einer Fokussierung auf die Institution der Sonderschule trat die Personorientierung in den Vordergrund, bei der die individuellen Förderbedürfnisse des Einzelnen unabhängig vom Förderort Ausgangspunkt gezielter Maßnahmen waren.

Folgen für Sprachheilschulen

An Stelle des Primats an behinderungsspezifischen Sonderschulen wurden jetzt integrative Organisationsformen, störungsübergreifende Förderzentren und erst dann herkömmliche Sonderschultypen (in dieser Reihenfolge) benannt. Vor dem Hintergrund der unterschiedlichen bildungspolitischen Situation und Parteienkoalition kam es in den einzelnen Bundesländern zu total divergierenden Entwicklungsverläufen, die jedoch übergreifend zu einer erheblichen Abnahme an Sprachheilschulen nach dem Höhepunkt im Jahr 1990 mit 229 Sprachheilschulen (200 Schulen aus der BRD, 29 aus der DDR) führten (siehe Abb. 12).

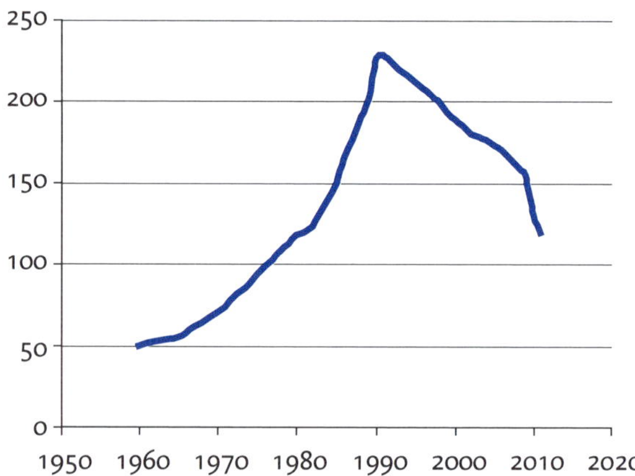

Abb. 12: Anzahl der Sprachheilschulen in Deutschland zwischen 1960 und 2010

Entwicklung in Ostdeutschland

Während es in Westdeutschland zu einer Zersplitterung von zumindest vergleichbaren Strukturen kam, erfolgte in den neuen Bundesländern nach der deutschen Einheit der sukzessive Zerfall eines funktionierenden Systems mit einer besonders bewährten Frühförderung. Hervorgerufen wurde dies durch so genannte Patenschaften eines neuen mit einem alten Bundesland. Dabei wurde das bisherige System des zufällig zugeordneten alten Bundeslandes geradezu willkürlich übernommen. Heute gehört der Osten Deutschlands eher zu den unterversorgten Regionen Deutschlands (Grohnfeldt 2008a).

Bologna-Dekret 1999

Übergreifend sind derzeit im Osten und Westen Fragen der Ausbildung von zukunftsweisendem Interesse. Vor dem Hintergrund der Bologna-Empfehlungen vom 19. Juni 1999 zur Umgestaltung bisheriger Studiengänge zu einheitlichen Bachelor- und Masterstudiengängen ist es in den einzelnen Bundesländern zu total unterschiedlichen Umsetzungen im Bereich des Lehramtsstudiums gekommen. Die ursprüngliche Idee der Vereinheitlichung und Vergleichbarkeit hat sich geradezu ins Gegenteil verkehrt.

Im Gefolge damit kam es dabei in fast allen Bundesländern zu einer erheblichen **Absenkung der Stundenzahl für fachspezifische Inhalte**, so dass die Gefahr der Nivellierung und Entspezifizierung besteht (Motsch 2008, 2009b).

Die Sprachheilpädagogik steht am Scheideweg einer Entwicklung zu einer allgemeinen Förderpädagogik mit fachspezifischen Akzenten und einer im Gesamtsystem unentbehrlichen sonderpädagogischen Fachdisziplin. Ihre Weiterentwicklung wird dabei entscheidend auch vom Kontext der außerschulischen Berufsgruppen des Sprachheilwesens abhängen.

akademische Sprachtherapie

Die heutige Fachdisziplin der akademischen Sprachtherapie entwickelte sich seit den 1990er Jahren aus dem außerschulischen Bereich der Sprachheilpädagogik, der Klinischen Linguistik, Patholinguistik und Klinischen Sprechwissenschaft im Kontext zu dem Fachschulberuf Logopädie. Eine große Rolle spielten dabei die Verbände. Geradezu eine Initialzündung war die Gründung der „Arbeitsgemeinschaft der freiberuflichen und angestellten Sprachheilpädagogen“ (AGFAS) 1993 in Köln, der Vorläuferorganisation des heutigen „Deutschen Bundesverbandes der akademischen Sprachtherapeuten“ (dbs) (siehe Kap. 1.1). Wesentlicher Initiator war dabei *Volker Maihack* (siehe Abb. 13), der die Geschicke des Verbandes seit seiner Gründung mit einer Mischung aus Weitsicht und der Akribie für das Tagesgeschäft leitet.

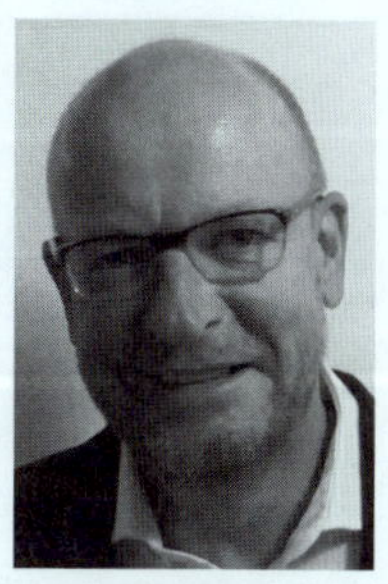

Abb. 13: Volker Maihack

Nach der Überwindung erheblicher Probleme in der Anfangsphase (z. B. Befreiung von der Umsatzsteuer für Sprachheilpädagogen, Fragen der Krankenkassenzulassung) ist der dbs heute ein prosperierender Verband mit knapp 3.000 vorwiegend jungen Mitgliedern in einer dynamischen Aufwärtsentwicklung von 1995 bis 2010. Er fungiert als Dachverband für die übrigen Verbände akademischer Sprachtherapeuten der Klinischen Linguistik, Patholinguistik und Klinischen Sprechwissenschaft. Neben der inhaltlichen Expertise und fachlichen Arbeit sind die gesundheitspolitischen Initiativen besonders hervorzuheben.

Kontext zur Logopädie

Parallel zu der Entwicklung unterschiedlicher Berufsgruppen akademischer Sprachtherapeutinnen in Deutschland versechsfachte sich die Anzahl der Logopädinnen in den letzten beiden Jahrzehnten. Dies lag an der großen Anzahl von neu gegründeten Logopädenschulen. Trotz des erfolgreichen Ausbaus der akademischen Sprachtherapie sank dadurch ihr prozentualer Anteil im Gesamtsystem im Vergleich zum Fachschulberuf Logopädie (siehe Kap. 1.2). Dies ist nicht nur für die öffentliche Einschätzung des Berufs, sondern auch bei Honorarverhandlungen mit den Krankenkassen von wesentlicher Bedeutung. Es bleibt abzuwarten, welche Erfolge die aktuellen Initiativen (siehe „Öffnungsklausel“) zur Akademisierung des Berufes haben werden.

Zweifelsfrei dürfte sein, dass sowohl die angestrebte **Akademisierung** wie auch die derzeitige **Fachschulausbildung** von Logopädinnen erhebliche Auswirkungen auf das Gesamtsystem des Sprachheilwesens in Deutschland haben. Dies ist bei der Weiterentwicklung der Fachdisziplin akademische Sprachtherapie zu bedenken.

Von wesentlicher Bedeutung für zukünftige Entwicklungen dürfte es sein, wie sich die beteiligten Berufsgruppen innerhalb des sprachtherapeutischen Gesamtsystems weiter entwickeln. Eine zuweilen beschworene Einheit von Sprachheilpädagogik und akademischer Sprachtherapie dürfte aufgrund der sich auseinanderentwickelnden Interessen- und Ausbildungslage wohl eher in den Bereich der Sonntagsreden gehören. Realistischer sind unterschiedliche Formen der Kooperation (Grohnfeldt 2010b), die mehr oder weniger gezielt auf eine gegenseitige Ergänzung ausgerichtet sind.

Inklusion

Eine Nagelprobe wird dabei der Bereich der Inklusion sein. Auf der Grundlage der UN-Konvention vom 13. Dezember 2006 (hier: § 3 „Allgemeine Grundsätze“ und § 24 „Bildung“), die in Deutschland am 26. März 2009 in Kraft getreten ist, geht es um die volle und wirksame Teilhabe des Einzelnen an der Gesellschaft, die ihren Ausdruck in einer Beschulung innerhalb eines regulären Schulsystems findet. Der damit verbundene Anspruch beinhaltet weit mehr als der bisher genannte Aspekt der Integration. Es geht nicht darum, Menschen mit Behinderungen in bestehende Strukturen einzufügen, sondern um eine Änderung des Gesamtsystems, indem Rahmenbedingungen geschaffen werden, die ein Lernen „für alle“ ermöglichen. Letztlich ist damit das zugrunde liegende Menschenbild angesprochen.

Paradigmenwechsel: Die mit einem inklusiven Schul- und Bildungssystem verbundenen **Änderungen** sind weitreichend und von fundamentaler Bedeutung. Letztlich betreffen sie das **Sonderschul-** wie das **Regelschulsystem** gleichermaßen. Erfolge sind nur zu erwarten, wenn sich beide Bereiche gleichermaßen verändern.

Es dürfte klar sein, dass damit grundlegende Änderungen des Selbstverständnisses der beteiligten Berufsgruppen verbunden sind. Dies betrifft nicht nur die Lehrkräfte, die immer weniger in speziellen Institutionen tätig sein werden und für die Aspekte der Beratung noch mehr als bisher an Bedeutung gewinnen werden.

Perspektiven zur Weiterentwicklung

Ebenso ergeben sich unter Umständen neue Aufgabenbereiche für akademische Sprachtherapeutinnen und Logopädinnen, sofern therapeutische Handlungsfelder im engeren Sinn angesprochen sind. Dies ist bisher in

Deutschland nicht gesichert und nur in Ausnahmefällen möglich (z. B. in Körperbehindertenschulen). In den USA sind Sprachtherapeutinnen dagegen häufig an Schulen tätig, obwohl sie nicht als Lehrkräfte ausgebildet sind. Mehr als die Hälfte der Speech and Language Therapists arbeitet im Regelschulsystem (Tesarek 2009). Sprachheilschulen selbst gibt es im angloamerikanischen Raum nicht.

Aktuell ist die Verfolgung weiterer Perspektiven offen und wahrscheinlich regional unterschiedlich. Generell machen die neuen Heilmittel-Richtlinien zur Beschlussfassung des gemeinsamen Bundesausschusses vom 17. Dezember 2009 gemäß § 11 Absatz 2, S. 3 f eine Ausübung von Sprachtherapie in Schulen und Kindergärten außerhalb von Praxen möglich (www.dbs-ev.de/Mitgliederbereich; 26. Januar 2010). Zudem drängen die Logopäden wohl auch angesichts der Grenzen im Gesundheitsbereich in diesen Markt, der als „eines der zukunftsträchtigen Felder der Logopädie" (Reßler 2010, 47) bezeichnet wird. Offen ist, ob die damit möglichen Änderungen von der Sprachheilpädagogik als Kooperation oder Konkurrenz aufgefasst werden.

Übergreifend gesehen lassen sich vor allem seit dem Jahr 2000 erhebliche quantitative Änderungen der anteilsmäßigen Verteilung der einzelnen Berufsgruppen des Sprachheilwesens in Deutschland beobachten (siehe Abb. 14).

Die **Schwerpunktverlagerung** in den **außerschulischen Bereich** ist dabei Ausdruck eines fundamentalen Paradigmenwechsels auf mehreren Ebenen. Die Änderungen der Identität der beteiligten Fachdisziplinen sind gleichzeitig Ursache und Folge der dabei ablaufenden Prozesse.

Weiterführende Literatur

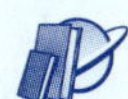

Grohnfeldt 2004, 2008a, 2010a, 2010b; Maihack 2004; Motsch 2008

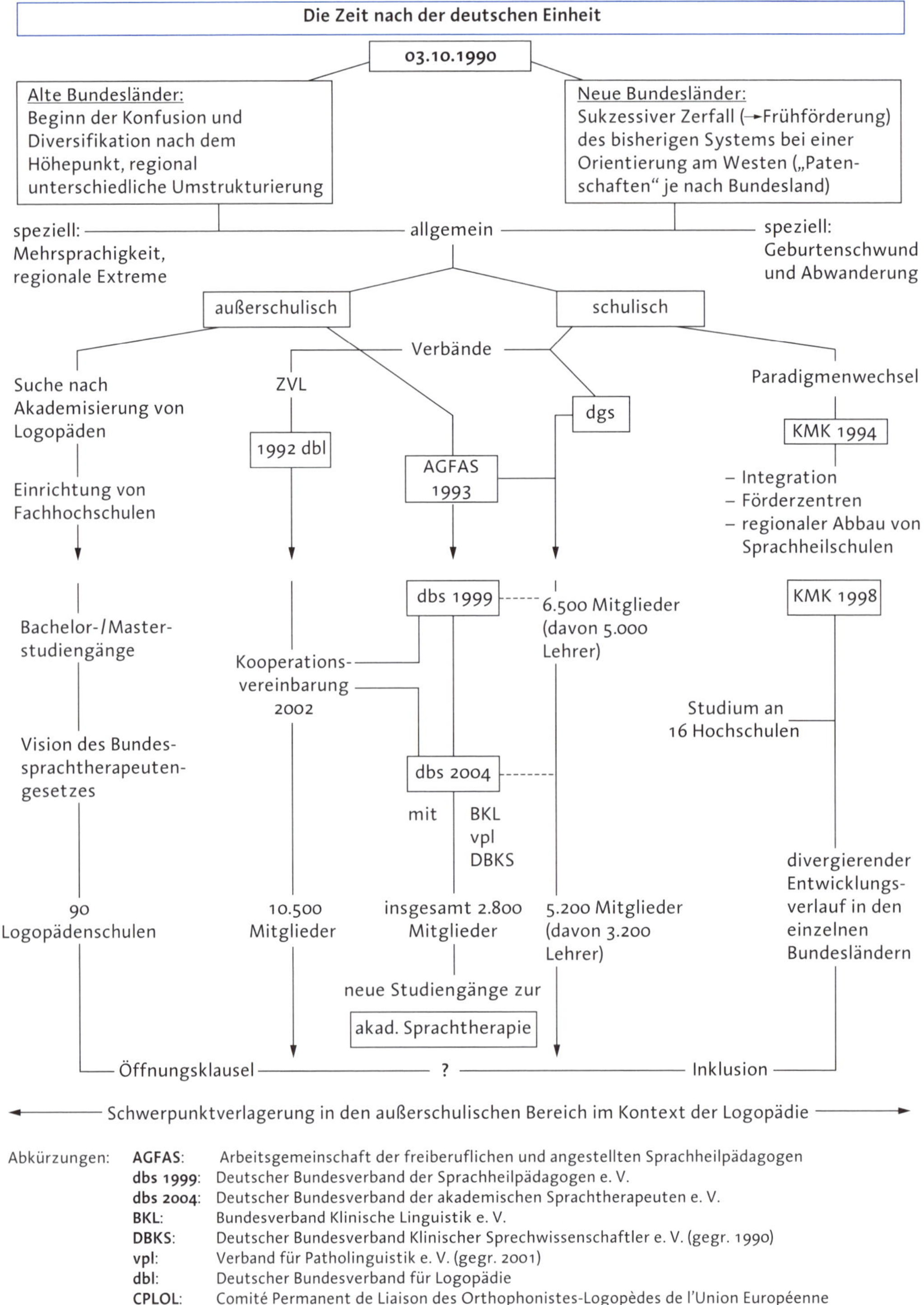

Abkürzungen:

AGFAS: Arbeitsgemeinschaft der freiberuflichen und angestellten Sprachheilpädagogen
dbs 1999: Deutscher Bundesverband der Sprachheilpädagogen e. V.
dbs 2004: Deutscher Bundesverband der akademischen Sprachtherapeuten e. V.
BKL: Bundesverband Klinische Linguistik e. V.
DBKS: Deutscher Bundesverband Klinischer Sprechwissenschaftler e. V. (gegr. 1990)
vpl: Verband für Patholinguistik e. V. (gegr. 2001)
dbl: Deutscher Bundesverband für Logopädie
CPLOL: Comité Permanent de Liaison des Orthophonistes-Logopèdes de l'Union Européenne

Abb. 14: Die Zeit nach der deutschen Einheit

2.2 Conclusio: Der deutsche Eigenweg, Notwendigkeit der internationalen Einbettung und Perspektiven

Zusammenfassung

Fasst man die bisherige Analyse zu einem kurzen Zwischenresümee zusammen, so ergibt sich folgendes Bild:

- Die frühen Anfänge des Sprachheilwesens in Deutschland gehen auf gemeinsame Wurzeln im medizinischen und pädagogischen Bereich zurück und
- verästeln sich zu unterschiedlichen Entwicklungslinien im internationalen Alleingang.
- Offen bleibt, ob es zu einer Zersplitterung ohne Ende oder einer Bündelung der Kräfte kommt, wobei
- sich die akademische Sprachtherapie als „neue“ eigenständige Fachdisziplin konstituiert hat.

Zu fragen ist, ob man in diesen komplexen Entwicklungsverlauf überhaupt gezielt eingreifen kann und nach welchen Kriterien man dabei vorgehen sollte. Zuweilen hilft dabei ein „Blick über den Zaun“ im Sinne eines internationalen Vergleichs, um aus der nationalen Begrenztheit herauszutreten, scheinbar Selbstverständliches kritisch zu hinterfragen und Anregungen für die fachwissenschaftliche Weiterentwicklung zu bekommen.

Bedeutung komparativer Forschung

Dazu ist es notwendig, seinen Standort zu verändern, um sich selbst zu erkennen – quasi aus seinem eigenen Kreis scheinbar normaler Erfahrungen einen Schritt herauszutreten, um gleichsam von außen auf sich selbst zu blicken. Durch diesen Perspektivenwechsel wird eine metatheoretische Einordnung und kritische Reflexion des eigenen Standpunkts möglich. Dabei geht es nicht um die unkritische Übernahme von Erfahrungen aus dem Ausland, schon gar nicht im Sinne eines „richtig“ oder „falsch“.

Vielmehr gilt es, aus der Kenntnis des Anderen die Relativität seines eigenen Handelns zu erkennen und neue Facetten seiner Identität zu entdecken. Wie bei einem Rasterbild besteht die Möglichkeit, durch einen Schritt zurück neu auftretende Merkmale zu entdecken und schlagartig ganzheitliche Zusammenhänge wahrzunehmen. Man denke an die Malerei, in der uns die Pointilisten auf den heilsamen Blick aus der Ferne hinweisen.

historische Hintergründe

Blickt man mit den Augen der Anderen auf die Situation der sprachtherapeutischen Berufsgruppen in Deutschland, so wird nicht nur die bereits genannte Zersplitterung der Ansätze und Fachdisziplinen deutlich, sondern auch, dass das deutsche Sprachheilwesen in nationaler Begrenztheit quasi insgesamt gegen den Strom schwimmt (Grohnfeldt 2008b). Dies hat historische Gründe, die

- ihren Anfang in der Isolation zur Zeit des Nationalsozialismus nehmen,
- den Wiederaufbau des Systems in der Nachkriegszeit nach altem Muster begünstigt haben,
- zum „Sieg" des pädagogischen Paradigmas bei einem Primat von Sprachheilschulen und einer Unterschätzung der Logopädie als medizinischer Heil-Hilfsberuf zwischen 1970 und 1990 sowie
- zur Schwerpunktverlagerung in den außerschulischen Bereich zwischen 1990 und 2010 und
- jetzt in einem Gegenpendel zu dem Fach der akademischen Sprachtherapie

geführt haben.

Die dadurch hervorgerufene Konfusion und teilweise Widersprüchlichkeit des deutschen Sprachheilwesens hat zwar nicht zu einer Abschottung des Systems wie in der damaligen DDR oder Sowjetunion geführt, begünstigt jedoch eine Beschäftigung mit sich selbst im nationalen Alleingang. Es gilt den **Blick zu weiten**, um international Anschluss zu bekommen und Perspektiven zur Weiterentwicklung in einen größeren Rahmen zu stellen. Schwerpunkte sollen dabei im Folgenden auf die akademische Sprachtherapie gelegt werden.

Dazu ist es notwendig, die international führenden Verbände zu kennen:

IALP

So sind in der 1924 gegründeten „International Association of Logopedics and Phoniatrics" (IALP) Vertreter aus 38 Ländern und 56 Organisationen, die sich für die Interessen von 125.000 Mitgliedern einsetzen. Besonders bekannt geworden sind die „IALP-Guidelines", die in Zusammenarbeit mit der UNESCO und der Weltgesundheitsorganisation WHO zur Verbesserung und Vereinheitlichung der Ausbildungsstandards beitragen sollen.

ASHA

Die 1925 gegründete „American Speech-Language-Hearing Association" (ASHA) ist mit derzeit über 140.000 Mitgliedern der weltweit größte Fach- und Berufsverband auf diesem Gebiet. Sein Einfluss geht weit über die USA hinaus. Er bezieht sich auf die Mitgestaltung und Veränderung gesetzlicher Regelungen, die sich auf die Mitsprache bei Akkreditierungs- und Zertifizierungsverfahren sowie die Vergabe des „Certificate of Clinical Competence" (CCC) für Sprachtherapeuten zum Nachweis professioneller Qualifikation erstreckt. Die weltweit führenden Fachzeitschriften auf diesem Gebiet werden über die ASHA herausgegeben.

CPLOL

Das 1988 gegründete „Comité Permanent de Liaison des Orthophonistes / Logopèdes de l'Union Europeenne" (CPLOL) ist die Dachorganisation der europäischen Logopäden aus 25 Nationen mit über 60.000 Mitgliedern. Sie beschäftigt sich mit der Berufsorganisation und Ausbildungsfragen. So wurde in bislang neun Resolutionen der jährlich stattfindenden Generalversammlung gefordert, dass ausschließlich ein Hochschulstudium zur Ausübung eines sprachtherapeutischen Berufes qualifizieren dürfe. Die internationale Orientierung ist für die akademische Sprachtherapie von wesentlicher Bedeutung.

Leitbild-Kommission

Lange Zeit haben die führenden Fachvertreter und Verbände in Deutschland diese einflussreichen Organisationen eher ignoriert. Mit der Erstellung der Leitbild-Kommission des dbs, die am 28. Mai 2010 auf der dbs-Dozentenkonferenz einstimmig verabschiedet wurde, liegt jetzt eine Orientierungsgrundlage vor, die sich auf die Merkmale der oben genannten international führenden Verbände bezieht und wesentliche Impulse zur Weiterentwicklung gibt.

Damit sind die entscheidenden Kennzeichen zukünftiger Perspektiven für das Fach akademische Sprachtherapie erkennbar, wobei der aufgezeigte historische Kontext der Vielfalt Möglichkeiten und Grenzen gleichermaßen beinhaltet.

Perspektiven

- Zunächst wird eine **Öffnung** erforderlich sein, die disziplinäre und nationale Begrenztheiten überwindet.
- Möglichkeiten der **Umgestaltung** lassen sich nur in Kooperation der Fachvertreter, Verbände, Krankenkassen und Ministerien bei einer Bestimmung übergreifender Zielvorstellungen verwirklichen,
- wobei die **Realisierung** selbst nur unter Einbeziehung von Vertretern der regierenden Parteien erfolgen kann.

An dieser Stelle soll es zunächst darum gehen, die fachwissenschaftlichen und theoretischen Grundlagen für die akademische Sprachtherapie zu formulieren.

3 Theoretische Grundlagen

3.1 Fachwissenschaftliche Bezüge und beteiligte Berufsgruppen

3.1.1 Sprachtherapie als Integrationswissenschaft

unterschiedliche Berufsgruppen

Sprachgestörte Menschen stehen im Fokus unterschiedlicher Fachdisziplinen und Berufsgruppen. So beschäftigen sich u.a. Vertreter der Linguistik und Phonetik, Medizin, Sprachheilpädagogik und Psychologie jeweils aus ihrer Sicht mit unterschiedlichen Sprachstörungen und ihrer Bedeutung für den Einzelnen und sein soziales Umfeld. Dabei wird jeweils nur ein Teilbereich besonders erfasst, ohne dass das Gesamtphänomen von einer Fachdisziplin alleine hinreichend genau beschrieben werden kann.

Anforderungen an den Einzelnen

Andererseits ist es für das konkrete sprachtherapeutische Handeln in der Praxis notwendig, über grundlegende Kenntnisse aus den oben genannten Fachdisziplinen zu verfügen, um diese je nach Einzelfall aufeinander beziehen zu können. Die Sprachheilpädagogik und die Logopädie werden von daher schon seit Jahrzehnten als Integrationswissenschaft bezeichnet (Knura 1980, Grohnfeldt 1981). Diese Aufgabenstellung stellt sich auch für das Fach der akademischen Sprachtherapie, wobei zu fragen ist, welche eigenständigen Erkenntnisse dabei abgeleitet werden. Für die Sprachtherapie ist dies dabei analog wie bei der Sprachheilpädagogik mit folgender *scheinbaren Paradoxie* und Aufgabenstellung verbunden (Grohnfeldt 2000):

Einerseits ist die Sprachtherapie **Teil eines interdisziplinären Kontextes**, wobei Absprachen mit Vertretern der Medizin, Psychologie usw. notwendig sind. Andererseits erweist sie sich als **übergeordnetes Ganzes**, wobei der Einzelne Fachwissen aus den genannten Fachdisziplinen benötigt, um handlungsfähig zu werden und verantwortungsbewusst arbeiten zu können. Wie in einem Kippbild werden damit jeweils bestimmte Perspektiven hervorgehoben.

Selbstverständnis

Vor diesem Hintergrund ergibt sich für die Fachdisziplin Sprachtherapie die Aufgabenstellung, im Kontext der Bezugswissenschaften Linguistik/

Phonetik, Medizin, Psychologie und Sprachheilpädagogik Stellung zu beziehen. Ihr Handlungsfeld umfasst dabei die Gesamtheit aller Sprach-, Sprech-, Rede-, Stimm- und Schluckstörungen (siehe Abb. 15).

Bezugnahmen

Dabei wurde bereits darauf eingegangen (siehe Kap. 1.2), dass man aktuell aufgrund der unterschiedlichen Berufsgruppen und Ausbildungsgänge eigentlich nicht von *einem* Fach Sprachtherapie sprechen kann. Ebenso wird keine Einzelwissenschaft als Leitkategorie wie beispielsweise bei der Sprachheilpädagogik durch Bezugnahme auf die Pädagogik herausgestellt. Stattdessen erfolgt eine Orientierung an der „International Classification of Functioning, Disability and Health" (ICF) und ethischen Kategorien, die die Sprachtherapie zu einer wertgleichen Wissenschaft machen (siehe Kap. 3.2 und 3.3).

Aufgabenstellungen

Auf der Grundlage des jeweiligen Therapiebegriffs werden sprachtherapeutische Interventionen strukturiert und didaktisch-methodisch aufbereitet. Neben der Erarbeitung und Sicherung in der Therapiesitzung ist die Übertragung in die Alltagssprache von wesentlicher Bedeutung, um die jeweils mögliche kommunikative Kompetenz je nach Situation zu erreichen und auszunutzen. Die Aufgabenbereiche und Handlungsbereiche erstrecken sich vorwiegend auf

- die Therapie, Beratung und Rehabilitation sowie
- Prävention und Diagnose

in unterschiedlichen Institutionen. Übergreifende Klammer ist dabei die Bezugnahme auf verbindliche Standards der gesetzlichen Krankenkasse (GKV) für die Krankenkassenzulassung. Damit sind Fragen der Ausbildung angesprochen.

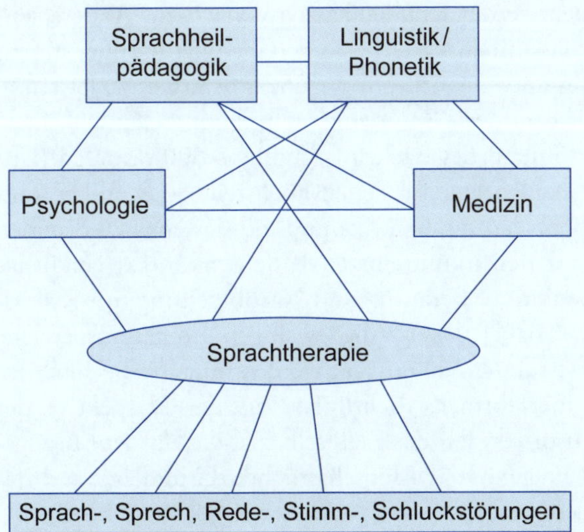

Abb. 15: Aufgabenbereiche und Standort der Sprachtherapie

3.1.2 Curriculare Bezüge aus den Bereichen der Sprachheilpädagogik, Linguistik, Medizin und Psychologie

Mindeststandards

Nach langwierigen Verhandlungen von Vertretern der Verbände, Universitäten und Krankenkassen einigte man sich auf Mindeststandards für Bachelor-/Masterstudiengänge im Bereich der Sprachtherapie, die in den **Gemeinsamen Empfehlungen der Spitzenverbände der Krankenkassen gemäß § 124 Absatz 4 SGB V** zur einheitlichen Anwendung der Zulassungsbedingungen nach **§ 124 Absatz 2 SGB V** für Leistungsbringer von Heilmitteln, die als Dienstleistung an Versicherte abgegeben werden, in der Fassung vom 18. Oktober 2010, S. 22–26, dokumentiert wurden. Sie dienen als Bezugsgröße für die Vergabe von Krankenkassenzulassungen für Absolventinnen der jeweils beurteilten Studiengänge der Universitäten. Die Bereiche „Sprachtherapeutische Handlungskompetenzen" und „Grundlagen" sind dabei für die Anerkennung eines Studiengangs unabdingbar (siehe Tab. 2).

Die Bereiche „Störungsspezifische Kompetenzen" (siehe Tab. 3) und „Praktika" (siehe Tab. 4) entscheiden über die Anerkennung des Studiengangs für die einzelnen Indikationsbereiche / Störungsbilder. Werden alle Bereiche erfüllt, so wird eine Krankenkassenvollzulassung vergeben, ansonsten erfolgt je nach Indikationsschlüssel eine Teilzulassung.

Eine derartige Einteilung ist wie jede Klassifikation nicht frei von Widersprüchen. Andererseits entspricht sie dem gängigen Abrechnungsmodus mit den Krankenkassen und damit der beruflichen Realität der meisten Sprachtherapeutinnen und Logopädinnen (siehe Kap. 5). Darüber hinaus wird über die Anzahl der ETCS-Punkte auch etwas zum Umfang der Erlernbarkeit der therapeutischen Qualifikation für das jeweilige Störungsbild und indirekt auch etwas über die Häufigkeit ausgesagt. Dies dürfte umstritten sein (z. B. im Hinblick auf die Bedeutung des Stotterns) und ist letztlich aus der Perspektive der Krankenkassen erwachsen. Andererseits wird daraus deutlich, dass für manche Bereiche eine weit darüber hinaus gehende Spezialisierung notwenig ist, um qualifizierte Arbeit zu leisten.

Praktika

Dies gilt auch für die geforderte Stundenverteilung für die einschlägigen Praktika. Dabei sind während des Bachelor-Studiums 600 Stunden (entsprechend 20 ETCS) abzuleisten, von denen höchstens 80 Stunden (entsprechend 13 %) auf Beobachtungspraktika und mindestens 520 Stunden (entsprechend 87 %) auf den unmittelbaren Patientenkontakt (inklusive Vorbereitung, Dokumentation, Beratung und Nachbereitung mit Reflexion) entfallen. Wichtig ist dabei, dass für die jeweiligen Indikationsbereiche eine bestimmte Mindeststundenzahl erreicht werden muss (siehe Tab. 4).

Letztlich kommen hier formale Richtlinien aus der Perspektive der Krankenkassen zum Ausdruck. Für das Fach selbst ist das nur *eine* Bezugsgröße. Inhaltlich sind Fragen der wissenschaftlichen Grundlage und des Menschenbildes von Bedeutung.

Tab. 2: Obligatorische Voraussetzung für die Anerkennung eines Studiengangs

Sprachtherapeutische Handlungskompetenzen	**ETCS**
– Wissenschaftliche Arbeits- und Forschungsmethoden	3
– Qualitätssicherung	3
– Diagnostik	6
– Therapiedidaktik	3
– Beratung / Therapeutenverhalten	3
– Frei im Bereich sprachtherapeutische Handlungskompetenzen einsetzbar	6
	24
Grundlagen	
– **Medizin**	14
– Neurologie / Psychiatrie / Psychosomatik	
– HNO / Phoniatrie / Pädaudiologie	
– Pädiatrie / Kinder- und Jugendpsychiatrie	
– **Sprachwissenschaften**	12
– Phonetik	
– Strukturlinguistik / Pragmatik	
– Neurolinguistik	
– Psycholinguistik / Spracherwerb	
– Patholinguistik	
– **Pädagogik, Sonderpädagogik, Soziologie**	6
– Sprachbehindertenpädagogik	
– Heil- und Sonderpädagogik	
– Soziologie der Behinderten	
– **Psychologie**	6
– Entwicklungspsychologie	
– Lernpathologie / Lernbiologie	
– Kognitive Psychologie	
– Neuropsychologie	
– Frei in den Bereichen Medizin / Sprachwissenschaften einsetzbar	5
– Frei in den Bereichen Psychologie / Pädagogik, Sonderpädagogik, Soziologie einsetzbar	5
	48

Weiterführende Literatur

Grohnfeldt / Ritterfeld 2005

Tab. 3: Störungsbezogene Kompetenzen – Zulassung je nach Indikationsschlüssel

Ind.-Schl.	Störungsbezogene Kompetenzen	ETCS
	Entwicklungsbedingte Störungen	**18**
SP1	– Spezifische Sprachentwicklungsstörungen, Sprachentwicklungsstörungen bei komplexen Behinderungen	
SP 2	– Hörverarbeitung	
SP 3	– Phonetisch-phonologische Störungen	
SP 4	– Kindliche Hörstörungen (Sprachaufbau) und Chochlea-Implantat (mindestens 3 ETCS)	
	Erworbene sprachsystematische Störungen	**10**
SP 5	– Aphasie	
	– Schriftsprachstörungen	
	Redefluss-Störungen	**6**
RE 1	– Stottern	
RE 2	– Poltern	
	Sprechstörungen	**10**
SP 6	– Dysarthrophonien und Sprechapraxien	davon **7**
SP 3	– Lippen-, Kiefer-, Gaumenspalten zusammen	zusammen **3**
SF	– Rhinolalien	
	Stimmstörungen	**8**
ST 1	– Organische Stimmstörungen, Laryngektomie mit Patientenkontakt	
ST 2	– Funktionelle Stimmstörungen	
ST 3, 4	– Psychologische Stimmstörungen	
	Schluckstörungen	**5**
SC 1, 2	– Dysphagie/orofaziale Störungen	
	Frei im Bereich der störungsbezogenen Kompetenzen einsetzbar (z.B. auch Störungen des Schriftspracherwerbs, bei Mehrsprachigkeit)	**13**
		70

Tab. 4: Stundenverteilung in den Praktika

SP 1-SP 3 SF	Entwicklungsbedingte Störungen und Rhinolalien	240 Std.
SP 4	Sprachstörungen bei hochgradiger Schwerhörigkeit und Chochlea-Implantat-Versorgung	40 Std.
SP 5/SP 6	Aphasie, Dysarthrie und Sprechapraxie	140 Std.
RE 1/RE 2	Stottern und Poltern	50 Std.
ST 1-ST 4	Stimmstörungen	80 Std.
SC 1/SC 2	Kau- und Schluckstörungen	50 Std.
	Gesamt:	600 Std.

3.2 Die ICF als prospektive Orientierung

3.2.1 Grundverständnis der ICF und ICF-CY

Mit der „International Classification of Functioning, Disability and Health“ (ICF) ist eine grundsätzliche Sichtweise von Gesundheit und Krankheit verbunden, die im Folgenden das wesentliche Fundament darauf aufbauender wissenschaftstheoretischer Grundlagen darstellt.

internationale Verbindlichkeit

Die ICF wurde im Jahr 2001 von der Weltgesundheitsorganisation (WHO) als international verbindliche Klassifikation von Krankheiten und ihren Folgen für den Einzelnen und seine Umwelt verabschiedet. Sie ist Nachfolgerin der „International Classification of Impairments, Disability and Handicaps“ (ICIDH) aus dem Jahr 1980, wobei die zugrunde liegende Bezugnahme auf das bio-psycho-soziale Modell erheblich erweitert und vertieft wurde. Eine Spezialisierung im Hinblick auf die Belange von Kindern und Jugendlichen erfolgte 2007 durch die „International Classification of Functioning, Disability and Health, Children and Youth Version“ (ICF-CY).

Auswirkungen in Deutschland

Im Jahr 2005 wurde die deutsche Übersetzung „Internationale Klassifikation der Funktionsfähigkeit, Behinderung und Gesundheit“ vom „Deutschen Institut für Medizinische Dokumentation und Information“ (DIMDI) veröffentlicht. Sie hat zu Veränderungen im Sozialgesetzbuch IX geführt und ist Grundlage der sozialmedizinischen Begutachtung des medizinischen Dienstes der Krankenversicherung (MDK). Damit ist sie auch wegweisend für die Verordnung von Heil- und Hilfsmitteln, zu denen nach der Terminologie der Krankenkassen auch sprachtherapeutische Interventionen zählen.

Die **Ziele** der ICF erstrecken sich auf

- die Entwicklung einer wissenschaftlichen Grundlage für das Verständnis von Gesundheit, Behinderung und Krankheit,
- die Formulierung eines Kategoriensystems und einer gemeinsamen Sprache für das Verständnis der damit im Zusammenhang stehenden Zustände und Merkmale,
- den Datenvergleich zwischen einzelnen Ländern,
- die Erstellung eines systematischen Verschlüsselungssystems für das Gesundheitssystem.

Damit sind nachhaltige Veränderungen der theoretischen Bezugnahme verbunden, deren Auswirkungen für die Praxis erst langsam an Bedeutung gewinnen.

Komponentenmodell

Hilfestellungen leisten dabei die einzelnen Strukturebenen der ICF, wobei zwei Teile mit jeweils zwei Komponenten unterschieden werden:

- Teil 1: Funktionsfähigkeit und Behinderung
- Körperfunktionen und -strukturen,
- Aktivitäten und Partizipation (Teilhabe),
- Teil 2: Kontextfaktoren
- Umweltfaktoren,
- personenbezogene Faktoren.

Jede Komponente besteht aus verschiedenen Domänen, die sich wiederum in verschiedene Kategorien als Einheiten der Klassifikation unterteilen. Dabei können positive oder negative Aspekte auftreten (siehe Tab. 5).

Person- und Umweltfaktoren

Grundlegend ist dabei das so genannte bio-psycho-soziale Modell. Dabei werden Krankheiten nicht als rein biologische Störungen aufgefasst, sondern als Ausdruck eines Wechselspiels somatischer, personbezogener und sozialer Faktoren. Auf dieser Grundlage

Tab. 5: Überblick über die ICF

	Teil 1: Funktionsfähigkeit und Behinderung		**Teil 2: Kontextfaktoren**	
Komponenten	Körperfunktionen und -strukturen	Aktivitäten und Partizipation (Teilhabe)	Umweltfaktoren	personbezogene Faktoren
Domänen	Körperfunktionen, Körperstrukturen	Lebensbereiche (Aufgaben, Handlungen)	Äußere Einflüsse auf Funktionsfähigkeit und Behinderung	Innere Einflüsse auf Funktionsfähigkeit und Behinderung
Konstrukte	Veränderung in Körperfunktionen (physiologisch) Veränderungen in Körperstrukturen (anatomisch)	Leistungsfähigkeit (Durchführung von Aufgaben in einer standardisierten Umwelt) Leistung (Durchführung von Aufgaben in der gegenwärtigen tatsächlichen Umwelt)	fördernde oder beeinträchtigende Einflüsse von Merkmalen der materiellen, sozialen und einstellungsbezogenen Welt	Einflüsse von Merkmalen der Person
positiver Aspekt	Funktionale und strukturelle Integrität	Aktivitäten Partizipation (Teilhabe)	positiv wirkende Faktoren	nicht anwendbar
	Funktionsfähigkeit			
negativer Aspekt	Schädigung	Beeinträchtigung der Aktivität Beeinträchtigung der Partizipation (Teilhabe)	negativ wirkende Faktoren (Barrieren, Hindernisse)	nicht anwendbar
	Behinderung			

- werden Körperfunktionen und ihre Störungen nicht eindimensional gerichtet (monokausal), sondern ***multifaktoriell*** beschrieben,
- werden Merkmale der ***individuellen Aktivität*** als grundlegend herausgestellt,
- wird als übergreifendes Ziel die soziale Teilhabe (***Partizipation***) genannt, die sich auf die Möglichkeiten der Betroffenen bezieht, (wieder) an den gewünschten Lebenssituationen teilzunehmen und mitzuwirken.

Zwischen diesen drei Komponenten besteht eine dynamische Wechselbeziehung (siehe Abb. 16).

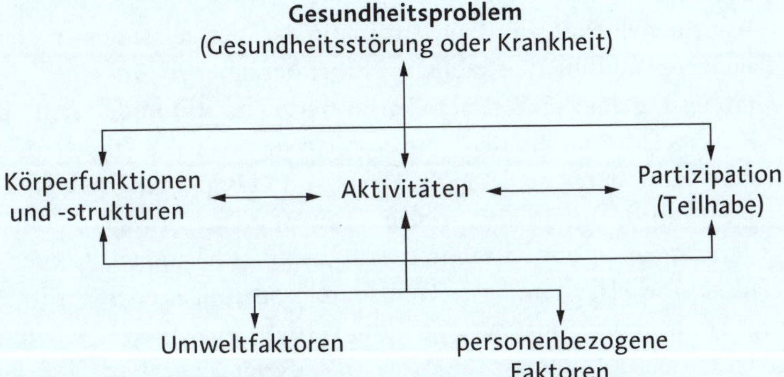

Abb. 16: Wechselwirkungen zwischen den Komponenten der ICF (DIMDI 2005, 23)

Strukturebenen

Im Weiteren erfolgt eine sehr detaillierte Aufteilung und Verzweigung im Hinblick auf die

- ***Klassifikation der Körperfunktionen***, u.a.
  - b 167: kognitiv-sprachliche Funktionen,
  - b 310–399: Stimm- und Sprechfunktionen,
- ***Klassifikation der Körperstrukturen***, u.a.
  - s 240–260: Strukturen des äußeren Ohres, Mittelohres und Innenohres,
  - s 310–399: Strukturen, die an der Stimme und dem Sprechen beteiligt sind,
- ***Klassifikation der Aktivitäten und Partizipation (Teilhabe)***
  - d 310–329: Kommunizieren als Empfänger,
  - d 330–349: Kommunizieren als Sender,
  - d 350–369: Konversation und Gebrauch von Kommunikationsgeräten und -techniken,
- ***Klassifikation der Umweltfaktoren***
  - e 310–399: Unterstützung und Beziehungen,
  - e 410–499: Einstellungen.

Dieses hoch formalisierte Vorgehen, aus dem hier nur ein sehr kleiner Ausschnitt im Hinblick auf die Belange der Sprachtherapie explizit ausgewiesen wurde, wird noch weiter spezifiziert im Hinblick auf ein fünfteiliges Raster zum Ausmaß des Problems. Letztlich handelt es sich um ein dezidiertes deskriptives Modell, das Bausteine für ein individuelles Beschreibungsmuster liefern soll. Zu fragen ist, wie man damit umgeht sowie welche Möglichkeiten und Grenzen damit verbunden sind.

3.2.2 Einordnung und Vergleich

Fragen der Umsetzung

Die ICF hat einen Prozess des Umdenkens in Gang gesetzt, der zu keinem schlagartigen Paradigmenwechsel geführt hat, aber zu einer allmählichen Veränderung der Praxis führen kann. Beispiele dazu finden sich im deutschsprachigen Raum in der Veröffentlichung von Grötzbach und Iven (2009) für die Bereiche Aphasie, Dysarthrie, Dysphagie, Redeflussstörungen, Stimmtherapie, Laryngektomie, Aussprachestörungen, grammatische Störungen, spezifische Sprachentwicklungsstörungen, Lippen-Kiefer-Gaumen-Segelspalten, Lese-Rechtschreib-Störungen, Unterstützte Kommunikation und Frühförderung. Eine vertiefte Auseinandersetzung mit der Diagnose und Therapie des Stotterns aus der Sicht der ICF nehmen Iven (2009) und Baumgartner (2010a) vor, Neumann und Romonath (2008) verdeutlichen die Arbeit bei Kindern mit LKGS-Spalten im Spiegel der ICF-CY.

Die Beispiele zeigen, dass Fragen der *Partizipation*, der Teilhabe am gesellschaftlichen Leben, in besonderem Maße betont werden. Dies steht im Einklang mit einem generellen Wandel der gesellschaftlichen Einstellung, der in der UN-Konvention vom 13. Dezember 2006 zu Fragen einer inklusiven Beschulung seinen Ausdruck findet. Auch hier geht es um die volle und aktive Teilhabe des Einzelnen in der Gesellschaft.

Bekannt ist das bio-psycho-soziale Modell, auf das sich die ICF beruft. Das reine medizinische Modell einer mechanistischen Ausrichtung ist letztlich überholt und findet in der Psychosomatik eine wesentliche Änderung (von Uexküll 1981), wobei zu fragen ist, inwieweit dies bei den Krankenkassen und vielen Medizinern „vor Ort“ seine Entsprechung findet.

sprachheilpädagogische Bezüge

Auch in der Sprachheilpädagogik haben derartige Gedankengänge eine lange Tradition. So beschäftigt sich bereits Orthmann (1969b) aus hermeneutischer Perspektive mit Fragen der „Lebensbedeutsamkeit“, Knura (1974, 1980) entwickelt grundlegende Überlegungen zum Standort der Sprachbehindertenpädagogik und Grohnfeldt (1982) nimmt eine wissenschaftstheoretische Einordnung sozialpsychologischer und somatischer Faktoren unter dem Aspekt des „Störungserlebens“ vor. Letztlich erweist sich damit die Sprachheilpädagogik als die Fachdisziplin, die sich im Kontext der sprachtherapeutischen Berufe am meisten mit Fragen des Selbstverständnisses und der Theoriebildung auseinandergesetzt hat. Es wird deutlich, dass

ICF in der Praxis

- es bei der ICF einerseits um Fragen der ***Einstellung*** des zugrunde liegenden Menschenbildes (Grohnfeldt 1987a, Grohnfeldt/Romonath 2005) der jeweils handelnden Personen geht,
- andererseits damit Fragen der ***praktischen Umsetzung*** im Zusammenhang stehen. Dies bezieht sich
- generell auf ein individualisiertes statt standardisiertes Vorgehen (deskriptiv statt normativ),
- auf ein diagnostisches und therapeutisches Handeln jeweils in Absprache mit den Betroffenen und ihren Angehörigen gemäß ihrer subjektiv erlebten Lebenswirklichkeit (Grohnfeldt 1996b). Wobei bei Fragen der Evaluation die Patientenzufriedenheit eine große Rolle spielt.

Es versteht sich, dass diese Gedankengänge eher „auf dem Weg" (Iven/Grötzbach 2009, 239) sind. Sie werden konfrontiert mit normorientierten Bezugnahmen, beispielsweise des „Instituts für Qualität und Wirtschaftlichkeit im Gesundheitswesen" (IQWIG), bei dem Aspekte der Kostenreduzierung im Krankenkassensystem im Vordergrund stehen. Der oben genannte Weg erweist sich damit als Balance und ständige Auseinandersetzung mit den Ansprüchen des einzelnen Menschen und der Frage der Finanzierbarkeit.

Zusammenfassung

Durch die ICF werden bekannte Überlegungen zum bio-psycho-sozialen Modell bei der Entstehung von Gesundheit und Krankheit vertieft und unter dem Aspekt der Partizipation besonders akzentuiert. Es handelt sich um ein hoch formalisiertes Beschreibungsmodell, das differenzierte Möglichkeiten für ein individualisiertes Vorgehen bietet. Fragen der praktischen Umsetzung sind an die jeweiligen Grundüberzeugungen der betroffenen Personen gebunden. Die Realisierung ist Ausdruck

- des persönlichen Vorgehens in der Sprachtherapie,
- der Finanzierung über die Kostenträger und
- Merkmal der Einstellung der Gesellschaft.

Weiterführende Literatur und Informationen

Grötzbach/Iven 2009

World Health Organisation (WHO): www.who.org

- International Classification of Functioning, Disability and Health ICF (2001)
- International Classification of Functioning, Disability and Health, Children and Youth Version ICF-CY (2007)

- Deutsches Institut für Medizinische Dokumentation und Information (DIMDI): www.dimdi.de
- ICF: Internationale Klassifikation der Funktionsfähigkeit, Behinderung und Gesundheit (2005)

3.3 Ethische Grundlagen der Sprachtherapie

3.3.1 Sprachtherapie als wertgeleitete Wissenschaft

Sprachtherapie läuft im Rahmen von Interaktionsprozessen zwischen zwei oder mehreren Personen ab. Auch vor dem Hintergrund notwendiger Evaluationskriterien und einer Evidenzbasierung des jeweiligen Vorgehens ist es klar, dass dieser Vorgang nicht unabhängig von der eigenen Person ist. Dabei ist die profunde Kenntnis eines umfangreichen Repertoires an sprachtherapeutischen Methoden, die „handwerkliche Technik", eine notwendige Voraussetzung. Sprachtherapie reicht aber über ein rein mechanistisches Vorgehen weit hinaus. Sie ist abhängig von den jeweiligen Erwartungshaltungen, Einstellungen und letztlich Wertvorstellungen der beteiligten Menschen.

Verantwortung gegenüber den Menschen

Innerhalb der Bezugswissenschaften Medizin, Linguistik / Phonetik, Sprachheilpädagogik und Psychologie hat sich vor allem die Sprachheilpädagogik mit derartigen Themenstellungen beschäftigt, wobei häufig die Pädagogik – zuweilen eher appellativ – als Bezugsgröße oder „Kernland" (Baumgartner 2004, 130) herausgestellt wurde. An dieser Stelle erfolgt keine Orientierung an einer bestimmten Wissenschaft oder Fachdisziplin. Sprachtherapeutisches Handeln erfolgt aus der Verantwortung dem Menschen gegenüber. Letztlich leiten sich daraus die *Ziele* (Teleologie) und die Frage nach dem *Sinn* des Ganzen ab. Sprachtherapie gewinnt dadurch eine ethische Dimension.

Bevor darauf im Einzelnen eingegangen werden soll, sind einige Grundsatzfragen zu klären (Grohnfeldt 1989, 2000). Ausgangspunkt ist die vielleicht überraschende Überlegung:

- Welcher Personenkreis soll überhaupt therapiert werden?

Normen

Diese Frage ist gar nicht so eindeutig zu beantworten. Uneinheitliche und extrem streuende Häufigkeitsangaben von 0,7 % bis 40 % (zusammenfassend: Grohnfeldt 1993a) zum Auftreten von Sprachentwicklungsstörungen verdeutlichen, dass hier offensichtlich auf unterschiedliche Normen (Was ist normal?) Bezug genommen wird. Ebenso unklar ist die Situation des Stotterns, das mit einer Häufigkeit von 4 % bis 5 % bei Kindern und 1 % bei Erwachsenen angegeben wird (Johannsen 2009, 163). Das Phänomen an sich wird aber wohl kaum – noch? – therapiert. So werden bei den vier- bis siebenjährigen Kindern nur 0,9 % aller Sprachtherapieverordnungen ausgewiesen (Deitermann et al. 2007, 95). Liegt dies an den mangelnden Erfolgen in der Stottertherapie oder hat sich die Einstellung in der Bevölkerung geändert? Dies führt zu der Frage:

- Mit welchem Ziel therapiere ich überhaupt?

Werte

Auch hier ist die Antwort eher uneinheitlich. Aus der Sicht der Krankenkassen steht natürlich die Beseitigung der Störung im Vordergrund. Was sonst? Nun zeigt die Erfahrung, dass beispielsweise bei Aphasien die Wiederherstellung des prämorbiden Sprachniveaus in den meisten Fällen unrealistisch ist und das situationsadäquate Ausnutzen bei einer je nach Einzelfall möglichen Erweiterung der Restfähigkeiten zu einem wichtigen Ziel werden kann. Das Leben mit der Behinderung kann zu einem Wert an sich werden. Letztlich geht es unabhängig von der Altersstufe übergreifend um eine Erhöhung der Eigenaktivität, bei der jeder Einzelne seinen Weg finden muss und die Therapeutin nur assistierend zur Seite steht. So verdeutlichen die unterschiedlichen Auffassungen von Heilung und Gesundheit (Antonowsky 1997), die zudem einem ständigen epochalen Wandel unterliegen, uns die Relativität unseres Vorgehens. Im Zusammenhang damit stehen die beunruhigenden Zwischenüberlegungen:

- Wer gibt mir überhaupt das Recht, angesichts dieser unsicheren Ausgangsbedingungen sprachtherapeutischen Handelns so gravierend in das Leben der Betroffenen und letztlich auch der Angehörigen einzugreifen?
- Warum mache ich das überhaupt?

Sinn

Dies sind Fragen nach dem Sinn unseres Vorgehens, wobei es da viele Fundstellen und vor allem subjektiv gültige Antworten gibt. Wichtig ist die Notwendigkeit der Handlungssicherheit vor sich selbst und der Begründung für Andere, wobei die verständliche, täglich immer wieder neu zu beantwortende Frage:

- Was kann ich tun?

hinsichtlich der didaktisch-methodischen Anforderungen an die Therapie je nach Einzelfall zu einer existenziellen Überlegung wird:

- Was soll ich tun?

Ethik

Damit ist die ethische Dimension bei einer philosophischen, evtl. auch theologischen Bezugnahme angesprochen, die sich nicht unbedingt auf Fragen der Tugenden und des Strebens nach Glück im Sinne der nikomachischen Ethik bei Aristoteles (384–322 v. Chr.) erstreckt, wohl aber auf die grundlegende Einteilung von Immanuel Kant (1724–1804):

Erkenntnistheorie:	Was kann ich wissen?
Ethik:	Was soll ich tun?
Religionsphilosophie:	Was darf ich hoffen?
Anthropologie:	Was ist der Mensch?

Während Kant in seinem Hauptwerk „Kritik der reinen Vernunft“ (2005; Original: 1781) auf die Fähigkeit der Menschen zur Einsicht und Vernunft eingeht, betont er in der „Grundlegung zur Metaphysik der Sitten“ (2004; Original: 1785) den „guten Willen“, der unabhängig von äußeren Normen und Vorschriften quasi von innen heraus wirkt. Diese Überlegungen werden in der „Kritik der praktischen Vernunft“ fortgeführt und münden in den Kategorischen Imperativ als Leitsatz für sittliches Handeln: „Handle so, dass die Maxime deines Willens jederzeit zugleich als Prinzip einer allgemeinen Gesetzgebung gelten könne.“

Kategorischer Imperativ

Der damit genannte Anspruch ist etwas anderes als der häufig genannte Spruch „Was du nicht willst, das dir geschehe, das füge auch keinem anderen zu“. Vielmehr wird die Freiheit des autonomen Willens betont, wobei jeder Mensch diesen moralischen Maßstab in sich trägt.

Es versteht sich von selbst, dass dieses Gebot der Sittlichkeit letztlich eine Idealvorstellung ist. Ebenso sind zuweilen Zweifel angebracht an der Vorstellung des Menschen als Vernunftwesen. Andererseits macht es den Menschen aus, dass er sich moralischen Gesetzen verpflichtet fühlt.

3.3.2 Der Verhaltenskodex der ASHA: Code of Ethics

Eid des Hippokrates

Die bisherigen Überlegungen haben verdeutlicht, dass sich therapeutisches Handeln auf der Basis einer sittlichen Verpflichtung vollzieht. Eine erste Grundlegung dazu findet sich bereits 400 v. Chr. im Eid des Hippokrates mit der Schweigepflicht und dem Gebot, Kranken nicht zu schaden. Dieser Ehrenkodex ärztlicher Ethik findet seine moderne Weiterentwicklung in der *Genfer Deklaration des Weltärztebundes*. Für den sprachtherapeutischen Bereich gibt es dazu den so genannten Ethik-Code, der international in den Berufsleitlinien

- des „Comité Permanent de Liason des Orthophonistes-Logopèdes de l'Union Européenne" (CPLOL 1993),
- der „International Association of Logopedics and Phoniatrics" (IALP 1998) und
- der „American Speech-Language-Association" (ASHA 2010)

vertreten ist. Dabei wird auf allgemeine Kriterien (Schweigepflicht, keine Diskriminierung, Wohlergehen der anvertrauten Personen usw.), aber auch auf fachspezifische Inhalte (therapeutische Kompetenz, Effektivität der Maßnahmen usw.) eingegangen.

Verhaltenskodex

Im Folgenden soll der „Code of Ethics" der ASHA (Übersetzung durch Dorothea Rose und Steward Dean), des weltweit größten Fachverbandes der Sprachtherapie, als Ausgangspunkt für einen Entwurf zu einem Verhaltenskodex für die sprachtherapeutischen Berufe in Deutschland genommen werden.

Präambel

Die Einhaltung ethischer Grundsätze und höchster Integritätsstandards ist eine zwingende Voraussetzung für eine verantwortungsbewusste Arbeit von Angehörigen des Berufsstandes der Sprachtherapie und Logopädie. Die dazu als wesentlich erachteten Grundsätze sind in diesem Verhaltenskodex dargestellt. Dabei werden Prinzipien der Ethik als Grundsätze genannt, die

- sich auf das Wohlergehen der anvertrauten sprachgestörten Menschen beziehen,
- die berufliche Kompetenz der Therapeutinnen und Therapeuten als notwendige Voraussetzung für eine qualifizierte Arbeit herausstellen,
- auf die Verantwortung gegenüber der Öffentlichkeit gerichtet sind und
- einen respektvollen Umgang mit allen beteiligten Berufsgruppen als wesentliche Voraussetzung interdisziplinärer Kooperation benennen.

Die Personen, die diesen Ehren- und Verhaltenskodex schriftlich anerkannt haben, verpflichten sich zur Einhaltung der genannten Richtlinien.

Prinzipien der Ethik I:

Verantwortung gegenüber dem anvertrauten sprachgestörten Menschen

Verhaltensrichtlinien

- Der betreffende Personenkreis wird nicht diskriminiert aufgrund seiner Behinderung, ethnischen Zugehörigkeit, Religion, nationalen Herkunft, Geschlechtszugehörigkeit und – identität sowie seines Alters.
- Die Therapie wird auf qualifizierte Art und Weise geleitet, wobei eine Überweisung an kompetentere Stellen im Einzelfall gewährleistet wird.
- Die Wirksamkeit der geleisteten Verfahren muss nach außen dokumentiert und mit der betreffenden Person abgesprochen werden.
- Es werden keine Informationen über den Klienten/Patienten nach außen weitergegeben (Datenschutz). Ebenso ist die Teilnahme an Forschungsprojekten und Lehrdemonstrationen freiwillig und von den Betreffenden schriftlich zu bestätigen.

Prinzipien der Ethik II:

Sicherstellung der beruflichen Kompetenz

Verhaltensrichtlinien

- Die Therapeutinnen und Therapeuten leisten nur die beruflichen Tätigkeiten, für die sie den betreffenden Befähigungsnachweis besitzen.
- Sollten sie sich noch in der Ausbildung befinden, so erfolgt eine verantwortungsvolle Kontrolle und Supervision von einem Inhaber eines entsprechenden Befähigungsnachweises.
- Die Therapeutinnen und Therapeuten sind während ihres gesamten Berufslebens zur Fortbildung verpflichtet, um ihre fachliche Qualifikation zu erhalten und auszubauen.

Prinzipien der Ethik III:

Verantwortung gegenüber der Öffentlichkeit

Verhaltensrichtlinien

- Es werden keine falschen Informationen bezüglich der eigenen Qualifikation, Ausbildung und Forschungsbeiträge gegeben.
- Überweisungen erfolgen ausschließlich zum Wohle der betreffenden Klienten/Patienten und nicht aus eigenem Interesse (Vermeidung von Interessenkonflikten).
- Die Abrechnung von Leistungen, Zahlungen und Erstattungen entspricht den tatsächlich geleisteten Diensten.

Prinzipien der Ethik IV:

Respektvoller Umgang bei der interdisziplinären Kooperation

Verhaltensrichtlinien

- Die Therapeutinnen und Therapeuten verhalten sich stets so, dass das Ansehen und die Würde des eigenen Berufsstandes darunter nicht leiden.
- Es darf kein Machtmissbrauch jeglicher Art ausgeübt werden beziehungsweise eine Nötigung aus eigenem Interesse erfolgen.
- Angehörigen anderer Berufsgruppen dürfen keine Falschdarstellungen gegeben oder Informationen ohne Überprüfung weitergeleitet werden.

Epilog

Bei einem Verdacht, dass sich eine diesem Ehren- und Verhaltenskodex verpflichtete Person sittenwidrig verhält, ist die Ethikkommission zu informieren.

Es ist zu hoffen, dass sich auch in Deutschland die Verbände dem Ehrenkodex der ASHA anschließen (abrufbar unter www.asha.org/policy) oder auf der Grundlage dieses Entwurfes verbindliche Richtlinien für ihre Mitglieder entwickeln.

3.4 Wissenschaftstheoretische Grundlagen und Standortbestimmung als Prozess

3.4.1 Zur Bedeutung von Menschenbildern

Definition

Seit der Antike beschäftigt sich die philosophische Anthropologie mit dem Bild des Menschen („imago hominis") von sich selbst. Das damit angesprochene **Menschenbild** erweist sich als zentrale Kategorie des Weltbildes. Menschenbilder sind Ausdruck fundamentaler Auffassungen über das Wesen und die Bestimmung des Menschen. Sie führen zu ***grundsätzlichen Einstellungen*** und ***Werthaltungen***, die lang andauernd nur noch in Phasen der Krise und des Zweifels kritisch hinterfragt werden.

Das jeweils zugrunde liegende Menschenbild prägt dabei unsere Wahrnehmung und beeinflusst – häufig unbewusst – implizit unser Denken und

Handeln. Menschenbilder entsprechen unserer Vorstellung, die wir von der Wirklichkeit haben, und sind damit von hoher *subjektiver Gültigkeit* (Subjektmodelle), obwohl sie nicht objektiv beweisbar sind und damit nicht als „richtig" oder „falsch" verifiziert beziehungsweise falsifiziert werden können. Sie sind Ausdruck unserer Grundüberzeugung und Werthaltung.

philosophischer Hintergrund

Im Einklang mit diesen Überlegungen steht die Vorstellung, dass Wirklichkeit nicht vorgegeben, sondern von uns konstruiert wird (Konstruktivismus). Damit wird auf Fragen eingegangen, die letztlich die Philosophie seit ihrer Entstehung beschäftigen. Gibt es eine objektive Wahrheit oder eher subjektive Gewissheiten? Was heißt Wirklichkeit überhaupt? Das Höhlengleichnis von Platon (427–347 v. Chr.) im siebten Band seines Hauptwerkes „Politeia" („Der Staat") führt uns dazu die Begrenztheit der menschlichen Existenz eindrucksvoll vor Augen:

> Die Menschen sitzen in einer Höhle. Ihre Hände sind gefesselt. Sie können sich nicht umsehen und blicken auf die Wand vor sich. Hinter ihnen lodert ein Feuer. Gestalten gehen vorbei und tragen Gegenstände mit sich. Das, was wir erkennen – die Bilder, die wir für die Welt halten –, sind flackernde Schatten an der Wand. Erst außerhalb der Höhle beginnt das Reich der Ideen im Licht der Sonne.

Auswirkungen und Bedeutung

Trotz dieser Erkenntnis von Relativität haben Menschenbilder eine erhebliche Auswirkung auf unser Handeln. Dies bezieht sich auf das Selbstverständnis des Einzelnen, die identitätsstiftende Dimension bei der gemeinsamen Auffassung von Gruppen, aber auch auf die Standortbestimmung einer Fachdisziplin. Das Menschenbild erweist sich dabei als zentrale Kategorie wissenschaftstheoretischer Reflexion. Im Hinblick auf das Fach Sprachtherapie wird dies zum Ausdruck gebracht, indem das Menschenbild im Mittelpunkt eines Systems steht, um den entscheidenden Einfluss der dadurch hervorgerufenen Sichtweise auf

- die Erscheinungsform und das Störungsbild von Sprachstörungen,
- die Art des diagnostischen und therapeutischen Vorgehens,
- das didaktische und methodische Grundverständnis sowie
- die Wahl der Institutionalisierung

zu verdeutlichen (siehe Abb. 17).

Beachtet werden muss, dass auf die Wertentscheidungen des Einzelnen von außen die jeweiligen gesellschaftlichen und kulturellen Rahmenbedingungen Einfluss nehmen.

Einteilungen

Zu fragen ist, welche Menschenbilder es überhaupt gibt, die unser Handeln so bestimmen. Ein Blick in die Geschichte der Philosophie verdeut-

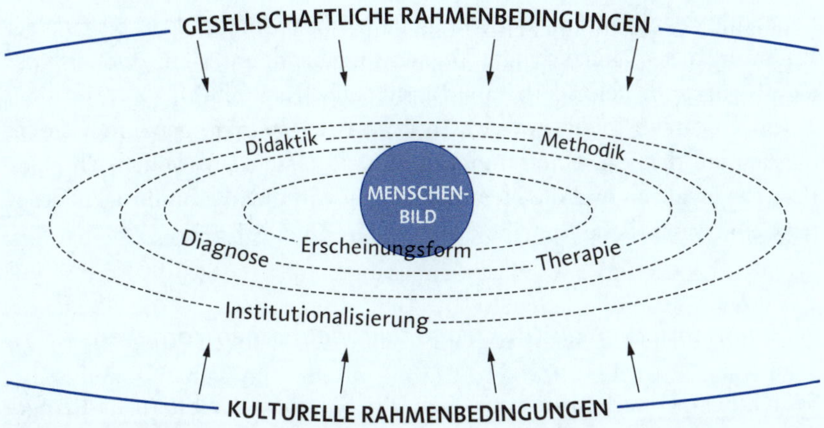

Abb. 17: Zur zentralen Stellung des Menschenbildes (Grohnfeldt 2003, 21)

licht uns die Vielfalt möglicher Richtungen, die sich teilweise ergänzen, aber auch diametral unterscheiden können (Delius et al. 2000). Idealtypische Zusammenfassungen erweisen sich damit als unumgängliche Notwendigkeit, obwohl sie grundsätzlich nivellierend sind. Die Einteilung in ein medizinisches Modell, Triebmodell, Maschinenmodell, Handlungsmodell und Systemmodell (Grohnfeldt / Ritterfeld 2005) sowie die Gegenüberstellung eines mechanistischen und eines ganzheitlichen Weltbildes (Grohnfeldt 1987a) geht damit mit einer prinzipiellen Einengung der Wahrnehmung einher, ist aber ein Mittel, um die unübersehbare Vielfalt des Lebens überschaubar zu machen.

Paradigmen

Dabei ist offensichtlich, dass kein Menschenbild für sich allein alle Zusammenhänge aufdecken kann. Letztlich werden immer nur Teilaspekte herausgegriffen und besonders betont. Offen ist dabei die Frage, ob es sich bei Menschenbildern um in sich geschlossene Sichtweisen handelt, die in eine Paradigmenkonkurrenz treten (Kuhn 1979), oder ob eine Paradigmenverknüpfung möglich ist. Hier gilt es im Einzelfall zu prüfen, ob es sich um sich gegenseitig ausschließende Grundannahmen handelt oder eine sinnvolle theorie- und / oder praxisgerechte Analogie beziehungsweise Ergänzung möglich ist, die zu einer Erkenntnis- und Perspektivenerweiterung führt.

3.4.2 Merkmale von Person- und Systemorientierung

Die Arbeit mit sprachgestörten Menschen und ihren Angehörigen steht im Spannungsfeld unterschiedlicher Paradigmata. Die Extreme reichen von einem Primat der Heilung im ursprünglich medizinischen Sinne einer

Behebung des Symptoms beziehungsweise Symptomkorrektur bis zu einer Erhöhung der Eigenaktivität. Dementsprechend unterschiedlich ist der jeweils zugrunde gelegte Therapiebegriff (siehe Kap. 3.5.1).

Teil und Ganzes

Im Folgenden sollen zwei wesentliche Bezugspunkte genannt werden, die sich auf den Einzelnen und sein Umfeld erstrecken, wobei sich beide Bereiche ergänzen und die Herausarbeitung von Querverbindungen (Kontext) eine wesentliche Aufgabe darstellt (Grohnfeldt 1992a).

Personorientierung als Grundlage therapeutischen Vorgehens

humanistisches Menschenbild

Sprachtherapeutische Interventionen, die Beratung der Eltern und Angehörigen erfolgen hier vor dem Hintergrund der humanistischen Psychologie. Danach ist der Mensch prinzipiell fähig, sich selbst zu helfen. Derartige Gedanken finden sich zunächst bei Abraham Maslow (1908–1970) und vor allem bei Carl Rogers (1902–1987), der von den Grundsätzen der Echtheit, Akzeptanz und Empathie ausgeht. Nähere Ansätze werden u. a. in der kooperativen Beratung bei Mutzeck (1996) aufgenommen.

Daraus leiten sich Überlegungen zum Selbstverständnis der Therapeutin als „Begleiterin" sowie ihrer Aufgabe einer „Hilfe zur Selbsthilfe" ab, wobei hier prinzipielle Überlegungen im Hinblick auf eine Überprüfbarkeit sprachtherapeutischen Handelns und Fragen der Evidenzbasierung zu bedenken sind (siehe Kap. 3.5.2).

subjektives Störungserleben

Vor dem Hintergrund eines derartigen Menschenbildes steht nicht mehr ein fiktives sprachpathologisches Symptom, sondern der betreffende Mensch im Mittelpunkt, wobei die Sprachstörung nur einen Teil seiner Individualität ausmacht. Dies bedeutet nicht, dass nicht eine genaue differenzialdiagnostische Abklärung und detaillierte sprachtherapeutische Intervention vorgenommen werden sollen. Im Gegenteil! Präzise Analysen sind die Voraussetzung für ein gezieltes Vorgehen. Hinzu kommen aber auch Fragen der subjektiven Bedeutsamkeit. Was bedeutet es für den Einzelnen, sprachgestört zu sein? Was macht es ihm und seinem sozialen Umfeld aus?

Systemmittelpunkt

Dabei wird deutlich, dass die einzelne Person nicht isoliert, sondern immer auch Teil eines familiären oder sozialen Gefüges ist. Sie wird dabei zum Mittelpunkt eines Zusammenwirkens von Faktoren aus dem Mikrosystem (z. B. Familie), Mesosystem (z. B. Schule) und Makrosystem (z. B. gesellschaftliche Bedingungen). Die in Abbildung 18 zu sehenden Pfeile führen dabei von der Person weg und gleichzeitig zu ihr hin. Der Einzelne sendet Impulse, bekommt diese aber auch. Es entsteht ein Netz wechselseitiger Beziehungen des Einzelnen mit seiner Umwelt.

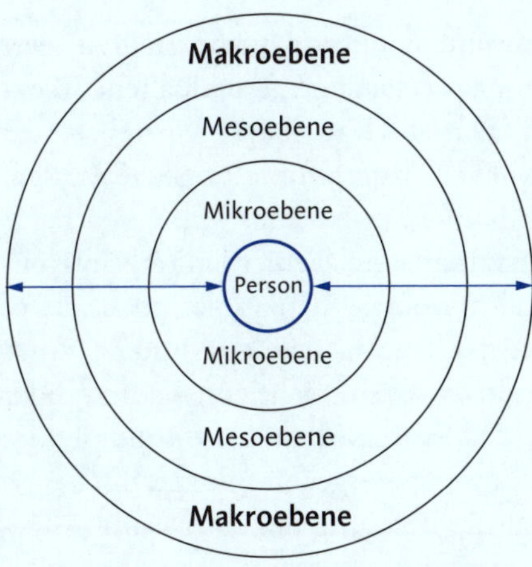

Abb. 18:
Person als Systemmittelpunkt im Kontext

Merkmale der Systemorientierung

Eine Weiterführung und theoretische Grundlage dieser Gedanken zur Bedeutung des interaktionalen Kontextes findet sich in der Systemtheorie. Damit ist eine grundlegende Sichtweise der Welt und ihrer Zusammenhänge gemeint, die sich in den 1950er Jahren in den unterschiedlichen Fachdisziplinen, in der Quantenphysik und Informatik, aber auch der Philosophie, Psychologie und den Kommunikationswissenschaften akzentuierte. Wesentliche Überlegungen gingen dabei von dem Biologen Karl Ludwig von Bertalanffy mit seiner Veröffentlichung „General System Theory" (1956) aus. Für die Sozialwissenschaften gingen bedeutsame Impulse u. a. von Watzlawick et al. (1969, 1974) sowie von Foerster (1984) aus. Heute handelt es sich um ein etabliertes Paradigma mit weitreichenden therapeutischen Konsequenzen.

Der Grundgedanke besteht darin, dass **Prozesse des Lebens** nicht im Sinne einer linearen Ursache-Wirkungs-Kausalität, sondern als zirkuläre, sich wechselseitig bedingende und sich selbst regulierende Phänomene gedeutet werden. Dabei können Ursache und Wirkung im Sinne eines Regelkreises nicht eindeutig voneinander getrennt werden. Sie können ein Eigenleben entwickeln, das seine eigene Stabilität im Sinne einer Homöostase zu erhalten versucht, wobei sich winzige Störungen im Laufe der Zeit dramatisch vergrößern und kumulativ aufschaukeln können.

Im Folgenden soll eine Reduktion auf drei Hauptmerkmale von Systemen erfolgen, wobei neben allgemeinen auch spezifisch sprachtherapeutische Fragestellungen genannt werden.

Komplexität

Komplexität entsteht, wenn bestimmte Elemente nicht mehr isoliert nebeneinanderstehen, sondern in eine spezifische, sich permanent wechselnde interaktive Beziehung treten. Durch *Vernetzungen* entstehen neu auftretende *Kontexte*, die das Erkennen von *Strukturen* ermöglichen.

Kindliche Sprachentwicklungsstörungen zeigen sich zuweilen nicht nur auf den Sprachebenen der Phonetik und Phonologie, Semantik und Lexikon, Syntax und Morphologie in unterschiedlichen Ausprägungs- und Schweregraden, sondern sind häufig mit kognitiven Beeinträchtigungen und / oder Verhaltensauffälligkeiten verbunden. Die Komplexität des Störungsbildes verlangt ein individuell darauf abgestimmtes Vorgehen mit spezifisch ausgewiesenen Schwerpunkten.

Wechselwirkungen

Die wechselseitige *Abhängigkeit* einzelner Elemente im System führt zu einer kreisförmigen Bedingtheit unseres Handelns als Ausdruck einer zirkulären Kausalität. Eins bedingt das Andere, ohne dass ein Anfang oder Ende unmittelbar erkennbar oder eindeutig zu bestimmen ist (siehe Abb. 19).

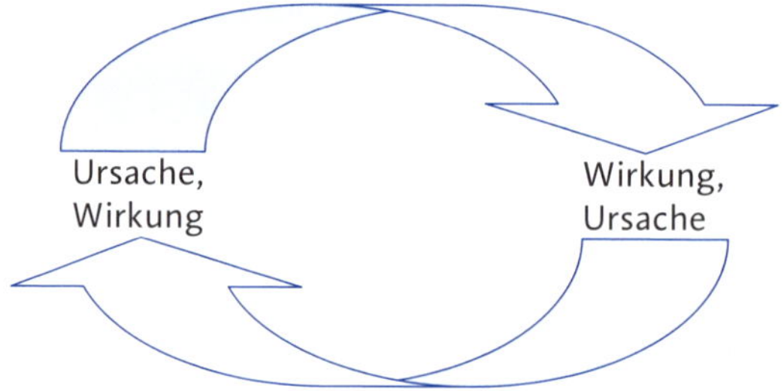

Abb. 19:
Zirkuläre Kausalität

Während bei lerntheoretisch orientierten Übungsprogrammen das Verhalten des Einzelnen kontrolliert verändert und in seinen Effekten gemessen werden soll, steht aus systemtheoretischer Sicht die Einflussnahme auf das Interaktionsverhalten im Vordergrund. Dies beinhaltet, dass nicht nur die Sprachtherapeutin auf den sprachgestörten Menschen einwirkt, sondern auch von diesem Impulse auf die Therapeutin einwirken. Diese Wechselwirkung bedingt, dass Sprachtherapie nicht unabhängig von der eigenen Person erfolgen kann.

Selbstorganisation

Eine wesentliche Grundannahme ist die „Autopoiese“ (griechisch: Selbsterschaffung) und Selbstregulation von Systemen. Systeme können quasi zu lebendigen Organismen werden, die nicht vollständig bestimmbar und vorhersehbar sind. „Wenn etwas zu einem System geworden ist, verhält es sich (jedoch) völlig anders als vorher seine Teile, es bekommt gänzlich neue Eigenschaften“ (Vester 1983, 19). Systeme können dabei nur überleben, indem sie sich permanent neu erzeugen. Der Mensch als System ist damit zur Weiterentwicklung nicht nur verpflichtet, sondern geradezu zur Eigenaktivität gezwungen.

Die Zielsetzung der Sprachtherapie aus lerntheoretischer Sicht besteht in der Anbildung von Einzelelementen (bestimmte Laute, Artikelzuordnungen, Einüben der Verbzweitstellung usw.) mit der Hoffnung auf Transfer und im besten Fall dem Erkennen von Regeln. Dies wird aus systemtheoretischer Sicht in seiner Bedeutung nicht bestritten und als Voraussetzung aufgenommen. Die Zielsetzung geht aber weit darüber hinaus, indem eine Erhöhung der Eigenaktivität angestrebt wird. Man kann nicht alle Artikelzuordnungen einüben. Es geht um eine Lenkung der Wahrnehmungsorganisation, um Artikel in ihrer Bedeutung zu erkennen, aus dem Sprachschall der Interaktionspartner zu extrahieren und in sein eigenes Sprachverhalten zu übernehmen.

Möglichkeiten und Grenzen

Die genannten drei Hauptmerkmale der Komplexität, Wechselwirkungen und Selbstorganisation von Systemen gehen mit einem abnehmenden Grad an Erforschbarkeit einher. Sie sind damit nicht auf eine Evidenzbasierung angelegt (siehe Kap. 3.5.2), sondern eher als Modellvorstellung zu verstehen, die aber über die Ausbildung von Grundüberzeugungen erhebliche Auswirkungen auf das konkrete praktische Handeln hat.

Zu erinnern ist dabei, dass es sich um persönliche Wertentscheidungen handelt, die Ausdruck des eigenen Selbstverständnisses sind und nicht unreflektiert übernommen werden dürfen. Letztlich ist jeder Einzelne von uns angesprochen, sein eigenes Menschenbild und Konstrukt theoretischer Vorannahmen zu finden – und das immer wieder neu!

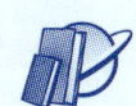

Weiterführende Literatur
Grohnfeldt 2001, 2003

3.5 Folgerungen für das Selbstverständnis von Diagnose und Therapie im interaktionalen Kontext

3.5.1 Diagnose und Therapie im Interventionsprozess

Grundverständnis

Die bisherigen Überlegungen verdeutlichen die Bedeutung des Menschenbildes, die in den beteiligten Wissenschaftsdisziplinen unterschiedlich sein kann und die auch im Rahmen der Diagnose und Therapie von Sprachstörungen ihren Ausdruck findet (siehe Abb. 16).

Mensch und Umwelt

Den genannten Merkmalen der Person- und Systemorientierung entsprechend sind die Maßnahmen dabei

- auf den einzelnen sprachgestörten Menschen zu beziehen, wobei die betroffenen sprachlichen Strukturebenen und ihre Einbettung in unterschiedliche Entwicklungsdimensionen angesprochen sind,
- aber auch auf das familiäre und soziale Umfeld zu richten, wenn deren Merkmale zur Vertiefung, Aufrechterhaltung oder gar Verursachung der Sprachstörung beitragen.

Diagnose und Therapie gehen dabei innerhalb des Interventionsprozesses ineinander über und stellen verschiedene Akzente innerhalb des Gesamtablaufes dar.

Diagnostik

Fragestellungen der Diagnostik erstrecken sich in dem Zusammenhang auf den Vorgang der Unterscheidung und Beurteilung, wobei die ursprüngliche Bedeutung des Wortes (griechisch *dia*: durch, durchschauen; *gnosis*: erkennen) den Prozess der Analyse und des dahinter liegenden anschaulich verdeutlicht. Es lassen sich dabei unterschiedliche *Phasen der Diagnostik* unterscheiden:

Phasen der Diagnostik

Bei ***Screeninguntersuchungen*** z.B. im Rahmen der Schuleingangsuntersuchung oder bei kinderärztlichen Vorsorgeuntersuchungen erfolgt auf ökonomische Art und Weise eine erste Einschätzung des Sprachstandes. Das Vorgehen entspricht der Selektionsdiagnostik und dient einer ersten Klassifikation.

- Die nachfolgende ***Interventionsdiagnostik*** ist bei einer engen Verbindung zur Therapie prozess- und ressourcenorientiert. Im Rahmen eines förderdiagnostischen Grundverständnisses erfolgt ein hypothesengeleitetes Vorgehen, um die individuellen Lernvoraussetzungen zur Therapieplanung zu bestimmen – immer wieder neu und entwicklungsbegleitend.
- Die ***Person-Umfeld-Analyse*** erstreckt sich auf das familiäre Umfeld, übergreifende Lebensbedingungen und den gesellschaftlichen Kontext. Sie kann die Zielsetzung, aber auch die Art des therapeutischen Vorgehens entscheidend beeinflussen.

Im Hinblick auf den Einsatz spezieller diagnostischer Verfahren wird auf Kapitel 5 verwiesen. Hier werden je nach Störungsbild und Erscheinungsform die geeigneten Testinstrumente und informellen Ansätze genannt sowie ihre Verwendung im Rahmen der unterschiedlichen Phasen der Untersuchung diskutiert.

Mehrdimensionalität

Vorab soll jedoch auf eine grundsätzliche Perspektive verwiesen werden: Sprachstörungen sind im Allgemeinen keine isolierten Störungsphänomene, sondern in die allgemeine Entwicklung eines Menschen eingebettet. Das zugrunde liegende mehrdimensionale Entwicklungsmodell (Grohnfeldt 1993a, 20) verdeutlicht, dass Sprache und Sprechen auf der Basis von Sensorik und Motorik entstehen und in einem engen Kontext mit der kognitiven, emotionalen und sozialen Entwicklung stehen, wobei sich über das Zusammenspiel von biologischen und neuropsychologischen Voraussetzungen sowie Umweltstimulanz und Interaktionsverläufen ganz individuelle funktionale Hirnsysteme aufbauen. Dieser Vorgang ist zudem einem ständigen Prozess der Veränderung unterworfen, wobei unausbalancierte und aufeinander bezogene Phasen der Entwicklung auftreten können (siehe Abb. 20).

Auswirkungen auf das Vorgehen

Dies hat Auswirkungen auf die Inhalte der Diagnostik von Sprachstörungen, die sich nicht nur auf die Sprachstörung selbst, sondern auch auf ihre strukturelle Einbettung im Kontext mit den anderen Entwicklungsdimensionen erstrecken müssen (siehe Abb. 21).

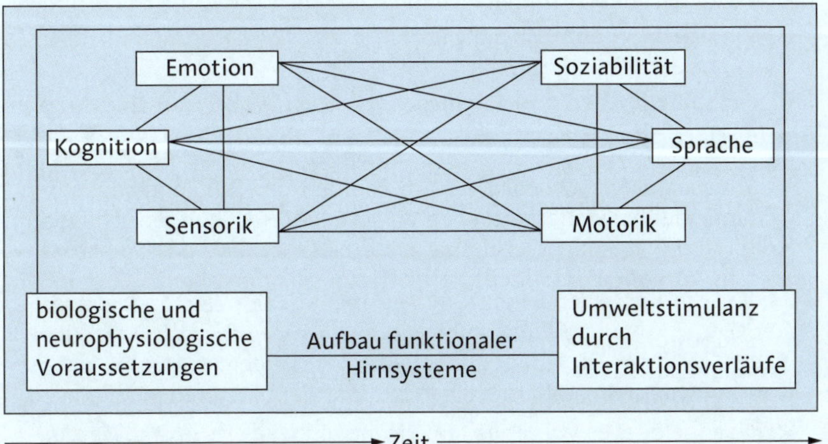

Abb. 20: Mehrdimensionales Entwicklungsmodell (Grohnfeldt 1995, 59)

- Unter Zugrundelegung des Multiperformanzprinzips wird dabei ein möglichst umfassendes Bild der sprachlichen und kommunikativen Fähigkeiten angestrebt, das sich sowohl auf die Sprachproduktion (Kodieren, Rekonstruieren) als auch auf das Sprachverständnis (Dekodieren) und das Reflektieren von Sprache erstreckt.
- In einer weiteren Ebene des personbezogenen Vorgehens wird auf die sensorischen, motorischen, kognitiven und sozial-emotionalen Fähigkeiten eingegangen.
- Der systemische Kontext wird durch eine Person-Umfeld-Analyse der familiären, schulischen, institutionellen und gesellschaftlichen Bedingungen erfasst.

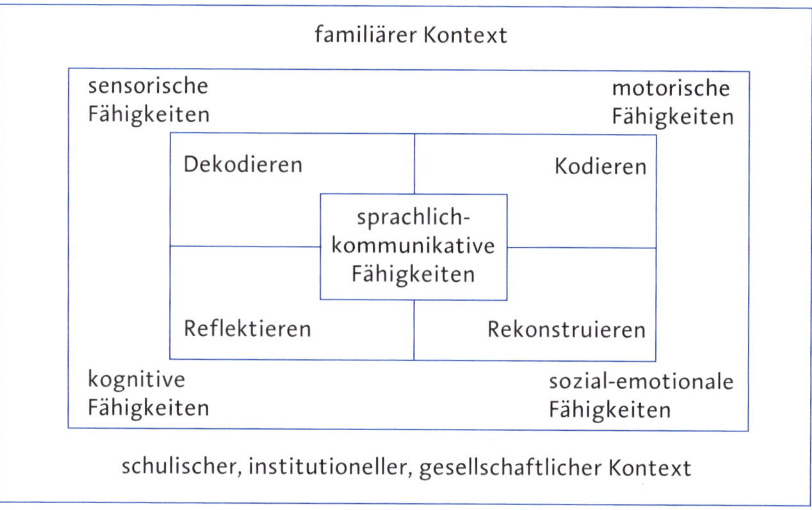

Abb. 21: Inhalte der Diagnostik von Sprachstörungen (Berg 2007, 69)

Die genannten Ebenen sind aufeinander bezogen, wobei statt eines linearen Ablaufs eine zirkuläre Kausalität zu beachten ist.

Therapie

Ebenso wie die Diagnose ist auch die Therapie sehr vom Menschenbild der Betreffenden abhängig. Dies lässt sich bis in die Antike zurückverfolgen.

- In der ursprünglichen Bedeutung des griechischen Wortes ***„therápon*** – der Diener, Gefährte" beziehungsweise ***„therapéia*** – das Dienen, die Pflege" wird der Therapeut als Begleiter verstanden, dessen Aufgabe vorrangig darin besteht, die Eigenaktivität der betroffenen Person zu unterstützen.
- Andererseits wird bereits im Alten Testament bei einer Bezugnahme auf den hebräischen Wortstamm R-F-A von „(Gott wird) heilen" gesprochen.

Im medizinischen Kontext wird heute Therapie im Sinne von Heilung verstanden, wobei auch hier graduelle Abstufungen zwischen einer vollständigen Symptombeseitigung bis zu einer Defektheilung mit dementsprechenden Nachfolgeschäden denkbar sind. Vor diesem Hintergrund erfolgt zunächst eine allgemeine Begriffsbestimmung sprachtherapeutischer Maßnahmen (Grohnfeldt 2007b, 312).

Definition

Sprachtherapie ist die Gesamtheit der Maßnahmen, die im Zusammenhang mit Interventionen zwischen der Therapeuin und der betroffenen sprachgestörten Person ablaufen und sich auf die Beseitigung, ▼

Linderung oder Kompensation der Sprachstörung an sich und ihrer psychosozialen Auswirkungen erstrecken. Dies bezieht sich auf die Betreffenden selbst und auf ihr soziales Umfeld.

Auch hier soll im Hinblick auf spezifische Formen des therapeutischen Vorgehens je nach Erscheinungsform und Störungsbild auf Kapitel 5 verwiesen werden. Zu fragen ist jedoch nach der Möglichkeit der *Methodenkombination*. Statt der Reduktion auf eine bestimmte Art des Vorgehens erfolgt eine Verbindung unterschiedlicher Ansätze im Rahmen der Therapie im Sinne eines *Baukastenprinzips*.

Dazu liegen allgemeine Begründungen (Katz-Bernstein 2003) sowie spezielle Beispiele z. B. für die Stottertherapie (Hansen / Iven 2002) oder den sprachheilpädagogischen Unterricht (Reber / Schönauer-Schneider 2011) vor. Im Sinne eines einzelfallorientierten Vorgehens werden die Maßnahmen individuell zusammengestellt. Dies darf nicht willkürlich geschehen! Es ist in jedem Fall theoriegeleitet zu prüfen, welche Ansätze sich ergänzen können (z. B. Person- und Systemorientierung) beziehungsweise sich gegenseitig ausschließen (z. B. problem- versus lösungsorientiertes Vorgehen).

Therapieplanung

Bezüglich einer systematischen Planung und Durchführung von Therapiesitzungen können die akademische Sprachtherapie und Logopädie nicht auf dieselbe lange Erfahrung wie die Sprachheilpädagogik auf diesem Gebiet zurückblicken, in deren Ausbildungscurriculum didaktisch-methodische Modelle der Unterrichtsplanung von Schulstunden einen breiten Raum einnehmen. So wurden Therapiestunden lange Zeit eher erfahrungswissenschaftlich und intuitiv durchgeführt. Ebenso ist es nicht verwunderlich, dass der Klassiker bezüglich einer Therapie von sprachentwicklungsgestörten Kindern (Grohnfeldt 1985, 3. Auflage 1993) aus der Sprachheilpädagogik kam. Erst in neuerer Zeit wurden von der akademischen Sprachtherapie und Logopädie dementsprechende Veröffentlichungen vorgelegt (u. a. Schrey-Dern 2006, Eicher 2009), wobei die Überlegungen zu einer Therapiedidaktik (de Langen-Müller 2008) wesentliche Ansätze für eine Spezifizierung des Fachgebietes eröffnen.

offene Fragen

Fragen bleiben hinsichtlich der Evaluation der Maßnahmen. Was heißt „Erfolg“ in der Sprachtherapie? Wie lassen sich Therapieerfolge messen und nachweisen?

3.5.2 Fragen der Evidenzbasierung

Lange Zeit wurde der Versuch, die Effektivität sprachtherapeutischer Maßnahmen zu überprüfen, vorwiegend im angloamerikanischen Raum vorgenommen (z. B. Cooper et al. 1984, Stevenson / Richman 1976, Stevenson et al. 1982, Siegel 1982, Silva 1980). Zu dem Zeitpunkt gab es im deutschsprachigen Raum praktisch keine exakten Evaluationsstudien. Die Orientierung an behavioristischen und verhaltenswissenschaftlichen Grundlagen der *Speech and Language Pathology* war offensichtlich mehr auf quantitative Messungen ausgerichtet als die damalige Sprachheilpädagogik (Grohnfeldt 1986).

Qualitätsmanagement

Seit etwa Ende der 1990er Jahre werden Fragen des Qualitätsmanagements in der Sprachtherapie kritisch angemerkt und gefordert (Baumgartner 1998, Giel 1999, Baumgartner / Giel 2005), wobei vor allem auf Donabedian (1982) Bezug genommen wurde, der zwischen den Qualitätsebenen der Struktur-, Prozess- und Ergebnisqualität unterschied und zudem eine Unterteilung in eine technische Qualität (technical quality) und interpersonale Qualität (interpersonal quality) vornahm. Damit war der Boden bereitet, wobei dementsprechende Untersuchungen noch ausstanden. Sie stehen im Einklang mit dem heutigen Ruf nach Effizienz im therapeutischen Sektor (Markgraf 2009).

IQWIG

Eine unerwartete, geradezu dramatische Aktualität gewann die Thematik durch die Untersuchungen des „Instituts für Qualität und Wirtschaftlichkeit im Gesundheitswesen" (IQWIG). In keiner der drei Fragestellungen Screening, Diagnose und Therapieerfolge konnten die Anforderungen im sprachtherapeutischen Sektor auch nur annähernd erfüllt werden. Dies führte zu Diskussionen im Krankenkassensystem (Bezahlt wird, was wirkt!), aber auch zur Wissenschaftlichkeit des Fachgebietes generell sowie im internationalen Vergleich.

Evidenzstufen

Zu fragen ist hier nach den Kriterien, auf deren Grundlage gemessen wird. Dabei erfolgt eine Bezugnahme auf Evidenzhierarchien, die vom Sachverständigenrat für die konzertierte Aktion im Gesundheitswesen bereits 1995 für die Qualitätssicherung im Gesundheitswesen empfohlen worden waren (siehe Tab. 6).

Diese Empfehlung ist im SGB V § 137 f, Absatz 2 gesetzlich verankert und wird dementsprechend von den Krankenkassen als Finanzierungsträgern als Bezugssystem herangezogen.

Zu fragen ist, ob eine derartige Evidenzhierarchie für die Beurteilung sprachtherapeutischer Interventionen ein geeignetes Raster darstellt (Maihack 2009). Es ist klar, dass mit Kriterien gemessen wird, die für den Bereich der Sprachtherapie nur bedingt zutreffen. So ist für die Effektivitätskontrolle von Medikamenten (z. B. bei Kopfschmerzpräparaten) die höchste Evidenzstufe einer randomisierten Doppelblindstufe sicher der richtige Weg, für die Beurteilung interaktionaler Abläufe im sprachtherapeutischen Prozess jedoch kaum zu verwenden. Was ist zu tun?

störungsspezifische Untersuchungsergebnisse

Einerseits ist es sicher erforderlich, die Erfolge sprachtherapeutischer Interventionen – auch – nach quantitativen Maßstäben zu messen. Hier sind in letzter Zeit deutliche Verbesserungen erzielt worden:

Tab. 6: Evidenzhierarchie (Ptok 2007, 105)

Stufe	Evidenz-Typ
Ia	Evidenz aufgrund von Meta-Analysen randomisierter kontrollierter Studien in systematischen Übersichtsarbeiten.
Ib	Evidenz aufgrund mindestens einer randomisierten kontrollierten Studie.
IIa	Evidenz aufgrund mindestens einer gut angelegten kontrollierten Studie ohne Randomisierung.
IIb	Evidenz aufgrund mindestens einer gut angelegten, quasi-experimentellen Studie.
III	Evidenz aufgrund angelegter, nicht experimenteller deskriptiver Studien (zum Beispiel Fall-Kontrollstudien).
IV	Evidenz aufgrund von Berichten / Meinungen von Expertenkreisen, Konsensuskonferenzen und / oder klinischer Erfahrungen anerkannter Autoritäten ohne transparenten Beleg.

- Vor allem im Rahmen der Aphasietherapie zeigen die Ergebnisse, dass mit einer Sprachtherapie sich die Kommunikationsfähigkeit im Rahmen der Vergleichsgruppen deutlich besser entwickelt (Doesborgh et al. 2004, Springer 2007, Huber 2009, Schlenck / Perleth 2004).
- Baumgartner (2010b) berichtet im Hinblick auf das Stottern von positiven Evaluationsstudien im Hinblick auf das verhaltenstherapeutisch ausgerichtete Lidcombe Programm und Camperdown Programm (Rousseau et al. 2007), wobei er die theoretische Fundierung vermisst und kritisch anzumerken ist, dass Selbstevaluationen immer einer gewissen Einschränkung unterliegen.
- Ebenso wird von beeindruckenden Erfolgen im Rahmen der stationären Stottertherapie berichtet (Prüß / Richard 2010).
- Bei der Erhebung „retro-quant" (de Langen-Müller / Hielscher-Fastabend 2007) wurden vor allem Erfolge bei Aussprachestörungen und spezifischen Sprachentwicklungsstörungen, weniger jedoch beim Stottern genannt, wobei auch hier durch das methodische Vorgehen der Selbsteinschätzung die Gefahr der positiven Verzerrung besteht (Evidenzstufe III bis IV).

prinzipielle Grenzen

Die akademische Sprachtherapie und Logopädie stehen hier am Anfang von systematischen Evaluationsstudien, die nach spezifischen Kriterien geplant und durchgeführt werden müssen (Stadie 2006). Und dennoch ist schon jetzt klar, dass es hier prinzipielle Grenzen geben wird, die sich auf den Vergleich unterschiedlicher Therapieverfahren sowie den Einfluss sozial-emotionaler Beziehungsfaktoren und die Erwartungshaltung erstrecken. So zeigt sich bei einer umfangreichen Sichtung der angloamerikanischen Literatur, dass die Wirksamkeit sprachtherapeutischer Maßnahmen insgesamt als nachgewiesen gelten kann, es jedoch keine prinzipielle Überlegenheit eines methodischen Vorgehens über ein anderes zu geben scheint (McLean / Cripe 1997, Bode 2001). Ebenso berichtet Kriebel im Hinblick auf die Therapie von Logophobien (2003, 254): „Es ist nicht ganz klar, was wirkt. … Doch keines der Verfahren wirkt bei allen Betroffenen.“

Wirkungsfaktoren

Diese Einschätzung ist beunruhigend und realistisch zugleich. Sie entspricht den umfangreichen Erfahrungen aus der Psychotherapieforschung. So zeigt eine Zusammenschau jahrzehntelanger Forschung im angloamerikanischen Raum, dass sich zwischen den einzelnen Therapieformen kaum Unterschiede feststellen lassen und „keine Behandlungsform der anderen wirklich überlegen ist“ (Hubble et al. 2001, 8). Dabei lassen sich vier Wirkungsfaktoren aufzeigen (Lambert 1992), die unterschiedliche Anteile der Varianz aufklären (siehe Abb. 22).

40%	Extratherapeutische Faktoren	→ Patientenmerkmale
30%	Beziehungsfaktoren	→ personorientiert, teilweise interaktional, unabhängig von der Methode
15%	Placebo-Effekte	→ positive Erwartungshaltung, Hoffnung
15%	Technik	→ methodisches Vorgehen

Abb. 22: Wirkungsfaktoren psychotherapeutischen Vorgehens

therapeutische Beziehung

Dieses Ergebnis mag überraschend erscheinen. Räumt es doch dem methodischen Vorgehen nur 15 % innerhalb des Gesamterfolgs ein, genauso viel wie Placebo-Effekten (ebenso: Lambert / Barley 2002, Dürrenberger / Znoj 2009). Im Vordergrund stehen dagegen kaum beeinflussbare Merkmale der Betroffenen selbst (Selbstheilungskräfte, Persönlichkeitsfaktoren usw.) und der Aspekt der therapeutischen Beziehung, der geradezu als „Kernstück der Therapie“ (Petzold 1980, 7) bezeichnet wird. Das subjektive Gefühl an emotionaler Verbindung macht für den Therapieerfolg offensichtlich sehr viel mehr aus als die Art des Vorgehens! Was bedeutet das nun für die evidenzbasierte Forschung in der Sprachtherapie?

- Einerseits wird es darum gehen, **quantitativ messbare („objektive") Erfolge** des Vorgehens unter Verwendung möglichst standardisierter Testverfahren im Therapieverlauf aufzuzeigen, wobei behavioristische Verfahren prinzipiell im Vorteil sind.
- Andererseits dürfen Aspekte der **subjektiven Zufriedenheit** nicht außer Acht gelassen werden. Sie können für den Einzelnen lebensbedeutsamer werden als so genannte harte Daten.

Beide Aspekte brauchen im Einzelfall nicht unbedingt übereinzustimmen (Lehmkühler / Müller 1996), spiegeln aber jeweils bestimmte Bereiche der sichtbaren und „unsichtbaren" Realität unseres Lebens wieder. Für die Evaluationsforschung in der Sprachtherapie bedeutet dies, dass quantitative und qualitative Aspekte des Therapieerfolgs gleichermaßen zu berücksichtigen sind und als prospektive Aufgabe dementsprechende Evidenzstufen zu entwickeln sind.

Weiterführende Literatur
Grohnfeldt 2003, 2009

3.6 Conclusio: Sprachtherapie als wertgeleitete Wissenschaft auf empirischer Basis

Eine Synopse der bisherigen Überlegungen zur wissenschaftlichen Grundlage des Faches Sprachtherapie zeigt den im folgenden Kasten zusammengefassten Stand.

Zusammenfassung

Sprachtherapie als Integrationswissenschaft rekrutiert sich aus unterschiedlichen Fachdisziplinen. Der vorliegende Ansatz

- nimmt Bezug auf das Grundverständnis der ICF,
- betont die ethischen Grundlagen der Sprachtherapie und
- betont die Bedeutung der Person- und Systemorientierung.

Dabei leitet sich ein bestimmtes diagnostisches und therapeutisches Selbstverständnis ab. Die wissenschaftlichen Grundlagen einer notwendigen Evaluation sind aus einer Verbindung quantitativer und qualitativer Forschungsansätze zu bestimmen.

Damit ist ein offenes System sprachtherapeutischen Handelns in Theorie und Praxis geschaffen, das als Ansatzpunkt zur Weiterentwicklung des

Faches zu verstehen ist. Es soll zur Methodenreflexion und Grundsatzdiskussion anregen.

Was heißt „Wirklichkeit"?

Kein Anspruch wird im Hinblick auf die Abbildung einer scheinbar objektiven Realität angemeldet. Moderne Systemtheoretiker verweisen uns darauf, dass es keine Wahrheit im Sinne einer Übereinstimmung von Aussagen mit der Wirklichkeit gibt. Aus konstruktivistischer Perspektive gibt es keine vom Beobachter unabhängige Erkenntnis, da die Wahrnehmung des Einzelnen stets von ihm selbst abhängt. Der Mensch konstruiert sich seine Wirklichkeit selbst (Watzlawick 1976, von Förster 1984, von Glaserfeld 1984).

Pluralismus als Prinzip

Derartige Gedankengänge führen zur Toleranz gegenüber Andersdenkenden, ohne die Sicherheit der eigenen Position ständig in Zweifel zu ziehen. Sie entsprechen einer pluralistischen Grundeinstellung im Sinne einer konstruktiven Paradigmenkonkurrenz.

4 Die Klientel

4.1 Abgrenzungsprobleme und Definitionen

4.1.1 Was ist normal?

prozentuale Häufigkeiten

Die zunächst einfach anmutende Frage nach der Häufigkeit von Sprachstörungen führt zu ganz unterschiedlichen Ergebnissen. So beinhaltet eine Synopse der vorliegenden Daten von Sprachentwicklungsstörungen Angaben, die im Vorschulalter von 4 % bis zu 40 % sowie im Grundschulalter von 0,7 % bis zu 30 % streuen (Grohnfeldt 1993a, 62). Eine ebenso große Varianz der Ergebnisse zeigt sich in der Zusammenstellung von Schöler et al. (1998, 25 ff), wobei die von Heinemann (1996) konstatierte Zunahme der Sprachentwicklungsstörungen auf 25 % aufgrund der uneinheitlichen Definitionsgrundlagen angezweifelt wird und zudem uneinheitliche Einteilungskriterien zugrunde gelegt wurden. Vor diesem Hintergrund ist zu konstatieren, dass

- einerseits ***fließende Übergänge*** zwischen einem „normalen" und als auffällig erlebten Sprachverhalten bestehen, wobei sich dies nicht nur auf die Einschätzung kindlicher Sprachentwicklungsstörungen bezieht, sondern ebenso auf das Stottern, Stimmstörungen, zentrale Sprachstörungen usw. und damit als generelles Problem anzusehen ist und sich zudem
- andererseits ***Probleme der Klassifikation*** der Störungsbilder untereinander sowie innerhalb der jeweiligen Sprach-, Sprech-, Rede-, Stimm- oder Schluckstörung ergeben.

Variablen

Weiterhin werden unterschiedliche Zahlenwerte im Hinblick auf

- die Geschlechtsverteilung (Jungen sind häufiger als Mädchen sprachgestört),
- den Status (schichtspezifische Besonderheiten),
- Mehrsprachigkeit (bei einer Bezugnahme auf deutsche Normen erhöhte Auffälligkeit, z.B. Holler-Zittlau et al. 2004) und
- eine altersspezifische Variation berichtet, die Ausdruck des natürlichen Sprachentwicklungsverlaufs im Vorschulalter ist.

Allein die Anzahl der hier genannten $2^4 = 16$ Variationsmöglichkeiten, die sich noch deutlich steigern ließe (z. B. um regionale Einflüsse und Dialekte; entsprechend $2^5 = 32$), führt beunruhigend vor Augen, dass es *viele Normalitäten gibt, aber keine einheitliche Norm.*

Normen

Trotzdem und vielleicht gerade deshalb sind empirische Untersuchungen durchzuführen, um dem Gegenstand der Forschung (hier: Definition, Deskription und Häufigkeit bestimmter Sprachstörungen) zumindest näher zu kommen. Wenn nichts sicher ist, so ist zumindest nach Kriterien zu suchen, über deren Gültigkeit zu diskutieren ist. So ist die aufwendige epidemiologische Untersuchung von Walter (2007a, 2007b) zu begrüßen, bei der von 60.000 Adressen von Einwohnermeldeämtern in Bayern 2.000 nach dem Zufallsprinzip ausgewählte Familien angeschrieben wurden. Auf dieser Grundlage konnten 316 Kinder im Alter von 3;0 bis 5;11 Jahren flächendeckend in ganz Bayern untersucht werden, die bei einem überproportional hohen Akademikeranteil bei einer „größtmöglichen Repräsentativität" (Bortz / Döring 1995, 373) hinsichtlich der Geschlechtszugehörigkeit und Stadt- / Landverteilung dem Durchschnitt der Bevölkerung in Bayern entsprachen. Die Erhebungen erfolgten mit dem SETK 3–5, der PLAKSS sowie Screeningbögen zu myofunktionellen Störungen, kindlichen Dysphonien, Sprechunflüssigkeiten und dem Wortschatz.

Ergebnisse

Die Befunde verdeutlichten erwartungsgemäß, dass bei der Untergruppe der 3;0- bis 3;11-Jährigen der Anteil der auffälligen Kinder (T-Wert unter 40) höher war als bei den 4;0- bis 5;11-Jährigen. Übergreifend wurden

- ***22,47 %*** der Kinder als im weitesten Sinne sprachlich ***förder***bedürftig eingeschätzt und
- bei ca. ***7 %*** der Kinder schwerere Sprachstörungen festgestellt, die eine Sprach***therapie*** notwendig machten.

Dies deckt sich weitgehend mit den häufig zitierten Untersuchungen von Tomblin et al. (1997, 1254), bei denen ein Prävalenzwert von 7,4 % für spezifische Sprachentwicklungsstörungen bei einem 95 %igen Konfidenzintervall (Spanne zwischen 6,3 % und 8,5 %) festgestellt wurde.

Ab wann wird therapiert?

Zu fragen ist, inwiefern derartige Ergebnisse für die Therapierelevanz von Bedeutung sind. Zu unterscheiden ist hier zwischen einer unspezifischen Förderung, die auch im Kindergarten stattfinden kann, und einer gezielten Sprachtherapie durch spezifisch dafür ausgebildete akademische Sprachtherapeutinnen und Logopädinnen. Die damit einhergehenden Fragestellungen sind nicht nur von inhaltlichem Interesse, sondern beziehen sich auf Überlegungen zur Finanzierung, Trägerschaft und logistischen Planung. Zu bedenken ist, dass trotz aller „objektiven" Werte die subjektiven Einstellungen der Betroffenen eine nicht zu unterschätzende Rolle spielen können (siehe Kap. 4.2). Weiterhin ist zu überlegen, welchen Stellenwert eine klassifikatorische Zuordnung für den Therapieverlauf hat.

Weiterführende Literatur
Walter 2007a

4.1.2 Zur Relativität von Klassifikationsschemata

Notwendigkeit der Unterteilung

Das Aufgabengebiet der Sprachtherapie erstreckt sich auf Menschen aller Altersgruppen mit unterschiedlichen Sprach-, Sprech-, Rede-, Stimm- und Schluckstörungen (siehe Abb. 15), wobei für die Betroffenen und ihre Gesprächspartner kommunikative Beeinträchtigungen in unterschiedlichem Ausmaß entstehen können. Die Vielfalt der damit verbundenen Erscheinungsformen und Störungsbilder macht es notwendig, Unterteilungen im Hinblick auf bestimmte Kriterien vorzunehmen, wobei aktuell die Bereiche Sprache, Sprechen, Sprechflüssigkeit (Rede), Stimmgebung und Schlucken üblich sind.

Möglichkeiten und Grenzen

Jede Klassifikation geht mit einer Strukturierung und Untergliederung einher, die die Handlungsmöglichkeiten – scheinbar? – vergrößert, aber gleichzeitig unser Denken kanalisiert und die Wahrnehmung für bestimmte Eigenarten vorurteilshaft verzerren kann. Dementsprechend sind die gebräuchlichen Einteilungen je nach den Fachdisziplinen Linguistik, Medizin, Pädagogik und Psychologie unterschiedlich, indem bestimmte Akzente aus der jeweiligen fachspezifischen Sicht besonders betont werden (Beispiel: Medizin → Stimmbildung) und letztlich ein Spiegelbild eigener Perspektiven sind. Das ist verständlich und führt zur Notwendigkeit der interdisziplinären Ergänzung.

epochale Einflüsse

Zudem verändern sich Klassifikationen mit dem gesellschaftlichen Wandel und wissenschaftlichen Fortschritt. Kenntnisse aus der Linguistik und internationale Bezüge veränderten die Einteilung von Sprachentwicklungsstörungen grundlegend. Wer spricht heute noch von den jahrzehntelang gültigen Einteilungen in Stammeln (beziehungsweise eine partielle, multiple und universelle Dyslalie) und Dysgrammatismus? Ebenso scheint die Bedeutung des Stotterns in der öffentlichen Einschätzung einem Wandel zu unterliegen. Wenn man neben der genannten Relativität von Klassifikationen zudem bedenkt, dass letztlich nur Oberflächenphänomene benannt werden (Grohnfeldt 2001), die wenig über dahinter ablaufende Prozesse aussagen, so fragt man sich: „Wie geht man damit um?“ Eine Antwort dazu lautet:

Definition

Klassifikationen sind keine gültigen, starren Einteilungen, sondern notwendige Gebrauchs- und Hilfsmittel, um die Vielfalt an möglichen Erscheinungsformen und Störungsbildern überschaubar zu machen. Sie dienen als Ansatz für eine genaue Beschreibung des Phänomens ▼

selbst und des jeweiligen Kontextes (Teil und Ganzes), wobei prozessuale Veränderungen eine Verlaufbeobachtung und mögliche Revisionen notwendig machen. Man sollte sich der prinzipiellen Grenzen stets bewusst sein und Stigmatisierungen vermeiden.

Die Zuordnung bestimmter Störungsbilder zu den Komponenten Sprache, Sprechen, Rede, Stimme und Schlucken (siehe Tab. 7) hat dabei einen deskriptiven Charakter. Dementsprechend handelt es sich um kein starres Schema, sondern um eine Grundlage und Hilfestellung bei der Beschreibung eines individuellen Erscheinungsbildes.

Tab. 7: Zuordnung von Störungsbildern zu den Komponenten Sprache, Sprechen, Rede, Stimme und Schlucken

	Sprache	Sprechen	Rede	Stimme	Schlucken
Störungen der Sprachentwicklung					
– Aussprachestörungen					
– phonetische Störungen		X			
– (einschließlich bei myofunktionellen Störungen)					
– phonologische Störungen	X	(X)			
– Spezifische Sprachentwicklungsstörungen					
– verspäteter Sprechbeginn					
– phonologische Störungen	X				
– syntaktisch-morphologische Störungen					
– fakultativ: Störungen des Schriftspracherwerbs					
– semantisch-lexikalische Störungen	X				
– Sprachentwicklungsstörungen bei kognitiven Behinderungen	X				
– Sprachentwicklungsstörungen bei Mehrsprachigkeit	X				
– Sprachverständnisstörungen, umschriebene rezeptive Sprachstörungen	X				
– Sprachentwicklungsstörungen bei Störungen der auditiven Verarbeitung und Wahrnehmung (AVWS)	X				
– Sprachentwicklungsstörungen bei hochgradiger Schwerhörigkeit und Gehörlosigkeit	X				

Störungen der Redefähigkeit					
– Stottern			X		
– bei Kindern					
– bei Jugendlichen und Erwachsenen					
– Poltern			X		
– Mutismus			X		
– Logophobien			X		
zentrale Sprach- und Sprechstörungen					
– Aphasien	X				
– bei Erwachsenen					
– bei Kindern					
– Sprachabbau bei Demenz	X		(X)		
– Störungen der Sprechmotorik		X		X	
– Dysarthrien/Dysarthrophonien im Erwachsenenalter					
– Dysarthrien/Dysarthrophonien bei Kindern					
– Sprechapraxien					
– verbale Entwicklungsdyspraxien					
Rhinophonien		X		X	
Dysphonien				X	
– organisch					
– funktionell					
– psychogen					
– Zustand nach Laryngektomie			(X)		
Dysphagien					X

Zu beachten sind dabei die obligatorischen und fakultativen (Kreuz in Klammern) Bereiche. Die Darstellung in Kapitel 5 nimmt auf diese Einteilung Bezug.

4.2 Der Mensch hinter dem Schema

4.2.1 Zum Stellenwert des subjektiven Störungsbewusstseins

Lebensbedeutsamkeit

Zwischen dem messbaren Ausmaß einer (Sprach-)Störung und dem subjektiven Störungserleben kann für die Betreffenden ein erheblicher Unterschied bestehen. Dies ist in der Sprachheilpädagogik seit Jahrzehnten bekannt und wurde von Orthmann (1969b) und Knura (1974, 1980) im Konzept der Lebensbedeutsamkeit besonders herausgestellt.

Auch heutige Forschungen betonen, dass zwischen dem „objektiven" Ausmaß und dem subjektiven Leidensdruck deutliche Abweichungen bestehen können. Besonders evident ist dies beim Stottern. Die „Angst vor dem Stottern" (von Tiling 2010, 291) kann für die Betreffenden bedeutsamer werden als das Stottern selbst. Wichtig ist dabei neben dem eigenen Störungserleben auch die negative Bewertung durch die Umwelt und soziale Angst:

> „Die Fragen *‚Wer bin ich, weil ich stottere?'*, *‚Wer ist er, weil er stottert?'* und *‚Wer, glaubt er, bin ich, weil ich stottere?'* spielen eine größere Rolle bei der Erklärung und Therapie des Stotterns als bisher angenommen" (von Tiling 2010, 299).

Was heißt „Erfolg"?

Dies hat Auswirkungen auf die Art des Vorgehens, indem zusätzliche Therapiebausteine gegen die soziale Erwartungsangst integriert werden (Guitar 2006, Langevin et al. 2006). Im Zusammenhang damit steht die altbekannte Frage, was einen „Erfolg" in der Stottertherapie ausmacht (Grohnfeldt 1992b). Dazu gibt es vielfältige Antworten, die aber übereinstimmend zum Ausdruck bringen, dass nicht nur das Ausmaß der objektiv messbaren Störung zu ändern ist, sondern letztlich auch auf die Einstellung der Betreffenden im Sinne eines „Es macht mir weniger beziehungsweise nichts mehr aus" Einfluss genommen werden sollte.

Konsequenzen für die Zielsetzung

Letztlich sind damit allgemeine Überlegungen zur Zielsetzung einer Sprachtherapie verbunden. So wird es bei einer Aphasie häufig weniger um eine korrekte Sprechweise im Sinne der Dudengrammatik, sondern mehr um eine Erweiterung der kommunikativen Möglichkeiten generell gehen, wobei pragmalinguistische Faktoren – und die Probleme ihrer Messbarkeit – an Bedeutung gewinnen (Schütz / de Langen 2010). Im Zusammenhang damit steht die Bedeutung der Lebenszufriedenheit, die noch mehr bei einem Sprachabbau bei Demenz (SAD-Syndrom) in den Vordergrund rückt (Steiner 2010). Übergreifend stellt sich die Frage: „Wie geht der Einzelne mit seiner Störung um?"

4.2.2 Biographische Faktoren

Sprachstörungen als Daseinsthema

Sprachstörungen können im Leben eines Menschen eine existenzielle Rolle spielen und zu einem „Daseinsthema" (Thomae 1988) werden. Dazu gibt es eindringliche, teilweise geradezu erschütternde (Auto-)Biographien zur Situation von stotternden (z. B. Prüß 1996), mutistischen (z. B. Hartmann 2006), aphasischen (z. B. Kudoweh 1993) und dysarthrischen (z. B. Giel 2000) Menschen. Die Sprachstörung ist dabei Anlass und Kumulation einer umfangreichen Auseinandersetzung mit den täglichen kommunikativen Anforderungen und der Bewältigung der damit verbundenen Problemstellungen.

Lebenslaufforschung

Damit sind Fragen der Biographie- und Lebenslaufforschung angesprochen, die sich mit der Rekonstruktion, Analyse fundamentaler Weichenstellungen und Sinnkonstruktionen im Leben eines Individuums beschäftigen. Gegenstand der Lebenslaufforschung sind Vorgänge, die sich auf Belastungen und deren mögliche Bewältigung beziehen. Da zwischen dem Alltagsgebrauch und der wissenschaftlichen Verwendung dieser Begriffe teilweise Unterschiede bestehen, ist eine definitorische Abklärung erforderlich.

Unter *Belastungen* versteht man objektiv vorhandene oder subjektiv erlebte Erschwernisse, die auf das Lebensgefühl Einfluss nehmen. Anlass kann eine akute oder permanente Anforderung sein, die zu einer *Krise* führt. Krisen entwickeln sich in einem Verlauf, der diskontinuierlich und bedrohlich sein kann.

Definition

Der Begriff **Krise** leitet sich vom griechischen Wort „crisis" (Wendepunkt) ab. Der ursprünglichen Wortbedeutung nach entsprechend erfolgt eine Zuspitzung auf einen Höhepunkt, nach dem es zu schweren Erschütterungen und dauerhaften Fehlentwicklungen, im positiven Fall aber auch zu einer Aktivierung neuer Kräfte und Aufwärtsentwicklung kommen kann.

Krisen können dadurch gleichzeitig Bedrohungen, aber auch Chancen sein. Sie können zeitlich begrenzt, aber auch in steter Abfolge zu einer *Dauerbelastung* werden.

Davon abgesetzt gibt es *kritische Lebensereignisse* (Filipp 1990), die plötzlich einsetzen und eine mehr oder weniger abrupte Änderung der Lebenssituation bei den Betroffenen auslösen. Sie können zum Anlass für nachfolgende krisenhafte Verlaufsprozesse werden. Als Beispiel sei auf die Situation eines Menschen verwiesen, der einen Schlaganfall bekommt, in schwere Depressionen verfällt und sich krisenhaft mit seiner Situation auseinandersetzt.

Die Vorgänge, die bei der Beschäftigung mit der Krise oder Dauerbelastung ablaufen, werden als *Bewältigung* (Coping) bezeichnet. Anders als im umgangssprachlichen Gebrauch, in dem der Begriff im Allgemeinen im Sinne einer Bewältigung mit positivem Ausgang verwendet wird, wird er in der fachwissenschaftlichen Diskussion (z. B. Broda 1993) wertneutral gebraucht. Bewältigung wird in diesem Sinne als Prozess der Auseinandersetzung mit einer Belastung verstanden – unabhängig von einem möglichen Erfolg.

transaktionales Stressmodell

Eine erste theoretische Einordnung soll an dieser Stelle auf der Basis des transaktionalen Stressmodells erfolgen. Während sich die meisten Vertreter der Stressforschung auf die physiologischen Vorgänge bei plötzlichen Anforderungen zentrieren (z. B. eine Adrenalinausschüttung), richtet Lazarus (1984) sein Interesse auf die dabei zumeist unbewusst ablaufenden Vorgänge der *subjektiven Bewertung* („cognitive appraisal"), wobei es beim Prozess der Bewältigung bei einer Abfolge von primärer und sekundärer Bewertung zu einer Neueinschätzung („reappraisal") der belastenden Lebenssituation im Sinne einer Umdeutung kommen kann. Diese Gedankengänge sind Grundlage des nachfolgend dargestellten Belastungs-Bewältigungs-Modells (siehe Abb. 23, Weiterentwicklung zu Grohnfeldt 1996b, 24).

Es handelt sich dabei um ein deskriptives Modell ohne den Anspruch einer Postulierung von Regelhaftigkeiten. Es geht darum, die im Rahmen der Auseinandersetzung eines Individuums mit seiner Belastung auftretende Vorgänge durchschaubar zu machen. Dabei kommt es zu einem Zusammenspiel von Person- und Kontextmerkmalen:

- *Personmerkmale* beziehen sich auf die individuellen Voraussetzungen (z. B. Alter, Geschlechtszugehörigkeit), biographischen Erfahrungen und Persönlichkeitsmerkmale, wobei Faktoren der Aktivierung von Selbstgestaltungskräften und geringer Verwundbarkeit eher positiv, Fatalismus und Gefühle der Hilflosigkeit eher negativ wirken.
- *Kontextmerkmale* erstrecken sich auf das jeweilige soziale Netzwerk. Von wesentlicher Bedeutung ist dabei das Erleben emotionaler Unterstützung, wobei es weniger auf die Anzahl der Kontakte, sondern vor allem auf deren Intensität ankommt.

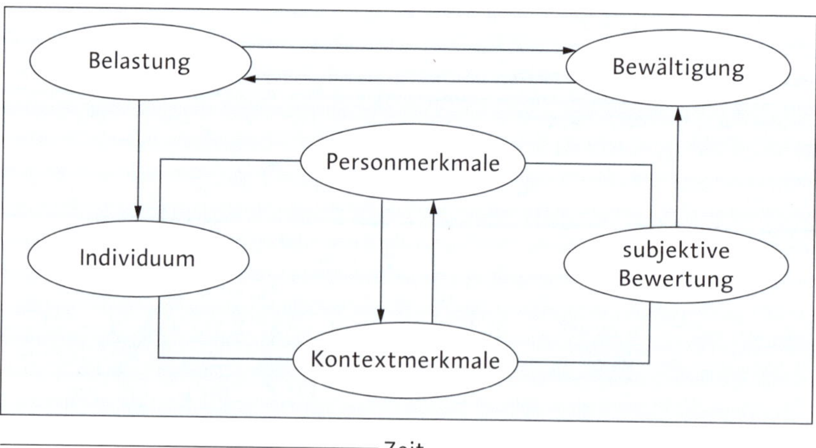

Abb. 23: Belastungs-Bewältigungs-Modell mit Zeitfaktor

Beide Bereiche sind aufeinander bezogen und Grundlage der subjektiven Bewertung der Gesamtsituation. Der dabei ablaufende Prozess der Auseinandersetzung ist nicht immer spiralförmig nach oben gerichtet (z. B. Schuchardt 1980), sondern kann mit Rückschlägen verbunden sein und Merkmal einer dauerhaften Beschäftigung mit dem Problem sein (zum Stottern: siehe Prüß 1996). Zu fragen ist, welche methodologischen Konsequenzen damit verbunden sind und inwieweit bestimmte diagnostische und therapeutische Arten des Vorgehens damit in Verbindung stehen.

Paradigmenverknüpfung

Vom Forschungsansatz her wird deutlich, dass die bei einem Belastungs-Bewältigungs-Prozess ablaufenden Vorgänge nicht alle Gegenstand quantitativer Messungen sein können. Nahezu bedeutsamer sind in diesem Zusammenhang Ansätze zur qualitativen Evaluationsforschung (Mayring 2002), wobei Erhebungsverfahren im Sinne eines problemzentrierten Interviews bedeutsam werden. Für die Sprachtherapie als Wissenschaft stellt sich hier die anspruchsvolle Aufgabe der Paradigmenverknüpfung, indem quantitative Evidenzmessungen und qualitative Forschungsansätze aufeinander bezogen werden. Es geht dabei nicht um ein „Entweder–oder“, sondern um ein „Was mache ich wann?“.

Diagnose und Therapie

Einfluss auf den diagnostischen und therapeutischen Prozess bei Sprachstörungen haben derartige Gedankengänge darin, dass nicht nur auf die linguistischen Faktoren des Sprachverhaltens bei der Analyse und sprachtherapeutischen Intervention eingegangen wird, sondern ebenso Fragen der subjektiven Bewertung und Auseinandersetzung mit der Störung (→ Coping) im Rahmen einer übergreifenden Gesamtschau einen hohen Stellenwert haben. Dies bezieht sich auf die grundsätzliche Einstellung der Sprachtherapeutin (→ Menschenbild), aber auch auf die Art des praktischen Vorgehens (→ Stellenwert von Beratung).

Zu fragen ist, welche Rolle die Angehörigen beziehungsweise Familienmitglieder dabei spielen.

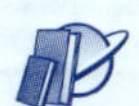

Weiterführende Literatur

Grohnfeldt 1996b

4.2.3 Interaktionale Einbettung: Familie, Angehörige, Umwelt

soziale Auswirkungen von Sprachstörungen

Wenn jemand einen Schlaganfall mit einer nachfolgenden Aphasie erleidet, so ist nicht nur er selbst, sondern auch sein Ehepartner, seine Kinder, sein Umfeld betroffen. Die Kommunikationsstörung betrifft alle; sie alle müssen ein anderes Leben führen. Wenn ein Kind mit einer Lippen-Kiefer-Gaumen-Segel-Spalte geboren ist, so ist dies auch im Zeitalter der modernen Ultraschalldiagnostik für die Eltern ein nachhaltiger Schock und mit langwierigen Bewältigungsprozessen verbunden. Wenn ein Kind stottert, so hat dies nachhaltige Auswirkungen auf die Eltern und Geschwister, die ihr Verhalten ändern können. Letztlich ließen sich derartige Veränderungen der Kommunikation mit fakultativen Einflüssen auf die Gesprächspartner aufzeigen, so dass Motsch schon vor Jahren von einer „Behinderung der Kommunikationspartner" (1989, 82) sprach.

systemisches Grundverständnis

Das Verhalten der Interaktionsteilnehmer kann dabei nicht unabhängig voneinander betrachtet werden. Im Sinne einer *zirkulären Kausalität* bedingt das Eine gleichzeitig das Andere (siehe Abb. 19), wobei Ursache und Wirkung nicht eindeutig zu trennen sind.

methodologisches Dilemma

Daraus ergeben sich grundsätzliche Überlegungen im Hinblick auf Forschungsfragen:

Wie kann man bei einer **zirkulären Kausalität** von Interaktionsprozessen durch eine Hypothesenprüfung zu einer kausalen Aussage kommen, wie dies beispielsweise im Rahmen der Evidenzforschung gefordert beziehungsweise angestrebt wird? Müssen nicht letztlich auch **zirkuläre** Fragen gestellt werden, bei denen jeweils die Perspektive des Anderen miteinbezogen wird? Inwieweit kann eine deskriptive Interpretation durch ein spezifisches Kriterienraster spezifiziert werden?

Sehr viel klarer umrissen sind die mit einem systemischen Grundverständnis verbundenen Auswirkungen auf das Vorgehen in der Diagnose und Therapie bei Sprachstörungen.

diagnostische Implikationen

So hat sich die Diagnose nicht nur auf eine fortlaufende Erhebung des linguistischen Status zu beziehen, sondern sollte ebenso auf

- eine ***Person-Umfeld-Analyse*** unter Einbeziehung quantitativer Messungen zur Selbst- und Fremdeinschätzung sowie qualitativer Verfahren (z.B. Tiefeninterviews unterschiedlicher Interaktionspartner) erstrecken und
- auf ***pragmalinguistische Aspekte*** gerichtet sein. Positive Ansätze dazu finden sich in der „Children's Communication Checklist" (Bishop 1998; Spreen-Rauscher 2003a, 2003b) sowie im Bereich der Aphasieforschung in dem „Amsterdam-Nijmegen-Everyday-Language-Test" (ANELT) von Blomert et al. (1994) sowie prospektiv im „Partner-Kommunikations-Fragebogen" (PKF) in der Studie von Schütz und de Langen (2010).

therapeutische Relevanz

Sprachtherapeutische Interventionen sollten aus interaktionaler Perspektive die Eltern einbeziehen und den Stellenwert der Beratung beziehungsweise Angehörigenarbeit dementsprechend akzentuieren, wobei hier zwischen Anspruch und Wirklichkeit erhebliche Unterschiede bestehen können (Ritterfeld/Dehnhardt 1998). Weiterhin ist der Aspekt der Sprachverwendung zu betonen, wobei der kommunikative Gebrauch in Rollenspielen ein übungstherapeutisches Vorgehen ergänzen sollte. Es versteht sich, dass hier ein individuell angepasstes Vorgehen notwendig ist, bei dem die einzelnen Bausteine jeweils aufeinander bezogen werden.

4.3 Zur Bedeutung von Einzelfalldarstellungen

hermeneutische Perspektive

Eine sorgfältige und differenzierte Kasuistik ist der Königsweg zum Verständnis komplexer Zusammenhänge und Verlaufsprozesse. So haben in der Erforschung und Beschreibung von Sprachstörungen dementsprechende Falldarstellungen eine lange Tradition. Man denke an die bahnbrechenden Veröffentlichungen von Broca (1861), Jackson (1866) und Wernicke (1874) zu unterschiedlichen Formen von Aphasien.

Stellenwert von Kasuistiken

Auch heute im Zeitalter der Evidenzforschung haben Einzelfallstudien einen festen Platz. Im Folgenden wird im Hinblick auf bestimmte Sprachstörungen eine Auswahl an dementsprechenden Monographien, Zeitschriftenartikeln und Aufsätzen in Büchern genannt.

Literaturempfehlungen zu Aphasien:

- Autobiographie: Weißgärber 1999
- Kasuistik: Tsvetkova 1982, Kallert 1993, Kudoweh 1993, Mattes 1993, Enders 1998, Hülsebusch 1989, Létourneau 1993, Lutz 1996
- Angehörige: Steiner 2002
- Schädel-Hirn-Trauma: Lucius-Hoene 1997, Grohnfeldt et al. 2010
- Demenz: Steiner 2010, Breckow 1995, Buchter 2003

Es wird herausgestellt, wie in den meisten Fällen die Schlagartigkeit der gesamten Lebenssituation zu existenziellen Krisen führt, die weit über die kommunikative Beeinträchtigung hinausreichen. Ebenso wird die Betroffenheit der Angehörigen als Teil der systemhaften Veränderung deutlich. Neben der Wiedergewinnung der Sprache wird ein Leben mit der Behinderung beschrieben und auf Fragen nach dem Sinn eingegangen.

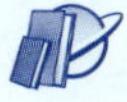

Literaturempfehlungen zu Dysarthrien / Dysarthrophonien:

- nach einem Schlaganfall: Breckow 1996
- bei Apoplex, Chorea Huntington, Heredo Ataxie, Multipler Sklerose, Morbus Parkinson: Giel 2000

Der Schwere der beschriebenen Störungsbilder entsprechend werden Fragen thematisiert, welche Ziele und Arten der Sprachtherapie bei progressiven Erkrankungen von subjektiver Bedeutung sind.

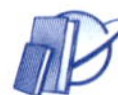

Literaturempfehlungen zu LKGS-Spalten:

- Kasuistik: Hansen 1996; Uhlemann 1990, 1992
- Elternratgeber: Neumann 2002, Gössel 1988

Neben medizinischen Fragen (Abfolge von Operationen) wird vor allem auf die individuelle Verarbeitung von Schockreaktionen und die Jahre dauernde interdisziplinäre Aufgabenstellung eingegangen.

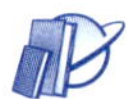

Literaturempfehlungen zu Mutismus:

- Autobiographie: Lange 2006
- Kasuistik: Hartmann 2006, Bahr 1996a, Werder 1992, Katz-Bernstein 2011

Die Kasuistik hat bei dem seltenen Erscheinungsbild des Mutismus (0,02 % bis 0,05 % bei hoher Dunkelziffer) einen hohen Stellenwert und ist Grundlage darauf aufbauender therapeutischer Richtungen (Systemische Mutismus Therapie [SYMUT] von Hartmann 2004).

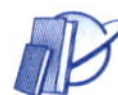

Literaturempfehlungen zu Sprachentwicklungsstörungen:

- Kasuistik: Schick 1996
- Längsschnittstudie: Grohnfeldt 1987b, Bohle 1996

Lange Zeit gab es zu unterschiedlichen Aussprache- und Sprachentwicklungsstörungen eine Vielzahl von Falldarstellungen, die sich ausschließlich auf die sprachliche Komponente bezogen („Ein Fall von …"). Die genannten Publikationen konzentrieren sich auf dahinter liegende Verarbeitungsprozesse, Querverbindungen und Längsschnittverläufe.

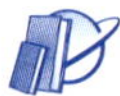

Literaturempfehlungen zum Stottern

- Autobiographie: von Riper 1982, Richter 1988, Weber 1991, Prüß 1996, Jezer 2007, Janssen-Beutner 1992, Starke 1996
- Kasuistik: Weikert 1996a, 1996b; Tontsch 1996
- Eltern: Rottländer 1992

Auffällig ist der hohe Anteil an Autobiographien, der die Vielgestaltigkeit des Erscheinungsbildes und der Auseinandersetzung damit dokumentiert. Fast immer werden eigene Formen der Therapien daraus abgeleitet.

idiographische Betrachtungsweise

Übergreifend lässt sich sagen, dass vor allem zu Aphasien, zum Stottern und Mutismus ein breites Spektrum an biographischen Darstellungen vorliegt, das die Individualität des jeweiligen Störungsbildes dokumentiert und ein idiographisches Vorgehen begründet. Jeder muss seinen eigenen Weg finden – eine Erkenntnis, die nicht nur für Menschen mit einer Sprachstörung gilt.

4.4 Conclusio: Zur Notwendigkeit eines idiographischen Vorgehens

Bei einer Analyse der Situation sprachgestörter Menschen wird die hohe Komplexität und Variabilität erkennbar, wobei die dabei ablaufenden Vorgänge ständigen Veränderungen unterliegen. Eigentlich ist nahezu alles möglich.

Komplexität und Variabilität

Zusammenfassung

- Bei sprachgestörten Menschen und ihrem sozialen Umfeld kann es zu Unterschieden zwischen dem objektiv messbaren Ausmaß der Störung und dem subjektiven Erleben kommen.
- Weiterhin sind biographische Besonderheiten zu berücksichtigen, die auf das Ausmaß einer möglicherweise notwendigen Bewältigung der Störung Einfluss nehmen können (persönliche Ressourcen, Resilienz usw.).
- Damit ist eine Individualität der Maßnahmen im Sinne eines idiographischen Vorgehens notwendig.

Jeder Mensch ist anders – dementsprechend vielgestaltig sollte das Vorgehen sein. Die nachfolgende Darstellung der wesentlichen Erscheinungsformen, ihrer Bedingungshintergründe, Diagnose und Therapie versteht sich damit nicht als gültige, „starre“ Klassifikation, sondern als Kriterienraster zur Beschreibung, Analyse und Intervention für eine Anpassung der Maßnahmen im Sinne eines einzelfallorientierten Vorgehens im Prozess.

Wie geht man damit um?

5 Störungsbilder und Erscheinungsformen

Ziel

Die folgende Einteilung entspricht der in Tabelle 7 vorgenommenen Zuordnung von Störungsbildern zu den Komponenten Sprache, Sprechen, Rede, Stimme und Schlucken. Die Intention besteht darin, bei der Vielzahl der auftretenden Erscheinungsformen die damit verbundene *Komplexität* und *Variabilität* durchschaubar zu machen. Sie hat ein *deskriptives Grundverständnis* und dient dazu, Hilfestellungen

- zur Beschreibung des Erscheinungsbildes (Begriffsbestimmung, Häufigkeit usw.),
- zu möglichen Ursachen und Bedingungshintergründen,
- zum Verlauf, Prognosen und beeinflussenden Variablen,
- zu diagnostischen Ansätzen (Ziele, Verfahren usw.),
- zu therapeutischen Ansätzen (Ziele, Verfahren usw.)

bei einem *einzelfallorientierten* Vorgehen zu geben.

Möglichkeiten und Grenzen

Dabei besteht nicht der Anspruch einer umfassenden Darstellung. Dazu ist die Thematik zu umfangreich. Bereits Mitte der 1990er Jahre erfolgte die Herausgabe des achtbändigen „Handbuches der Sprachtherapie" (Grohnfeldt 1989–1995) mit ca. 3.200 Seiten. Heute ist der Kenntnisstand wesentlich größer. Im Rahmen der vorliegenden Veröffentlichung erfolgt eine Systematisierung im Hinblick auf die oben genannten Merkmale der Begriffsbestimmung, Bedingungshintergründe, Diagnose und Therapie als Strukturhilfe bei einer kommentierenden Nennung der Verfahren. Für Details wird auf die weiterführende Literatur im Sinne einer Synopse des aktuellen Erkenntnisstandes verwiesen.

5.1 Störungen der Sprachentwicklung

allgemeine Kennzeichnung

Sprachentwicklungsstörungen (synonym: Störungen des Spracherwerbs) sind die häufigsten Sprachstörungen überhaupt. Sie treten vor allem im Vorschul- und Grundschulalter als Verzögerung oder strukturelle Abweichung im Vergleich zu einem als normal angesehenen Spracherwerb auf, wobei Spätfolgen und Restsymptome bis ins Jugendlichen- und Erwachsenenalter reichen können. Bei einer Verwendung als Oberbegriff können Störungsphänomene im Rahmen der Sprachebenen

- Phonetik und Phonologie: Aussprachestörungen,
- Syntax und Morphologie: Störungen bei der Ausbildung des grammatischen Regelsystems; Schwerpunkt bei spezifischen Sprachentwicklungsstörungen,
- Semantik und Lexik: Störungen der Bedeutungsentwicklung

übergeordnet (fakultativ):
- Pragmatik: Störungen der Sprachverwendung

auftreten. Die jeweiligen Erscheinungsformen sind dabei selten *isoliert* (z. B. im Bereich der Phonetik: Artikulationsstörungen), dagegen häufig *strukturell* verbunden (z. B. Phonologie und Syntax) oder Ausdruck eines *komplexen Behinderungssyndroms* (z. B. bei kognitiven Beeinträchtigungen). In der Regel treten Mischformen auf. Die in Abbildung 24 dargestellte Übersicht zeigt eine Systematik der Sprachentwicklungsstörungen als Einzelphänomen sowie im Zusammenhang mit anderen Störungsbildern.

epochale Veränderungen und Sichtweisen

Dabei wird deutlich, dass sich der Bereich der Sprachentwicklungsstörungen in den letzten Jahren immer mehr ausdifferenziert hat. Dies zeigt sich

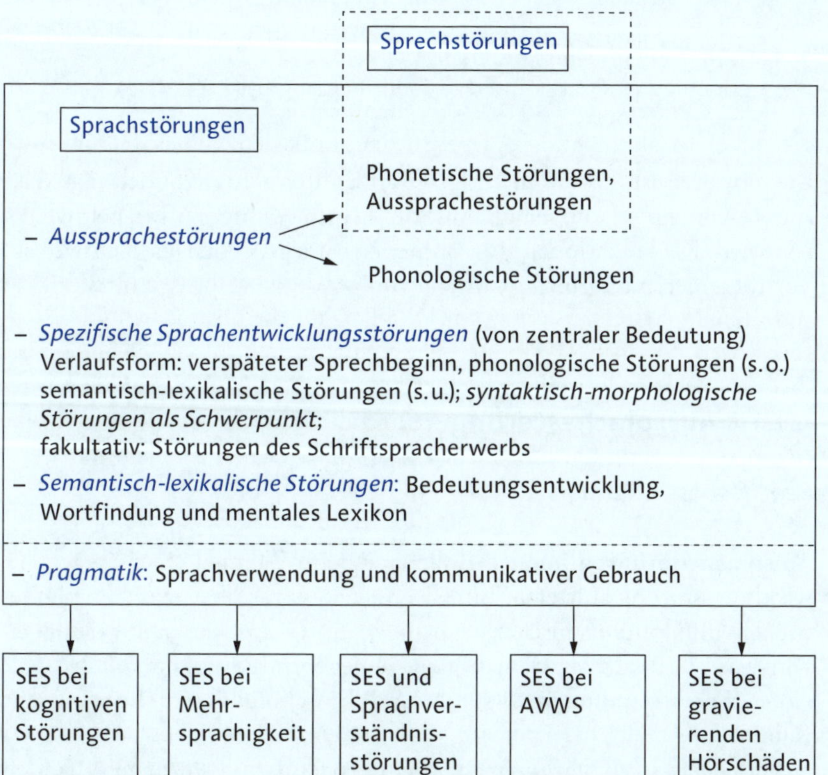

Abb. 24: Sprachentwicklungsstörungen (SES) in ihrer Komplexität und Variabilität

bereits in der *Terminologie*. Bis in die 1980er Jahre sprach man von Stammeln, Dysgrammatismus und Sprachentwicklungsverzögerungen in Deutschland. Die Rezeption vorwiegend angloamerikanischer Literaturbelege führte zu einer Unterscheidung von phonetischen und phonologischen Störungen (Scholz 1974). In den 1990er Jahren erfolgte die Ausdifferenzierung semantisch-lexikalischer Störungen (Grohnfeldt 1991b). Die Bedeutung spezifischer Sprachentwicklungsstörungen („specific language impairment") wurde im deutschsprachigen Raum insbesondere durch Dannenbauer (2001), Grimm (1999) und Schöler et al. (1998) eingeführt.

weitere Ausdifferenzierungen

Heute ist es weiterhin gebräuchlich, Sprachentwicklungsstörungen im Zusammenhang mit kognitiven Störungssyndromen, bei Mehrsprachigkeit, Sprachverständnisstörungen (synonym: umschriebene rezeptive Störungen), bei Auditiven Verarbeitungs- und Wahrnehmungsstörungen (AVWS) sowie bei gravierender Schwerhörigkeit und Gehörlosigkeit spezifisch auszuweisen. Zu fragen ist, ob es das früher nicht gab. Es ist zu erwarten, dass derartige Phänomene nicht erst heute auftreten,

- sie jedoch in ihrer Bedeutung nicht als solche eingeschätzt wurden (gesellschaftlicher Wandel und Änderung von Normen),
- die Häufigkeit der betreffenden Personengruppe jedoch zugenommen hat (z. B. Mehrsprachigkeit) oder
- es jedoch genauere Diagnoseverfahren dazu gibt (z. B. AVWS).

Zu vermuten ist, dass es in einigen Jahrzehnten weitere beziehungsweise andere Untergliederungen als Ausdruck einer geänderten Perspektive geben wird. Klassifikationen sind immer ein Spiegel epochaler Sichtweisen. Vor diesem Hintergrund ist die nachfolgende deskriptive Einteilung zu verstehen.

5.1.1 Aussprachestörungen

Begriffsbestimmung

Einteilung und Häufigkeit

Aussprachestörungen können isoliert oder im Rahmen einer Sprachentwicklungsstörung auftreten. Im Allgemeinen wird dabei zwischen phonetischen und phonologischen Störungen unterschieden. Die Häufigkeit wird mit 5 % bis 25 % eines Jahrgangs angegeben (Fox / Kalmar 2007, 38), wobei Schwerpunkte im Grund- und Einschulungsalter liegen (siehe Kap. 6.1).

Phonetik

Bei *phonetischen Störungen* (synonym: Artikulationsstörungen) handelt es sich um die Schwierigkeit, einen einzelnen Sprachlaut an sich korrekt zu bilden. Dies kann u. a. auf der Grundlage von Komplikationen bei der kinästhetisch-taktilen Rückkoppelung, bei der Feinabstimmung und Koordination der bei der Koartikulation beteiligten Muskulatur der Sprechwerkzeuge, bei myofunktionellen Störungen sowie bei Hörstörungen und einer Lautdiskriminationsschwäche auftreten.

Quantitative Unterteilungen im Hinblick auf isolierte, partielle, multiple und universelle Störungen sind gebräuchlich, obwohl die reine Anzahl der gestörten Laute nicht unbedingt mit dem Ausmaß der Störungen identisch sein muss. Bei Fehlbildungen, Auslassungen oder Ersetzungen eines Lautes wird eine Kennzeichnung in Analogie zum griechischen Alphabet vorgenommen: Sigmatismus bei einer fehlerhaften s-Bildung, Kappazismus beim Laut [k], Gammazismus beim Laut [g] usw. Wichtig ist, dass bei phonetischen Störungen die Bedeutung des Wortes durch die Fehlbildung nicht beeinträchtigt wird. Beispiel: Es ist für die Bedeutung irrelevant, ob in dem Wort „Haus“ das /s/ fehlgebildet wird oder nicht.

Phonologie

Bei *phonologischen Störungen* handelt es sich um Störungen des zugrunde liegenden Regelsystems. Dabei kann es zu Bedeutungsunterschieden kommen, wenn ein Kind z. B. ein /k/ durch ein /t/ ersetzt und „Tanne“ statt „Kanne“ sagt. Hintergrund der Störung können Beeinträchtigungen der auditiven Wahrnehmung und des phonologischen Gedächtnisses sein. Eine genaue Ursachenzuordnung ist jedoch selten möglich. Bei der Beeinträchtigung phonologischer Prozesse werden drei Prozessarten unterschieden (Wagner 2005):

- Substitutions- oder Ersetzungsprozesse,
- Silbenstrukturprozesse: Veränderung des Musters aus Konsonanten und Vokalen,
- lautliche Umgebungsprozesse und Assimilation: Angleichung, bei der ein Laut Merkmale eines vorangehenden oder nachfolgenden Lautes erhält.

Im Sinne der Unterteilung von Dodd (1995), die im deutschsprachigen Raum durch Fox (2005) eingeführt wurde, erfolgt zusätzlich eine Unterteilung in

- konsequente (systematische) und
- inkonsequente (unsystematische)

pathologische Abweichungen beim Lauterwerb. Zu beachten ist, dass phonetische und phonologische Störungen in Mischformen und Kombinationen auftreten können. Eine Zusammenfassung erfolgt in Abbildung 25.

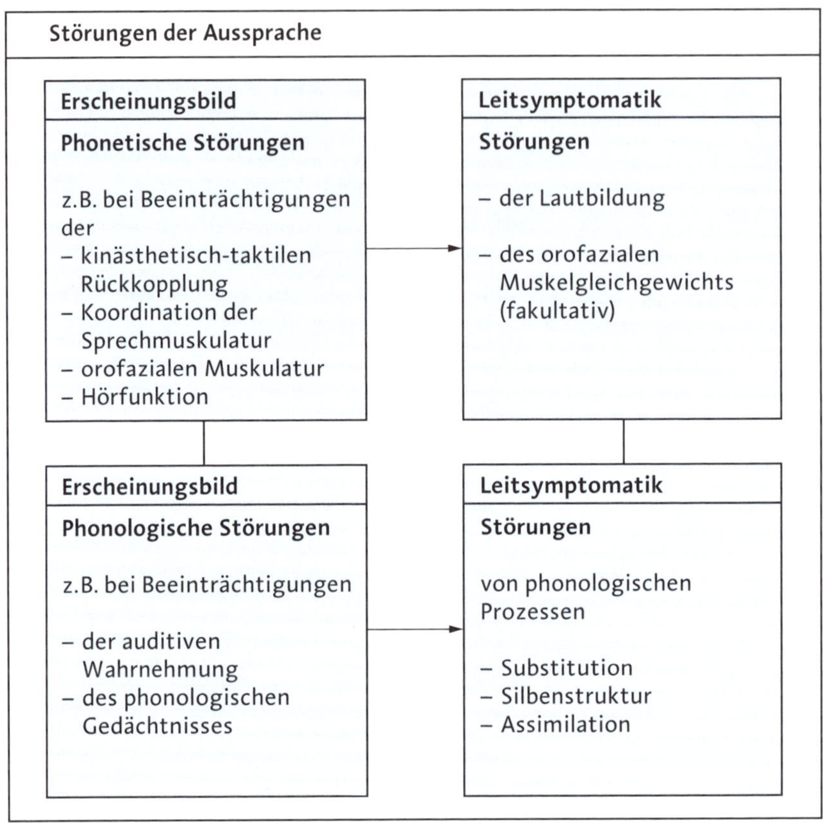

Abb. 25: Phonetische und phonologische Störungen

Bedingungshintergründe

generelle Überlegungen

Alle oben genannten denkbaren Verursachungsmomente sind Ausdruck eines komplexen Bedingungshintergrundes sich gegenseitig beeinflussender Faktoren und letztlich nur in Ausnahmefällen eindeutig zuordenbar (z. B. bei Hörstörungen). Dies gilt letztlich für fast alle Sprachstörungen. Bei phonetischen Störungen sind zusätzlich noch die Auswirkungen myofunktioneller Störungen auf die Hör- und Sprachentwicklung zu beachten (Schönweiler 2000). Es handelt sich hier um eine interdisziplinäre Aufgabenstellung der Kieferorthopädie und Sprachtherapie / Logopädie.

Prognose und Verlauf

Der Verlauf bei funktionellen Aussprachestörungen ist vor allem bei phonetischen Störungen bei einem frühen Therapiebeginn in der Regel günstig. Problematischer wird es bei Nachbehandlungen im Erwachsenenalter. Phonologische Störungen können ohne störungsspezifische Therapie bis ins Erwachsenenalter persistieren.

Diagnose

generelle Überlegungen

Da man vorher nicht weiß, ob es sich um eine phonetische oder phonologische Störung handelt, soll an dieser Stelle keine Unterscheidung im Hinblick auf die verwendeten diagnostischen Verfahren vorgenommen werden. Die jahrzehntelang ausschließlich verwendeten und auch heute noch beliebten informellen Stammlerprüfbogen (z. B. aus dem Sprachheilzentrum Ravensburg [Frank, Grziwotz] oder von Metzker) erfassen letztlich nur den phonetischen Aspekt und beziehen sich nur auf ein erstes Screening. Für eine genauere diagnostische Abklärung sind die in Tabelle 8 genannten Verfahren zu verwenden, die auch Hinweise für ein gezieltes therapeutisches Vorgehen ermöglichen.

Tab. 8: Diagnoseverfahren bei Aussprachestörungen

Kurzbezeichnung	Autor(en)
AVAK	Hacker, D., Wilgermein, H. (2001): Aussprachestörungen bei Kindern – plus CD-ROM mit dem AVAK-Test. 2. Aufl. Ernst Reinhardt, München/Basel
PLAKSS	Fox, A. (2002): PLAKSS – Psycholinguistische Analyse kindlicher Sprechstörungen. SWET-Test Services, Frankfurt
PAP	Babbe, T. (2004): Pyrmonter Aussprache-Prüfung. ProLog, Köln
PDSS	Kauschke, C., Siegmüller, J. (2010): Patholinguistische Diagnostik bei Sprachentwicklungsstörungen. 2. Aufl. Urban & Fischer, München
Logo- Ausspracheprüfung	Wagner, I. (2005): Logo-Ausspracheprüfung zur differenzierten Analyse von Dyslalien. Logo-Verlag für Sprachtherapie, Wildeshausen
	Fakultative Überprüfung auditiver und metasprachlicher Fähigkeiten:
H-LAD	Brunner, M., Dierks, A., Seibert, A. (2002): Heidelberger Lautdifferenzierungstest H-LAD. Westra, Wertingen
MAUS	Nickisch, A., Henckmann, C., Burger, T. (2004): Münchener Auditiver Screeningtest für Verarbeitungs- und Wahrnehmungsstörungen MAUS. Westra, Wertingen
	Untertests aus:
BISC	Jansen, H., Mannhaupt, G., Marx, H., Skowronek, H. (2002): BISC. Bielefelder Screening zur Früherkennung von Lese-, Rechtschreibschwierigkeiten. Hogrefe, Göttingen
SETK 3-5 (Untertest PGN, Phonologisches Gedächtnis für Nichtwörter)	Grimm, H. (2001): Sprachentwicklungstest für drei- bis fünfjährige Kinder, SETK 3-5. Diagnose von Sprachverarbeitungsfähigkeiten und auditiven Gedächtnisleistungen. Hogrefe, Göttingen

Therapie

Die Therapie von Aussprachestörungen erfolgt in Anpassung an das individuelle Erscheinungsbild. Idealtypisch werden dabei drei Formen unterschieden: Phonetische Therapie, Phonologische / Metaphonologische Therapie, Inkonsequenztherapie (siehe Abb. 26).

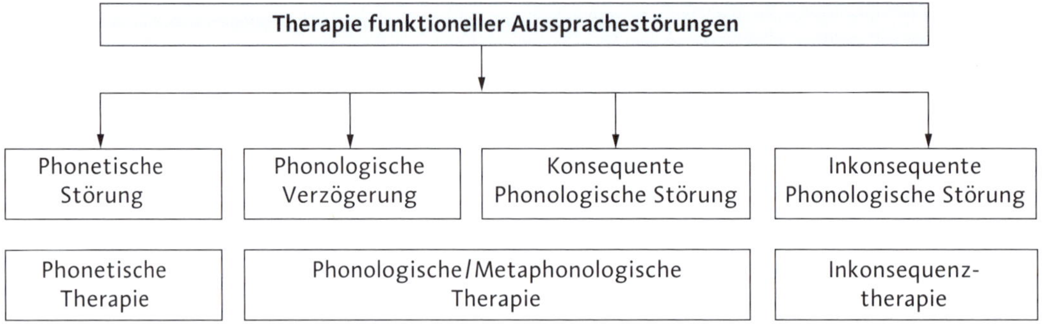

Abb. 26: Differenzialdiagnostik und Therapie von Aussprachestörungen (Fox / Kalmar 2007, 40)

Phonetische Therapie

Die Therapie bei phonetischen Störungen kann auf eine lange Tradition zurückblicken. Bis in die 1970er Jahre kannte man im deutschsprachigen Raum nur diese Störungsform. Dabei beschränkte man sich zunächst auf den Einzellaut, der isoliert angebildet und dann in Wörtern geübt wurde. Die darauf aufbauenden Grundsätze der Übungstherapie des Stammelns von Seeman (1965) mit den vier Grundsätzen der oft wiederholten kurzen Übungen, Verwendung der eigenen Hörkontrolle, Anwendung von Hilfslauten und der minimalen Aktion sind letztlich von übergreifender Gültigkeit.

Verfahren

Aus heutiger Sicht reicht ein isoliertes Funktionstraining, das häufig von den natürlichen Alltagserfahrungen des Kindes weitgehend abgehoben ist, nicht aus. Stattdessen erfolgt eine Kombination aus auditiven, visuellen und kinästhetisch-taktilen Informationen, wobei je nach dem vermuteten Bedingungshintergrund der Störung folgende Maßnahmen in Variation verwendet werden:

- Lautanbahnungshilfen und Ableitungsmethoden im Sinne einer ***motorischen Übungsbehandlung***, unter Umständen in Verbindung mit einer myofunktionellen Therapie. Eine umfassende Sammlung von Übungen findet sich bei Kannengießer (2009).
- Prinzipien der ***Hörerziehung*** in Analogie zu dem Klassiker der Artikulationstherapie von van Riper und Irwin (1976). Im Sinne einer „Feedback-Theorie" erfolgt dabei eine systematische Abfolge von Übungen zur Sensibilisierung des Fremd- und Eigenhörens.

Bei den Maßnahmen spielen die Beratung und Anleitung der Eltern eine wichtige Rolle.

Phonologische/ Metaphonologische Therapie

Die Therapie bei phonologischen Störungen ist im deutschsprachigen Raum erst seit den 1990er Jahren bekannt. Das Ziel erstreckt sich dabei nicht auf die Lautanbildung an sich, sondern auf eine implizite Kenntnis des zugrunde liegenden Regelsystems und die korrekte Verwendung des Lautes in den Lexemen der Sprache. Es geht darum, dem Kind die Unterscheidung und Differenzierung von Phonemen im Wort (z. B. zwischen einem /t/ und /k/) zu verdeutlichen. Gängige Verfahren sind u. a.:

Verfahren

- die Minimalpaartherapie (Hodson/Scudder 1990, Elbert 1993); zur Kritik: Hartmann (1996),
- die „Psycholinguistisch orientierte Phonologie-Therapie" P.O.P.T. (Fox 2005),
- die Indirekte phonologische Therapie (Hacker/Wilgermein 2001),
- das Therapiekonzept „Metaphon" (Jahn 1998, 2007),
- der Zyklische Therapieansatz (Hild 2008).

Die Ansätze stellen vergleichsweise hohe Anforderungen an das Kind, da das Erkennen von Regelhaftigkeiten nicht immer einfach ist. Andererseits sind Grundlagen des metasprachlichen Wissens für darauf aufbauende Fähigkeiten zum Schriftspracherwerb von elementarer Bedeutung.

Inkonsequenztherapie

Die Inkonsequenztherapie bei Aussprachestörungen wird nur bei einer Unterteilung gemäß Dodd (1995) beziehungsweise Fox (2005) durchgeführt. Dabei wird davon ausgegangen, dass die betroffenen Kinder Wörter zu verschiedenen Zeiten unterschiedlich aussprechen. Dies könnte mit einer Störung im phonologischen Gedächtnis zusammenhängen, wobei Wortformen nicht sicher abgespeichert beziehungsweise die motorischen Programme der Bewegungsabfolgen nicht wiederholbar abgerufen werden können. Damit nützt die Arbeit am Lautsystem nichts.

Verfahren

Zur Therapie nennt Fox (2005) ein *segmentales* Vorgehen in zwei Phasen mit mehreren Schritten. Das Ziel besteht in einer Erarbeitung von Kompensationsstrategien zur Erweiterung des eingeschränkten phonologischen Arbeitsgedächtnisses sowie in einer eigenkontrollierten Lautproduktion. Die Therapie erfolgt so lange, bis das Kind eine Inkonsequenzrate von unter 40 % im 25-Wörter-Inkonsequenztest (enthalten in: PLAKSS) erreicht hat.

Es sind weitere Forschungen notwendig, um den Nachweis dieser Unterteilung als heuristisches Konzept zu erbringen.

Weiterführende Literatur

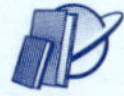

speziell: van Riper/Irwin 1976, Jahn 2007, Fox 2005, Stackhouse/Wells 1997, Dodd 1995, Hacker/Wilgermein 2001, Weinrich/Zehner 2005

übergreifend: Kannengießer 2009
Praxis: Wildegger-Lack 2011

5.1.2 Spezifische Sprachentwicklungsstörungen

Begriffsbestimmung

Definition

Der Begriff der **Spezifischen Sprachentwicklungsstörung** wurde von dem international gebräuchlichen Terminus ***Specific Language Impairment*** (SLI) abgeleitet. Er bezieht sich auf eine weitreichende strukturelle Störung mit dem Schwerpunkt im Bereich der Grammatik, ohne dass eine Hörschädigung vorliegt oder eine gravierende kognitive Retardierung nachgewiesen werden kann. Der Begriff ***Dysgrammatismus*** als „Leitsymptom der verzögerten Sprachentwicklung" (Heese 1963, 10) wird ebenso wie der einer ***Entwicklungsdysphasie*** (Dannenbauer 1983) ersetzt. Umfangreiche Forschungsergebnisse und die Klassifikation aus dem englischsprachigen Raum (Leonard 1998) wurden im Deutschen übernommen (Schöler et al. 1998, Dannenbauer 2001, Grimm 1999) und führten zu einer weitreichenden Umorientierung.

Häufigkeit

Im Zusammenhang damit zeigt sich auch eine Präzisierung der Häufigkeitsangaben zum Auftreten von spezifischen Sprachentwicklungsstörungen. Während vorher die Zahlenangaben zwischen 3 % und 30 % schwankten (Kritik durch Dannenbauer 1999a, 2007), liegen jetzt sorgfältig kontrollierte Studien vor (Tomblin et al. 1997; Walter 2007a, b), die eine Prävalenzrate von ca. 6 % bis 8 % nennen.

Verlauf

Wichtig ist, wie sich die strukturelle Einbettung von spezifischen Sprachentwicklungsstörungen im Rahmen des Entwicklungsverlaufs ändern kann, wobei es zu „unausbalancierten Entwicklungsverläufen" (Crystal 1981, 186) kommen kann.

- Im Allgemeinen kündigt sich die Störung durch einen ***verzögerten Sprechbeginn*** an, bei dem die Kinder im Alter von zwei Jahren noch keine 50 Wörter aktiv beherrschen („late talkers").
- Weiterhin treten häufig ***phonologische Störungen*** im Zusammenhang mit Schwierigkeiten auf, Lautgestalten aus dem akustischen Spektrum der Alltagssprache auszugliedern und dann zu speichern.
- Eine Konstante sind ***syntaktisch-morphologische Störungen***. Verzögerungseffekte treten bereits bei ersten Zweiwortsätzen auf. Typisch ist, dass statt einer Verbzweitstellung das Verb in infiniter Form in Finalposition verwendet wird, wobei häufig noch Artikel fehlen oder falsch zugeordnet werden (Bsp.: „Ich über Straße gehen"). Ebenso kann die Verbflexion defizitär sein.

- Damit im Zusammenhang stehen häufig ***semantisch-lexikalische Störungen*** im Sinne einer wenig differenzierten Bedeutungsentwicklung und einer Beeinträchtigung des mentalen Lexikons, die zu einer Wortfindungsstörung führen.
- Fakultativ kann es zu ***Störungen beim Schriftspracherwerb*** kommen, da hier ähnliche Bedingungskomponenten wie bei der Lautsprache vorliegen.

Übergreifend wird die Bedeutung der Früherkennung von spezifischen Sprachentwicklungsstörungen erkennbar. Andernfalls besteht die Gefahr, dass die Schullaufbahn beeinträchtigt wird und es zu einer umfassenden Lebenserschwernis kommt, wenn eine Persistenz bis ins Jugendalter auftritt (Dannenbauer 2002a, Romonath 1998, Schlamp-Diekmann 2007).

Bedingungshintergründe

Ausschlusskriterien

Die genannten Ausschlusskriterien – keine Hörschäden, keine kognitiven Beeinträchtigungen – werden in der Literatur immer wieder genannt, um die Sprachspezifität des Phänomens zu betonen. Dies trifft zu, solange massive Innenohr- oder Mittelohrschäden beziehungsweise gravierende geistige Retardierungen gemeint sind.

beeinflussende Variablen

Anders ist es, wenn es sich um ein komplexes Zusammenspiel zunächst geringgradiger Beeinträchtigungen der Informationsverarbeitung und den Bereichen der

- Problemlösungsfähigkeit (Dannenbauer 2001, 2004),
- Gedächtnis- und Abrufkapazität (dazu: Baddely 2002),
- Rhythmus- und Zeitverarbeitung (Archibald/Gathercole 2006) und
- auditiven Wahrnehmungsorganisation (Motsch/Berg 2003)

handelt, das sich jedoch kumulativ aufschaukelt und ein differenziertes Netz sich gegenseitig bedingender Faktoren ergibt (siehe Abb. 27).

Je mehr man sich dabei damit beschäftigt, um so mehr an möglichen beeinflussenden Variablen werden dabei erkennbar (Dannenbauer 2004). Ihr Stellenwert im Hinblick auf eine ursachenspezifische Therapie ist umstritten (Dannenbauer 2005 versus Motsch 2005).

Diagnose

Da es sich bei spezifischen Sprachentwicklungsstörungen grundsätzlich um Verlaufsformen handelt, ist auch eine Verlaufsdiagnose notwendig. Von besonderer Bedeutung ist eine *Früherkennung*, die nach dem heutigen Er-

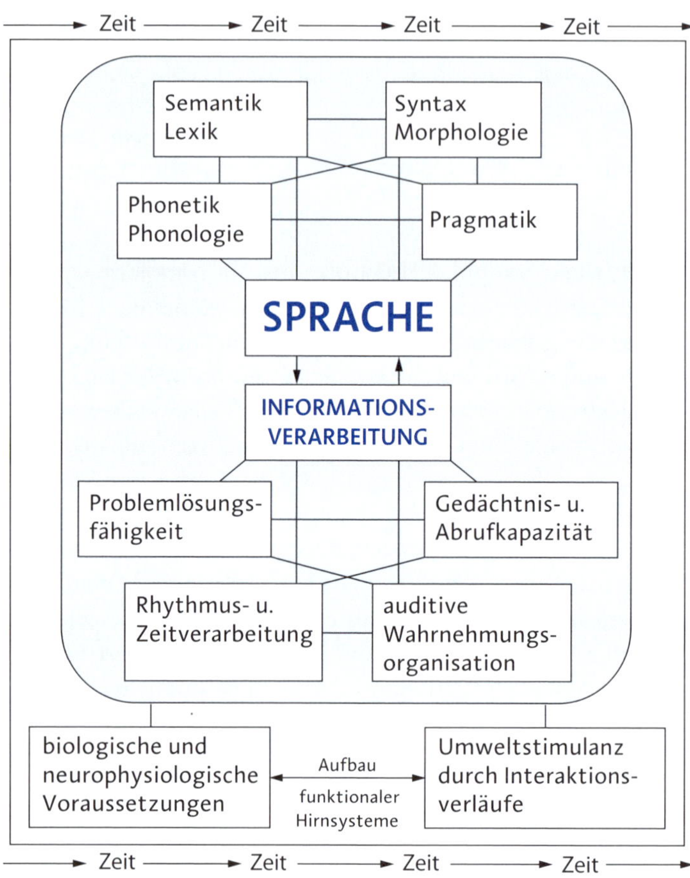

Abb. 27: Sprache und Informationsverarbeitung (Grohnfeldt 2001, 20)

kenntnisstand, sehr viel rechtzeitiger als bisher angenommen wurde, erfolgen kann, wobei der Einsatz von Elternfragebögen im Gesamtkontext an Bedeutung gewonnen hat. Gängig sind die folgenden in Tabelle 9 genannten Verfahren.

Elternfragebögen

Die geringste prognostische Validität hat dabei – verständlicherweise – der ELFRA-1. Besonders verbreitet ist der ELFRA-2. Eine hohe statistische Absicherung bei gleichzeitiger Ökonomie des Einsatzes im Rahmen der Kinderarztpraxis haben die im Internet frei verfügbaren Verfahren SBE-2-KT und SBE-3-KT.

Prinzipien

Der Einsatz von Elternfragebögen ist ein erster Schritt im Rahmen einer umfassenden Anamnese in Verbindung mit der Verwendung diagnostischer Verfahren. Als Qualitätsstandards einer therapierelevanten Diagnostik nennt Motsch (2010, 67–70) dabei:

- Entwicklungsorientierung,
- Ursachenorientierung (umstritten, aber so weit als möglich anzustreben),
- Therapierelevanz,
- Datenerhebung in natürlichen, kommunikativ anregenden Situationen sowie
- Ökonomie.

Testverfahren

Die genannten Faktoren sind letztlich idealtypisch und nur approximativ zu erreichen. Sie sind als Leitlinien bei der Einschätzung und Verwendung der gängigen Verfahren (siehe Tab. 10) zu verstehen.

idiographisches Vorgehen

Jedes der genannten Verfahren hat prinzipielle Vor- und Nachteile. Je nach Anlass sind sie sich gegenseitig ergänzend im förderdiagnostischen Kontext innerhalb eines einzelfallorientierten Vorgehens einzusetzen. Traditionell immer noch verbreitet ist in der Praxis das Dysgrammatiker Prüfmaterial aus Ravensburg. Es ist aus der Erfahrung entstanden ohne den Anspruch einer Validierung. Zeitlich sehr viel umfangreicher sind Spontansprachanalysen. Der SETK 3-5 hat einen festen Platz in der Sprachdiagnose bei drei- bis fünfjährigen Kindern. Mit ESGRAF-R können grammatische Fähigkeiten bei Kindern im Alter von vier bis 16 Jahren hypothesengeleitet diagnostiziert werden. Dieser Test ist im Hinblick auf die Erfüllung der oben genannten Prinzipien von Motsch (2010, 67–70) entwickelt worden.

Tab. 9: Diagnostische Elternfragebögen

Kurzbezeichnung	Autor(en)
ELFRA-1	Grimm, H., Doil, H. (2000): Elternfragebogen für 1-jährige Kinder. Hogrefe, Göttingen
ELFRA-2	Grimm, H., Doil, H. (2000): Elternfragebogen für 2-jährige Kinder. Hogrefe, Göttingen
ELAN	Bockmann, A.-K., Kiese-Himmel, C. (2006): ELAN – Eltern antworten. Elternfragebogen zur Wortschatzentwicklung im frühen Kindesalter. Hogrefe, Göttingen
FRAKIS	Szagun, G. (2009): FRAKIS. Fragebogen zur Erfassung der frühkindlichen Sprachentwicklung (Standardform) und FRAKIS-K (Kurzform). Pearson, Frankfurt
SBE-2-KT	Suchodoletz, W. von, Sachse, S. (2010): Sprachbeurteilung durch Eltern. Kurztest für die U7. Version vom 02.09.2010.
SBE-3-KT	Suchodoletz, W. von, Kademann, S., Tippelt, S. (2010): Sprachbeurteilung durch Eltern. Kurztest für die U7a (32.–40. Lebensmonat). Version vom 02.09.2010.

Tab. 10: Diagnoseverfahren bei spezifischen Sprachentwicklungsstörungen

Kurzbezeichnung	Autor(en)
Informelle Prüfverfahren	
Dysgrammatiker Prüfmaterial	Frank, G., Grziwotz, P. (1978): Dysgrammatiker Prüfmaterial. Selbstverlag, Sprachheilzentrum Ravensburg
Screening Grammatik	Penner, Z. (1999): Screeningverfahren zur Feststellung von Störungen in der Grammatikentwicklung. Edition SZH, Luzern
PDSS	Kauschke, C., Siegmüller, J. (2010): Patholinguistische Diagnostik bei Sprachentwicklungsstörungen. 2. Aufl. Urban & Fischer, München
Spontansprachanalysen	
Profilanalyse	Clahsen, H. (1986): Die Profilanalyse. Ein linguistisches Verfahren für die Sprachdiagnostik im Vorschulalter. Spiess, Berlin
COPROF	Clahsen, H., Hansen, D. (1991): COPROF – Ein linguistisches Untersuchungsverfahren für die sprachdiagnostische Praxis. Focus, Köln
ASAS	Schrey-Dern, D. (2006): Aachener Screeningverfahren zur Analyse von Spontansprache (ASAS). In: Schrey-Dern, D.: Sprachentwicklungsstörungen. Logopädische Diagnostik und Therapieplanung. Thieme, Stuttgart, New York, 40–101
Evozierte Sprachdiagnosen	
ESGRAF-R	Motsch, H.-J. (2009a): ESGRAF-R. Modularisierte Diagnostik grammatischer Störungen. Ernst Reinhardt, München/Basel
Diagnostische Inventare	
IDIS	Schöler, H. (1999): IDIS-Inventar diagnostischer Informationen bei Sprachentwicklungsauffälligkeiten. Schindele, Heidelberg
Subtests aus standardisierten Testverfahren	
SETK-2	Grimm, H. (2000): Sprachentwicklungstest für zweijährige Kinder. Diagnose rezeptiver und produktiver Sprachverarbeitungsfähigkeiten. Hogrefe, Göttingen
SETK 3-5	Grimm, H. (2001): Sprachentwicklungstest für drei- bis fünfjährige Kinder. Diagnose von Sprachverarbeitungsfähigkeiten und auditiven Gedächtnisleistungen. Hogrefe, Göttingen
SET 5-10	Petermann, F. (unter Mitarbeit von Fröhlich, P., Metz, D.) (2010): Sprachstandserhebungstest für Kinder im Alter zwischen 5 und 10 Jahren (SET 5-10). Hogrefe, Göttingen
TROG-D	Fox, A. (2006): TROG-D. Test zur Überprüfung des Grammatikverständnisses. Schulz-Kirchner, Idstein (Übersetzung des Originaltests von: Bishop, D.V.M. (2003): TROG-D. Test for Reception of Grammar – 2. Harcourt, London)

Therapie

Frühförderung

Entsprechend der Notwendigkeit einer möglichst frühen Erkennung und differentialdiagnostischen Abklärung ist der Stellenwert der Frühförderung beim Vorliegen einer spezifischen Sprachentwicklungsstörung dementsprechend hoch. Vorwiegend im frühen Kindesalter wird dabei auf unterschiedliche Formen der Beratung und die Beeinflussung der Mutter-Kind-Interaktion eingegangen. Ansätze dazu sind z. B.

- die indirekte interaktive Interaktion nach Schelten-Cornish (2005),
- die Unterstützung der lexikalischen Entwicklung bei zweijährigen Kindern nach Schlesiger (2007),
- das Hanen Programm (Rhein 1998),
- das Eltern-Kind-Programm „Schritte in den Dialog" (Möller 2006).

Modellierungstechniken

Dabei wird auf die Gesamtheit der psychosozialen und sprachlichen Anteile der Interaktion eingegangen, die auch in einer „normalen" Mutter-Kind-Interaktion ablaufen. Eine Intensivierung dieser Vorgänge durch so genannte korrigierende Rückmeldungen führt zum gezielten Einsatz von Modellierungstechniken (siehe Tab. 11).

inszenierter Spracherwerb

Einen besonderen Schwerpunkt findet diese Art des Vorgehens im *entwicklungsproximalen Ansatz* nach Dannenbauer (1983, 1984), der über Jahre erprobt und weiterentwickelt wurde (u. a. Dannenbauer / Künzig 1991, Haffner 1995). Um Missverständnissen vorzubeugen, dass es sich „nur" um eine Verwendung von Elementen aus der verbalen Mutter-Kind-Interaktion handelt, wird in neueren Veröffentlichungen der Terminus *inszenierter Spracherwerb* (Dannenbauer 1998) verwendet, um zu signalisieren, dass auf der Grundlage einer genauen diagnostischen Abklärung eine individuelle Bestimmung von Zielstrukturen und Überführung in die Sprachproduktion im Sinne einer dialogischen Sicherung erfolgt.

Verfahren

Übergreifend sind derzeit bei der Therapie von Kindern mit spezifischen Sprachentwicklungsstörungen folgende Ansätze gebräuchlich, die teilweise in Mischformen und Methodenkombinationen verwendet werden:

- Beim ***„pattern drill"*** (u. a. Camarata et al. 1992) werden in einem künstlichen Therapiesetting ohne kommunikative Einbettung auf verhaltenstherapeutischer Grundlage bestimmte Satzstrukturen systematisch eingeübt. Das Verfahren ist als Einzelmethode umstritten, da kein Transfer in die natürliche Alltagssituation stattfindet, wird aber als Bestandteil eines umfassenden Methodeninventars begründet eingesetzt.
- Im oben genannten ***entwicklungsproximalen Ansatz*** von Dannenbauer (1983, 1984, 2002b) wird „pattern drill" resolut abgelehnt.

Tab. 11: Techniken des Modellierens (Dannenbauer 2002b, 153f)

Kurzbezeichnung	Funktion	Beispiel
kindlichen Äußerungen vorausgehende Sprachmodelle		
Präsentation	gehäufte Einführung der Zielform	Perfektbildung: „Hast du gesehen? Ich habe eine Kugel genommen. Hast du auch eine gefunden? Dann habe ich sie …"
Parallelsprechen	Versprachlichung kindlicher Intentionen	Innerphrasale Kongruenz: „Du willst wohl ein großes Auto. Aha, ein rotes. Und dieser grüne Bagger? …"
Linguistische Markierung	Versprachlichung vorrangig beachteter Situationsmerkmale	Genussystem/Masculinum: „Ein komischer Löffel. Er ist groß. Hast du auch so einen? Siehst du den kleinen Löffel? Gib ihn mir …"
Alternativfragen	Angebot zweier Zielstrukturen zur Beantwortung	Präpositionalphrase im Akkusativ/Dativ: „Liegt er noch im Bett oder ist er schon ins Bad gegangen?"
kindlichen Äußerungen nachfolgende Sprachmodelle		
Expansion	Vervollständigung kindlicher Äußerungen unter Einbau der Zielstruktur	Agens-Aktion-Lokativ: „Wauwau fort." „Ja, der Wauwau läuft fort. Er läuft zum Tor …"
Umformung	Veränderung kindlicher Äußerungen unter Einbau der Zielstruktur	Subjekt-Verb-Inversion: „Wir nehmen Pferde." „Gut, dann nehmen wir Pferde. Nehmen wir auch …?"
korrektives Feedback	Wiedergabe kindlicher Äußerungen mit berichtigter Zielstruktur	Verbzweitstellung mit Modalverben: „Der Krankenwagen nicht kommen muss." „Nein, der Krankenwagen muss nicht kommen."
modellierte Selbstkorrektur	Nachahmung kindlicher Fehler bei der Zielstruktur mit sofortiger Korrektur	Verbflexion 2. Pers. Sing.: „Und du hol Teller." „Okay, und du hol … nein, falsch! … und du holst Tassen."
Extension	Sachlogische Weiterführung der kindlichen Äußerungen unter Einbau der Zielstruktur	Trennung von Verb und Negationswort: „Du kannst nicht das machen." „Nein, ich habe das nicht gelernt."

- Bei der ***Inputtherapie*** nach Kölliker-Funk und Penner (1998) erfolgt keine kommunikative Orientierung, jedoch ansonsten ein strikt entwicklungsproximales Vorgehen.
- Bei den ***reflexionsorientierten Hilfen*** (u.a. Schöler/Schakib-Ekbatan 2001) wird Sprache selbst zum Gegenstand der Betrachtung im Sinne einer methodenorientierten Reflexion gemacht.
- Die ***Patholinguistische Therapie*** nach Kauschke und Siegmüller (2002, 2006) ist ein methodenintegrativer Ansatz bei einer Kombination von didaktischer und modellierender Therapie.

- Die *Kontextoptimierung* nach Motsch (2002, 2010) basiert auf dem umfangreichen Forschungsprojekt „Förderung grammatischer Fähigkeiten spracherwerbsgestörter Kinder" 1999–2009 an der Pädagogischen Hochschule Heidelberg und der Universität zu Köln. Es stellt derzeit das am besten evaluierte Vorgehen bei der Therapie grammatischer Störungen dar und soll im Folgenden kurz vorgestellt werden.

Kontextoptimierung

Bei der Kontextoptimierung handelt es sich um eine neu entwickelte Therapiedidaktik, mit der die bei dem Diagnoseverfahren ESGRAF genannten Ziele

- Verbzweitstellung im Hauptsatz,
- Subjekt-Verb-Kongruenz,
- komplexe Syntax und
- Kasusmarkierung in Akkusativ- und Dativkontexten bei einer Überwindung der Artikelauslassung

systematisch erreicht werden sollen. Dabei sollen die Stärken vorhandener Therapieverfahren bei einer bewussten Methodenvielfalt im Sinne eines multimodalen Konzeptes der Kontextoptimierung (siehe Abb. 28) ausgenutzt werden.

Prinzipien

Folgende Prinzipien sind dabei nach einer ersten handlungsmäßigen Erfahrung („Kick of", Startschuss) von grundlegender Bedeutung:

- *Ursachenorientierung* bei einer Sensibilisierung für auditive Diskriminationsfähigkeiten („Hör genau hin!"),
- *Ressourcenorientierung* („Finde selbst heraus, was Dir hilft!") und
- *Modalitätenwechsel* im Sinne einer hin- und herschwappenden Welle rezeptiver, reflexiver und produktiver Tätigkeiten (siehe Abb. 29).

Die Überprüfung erfolgt durch einen „Kontextoptimierungs-Check" (Motsch 2010, 119). Die dazu durchgeführten Erhebungen (Motsch / Berg 2003) verweisen auf die Effektivität der Maßnahmen, wobei eine vergleichende Evaluation durch unabhängige Untersucher von Interesse wäre. Es liegen zahlreiche praktische Übungen im Sinne eines Bausteinprinzips zur Kontextoptimierung im Unterricht vor (Berg 2011).

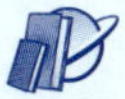

Weiterführende Literatur

speziell: Bishop 1997; Leonard 1998; Dannenbauer 2001, 2002b, 2005; Motsch 2010; Berg 2011; Schöler et al. 1998
übergreifend: Kannengießer 2009
Praxis: Wildegger-Lack 2011

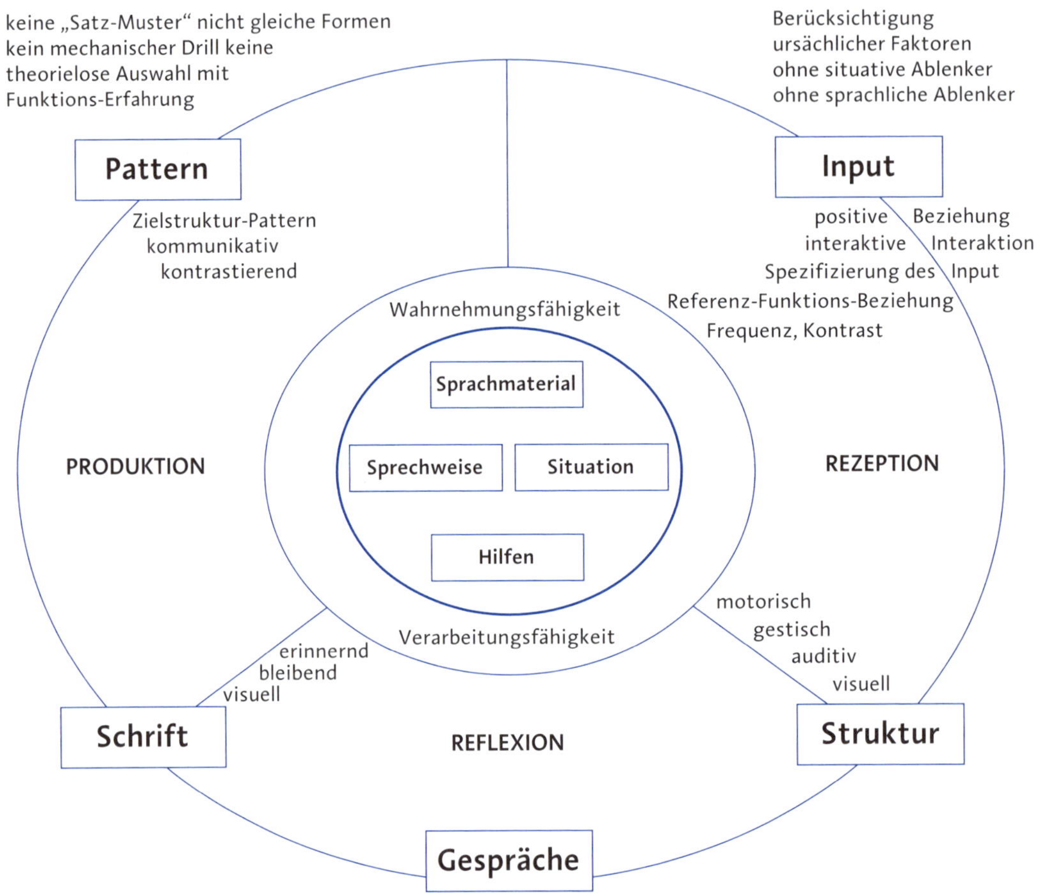

keine „Satz-Muster“ nicht gleiche Formen
kein mechanischer Drill keine
theorielose Auswahl mit
Funktions-Erfahrung
Berücksichtigung
ursächlicher Faktoren
ohne situative Ablenker
ohne sprachliche Ablenker
Pattern
Input
Zielstruktur-Pattern
kommunikativ
kontrastierend
positive Beziehung
interaktive Interaktion
Spezifizierung des Input
Referenz-Funktions-Beziehung
Frequenz, Kontrast
Wahrnehmungsfähigkeit
Sprachmaterial
Sprechweise
Situation
Hilfen
PRODUKTION
REZEPTION
Verarbeitungsfähigkeit
motorisch
gestisch
auditiv
visuell
erinnernd
bleibend
visuell
Schrift
REFLEXION
Struktur
Gespräche

Abb. 28: Multimodales Konzept der Kontextoptimierung (Motsch 2010, 105)

sprachbewusst
weniger/nicht sprachbewusst
Vor-/Nachsprechen
Vor-/Nachgespräche
Feedbacks (Selbstkontrolle)
Pattern
Ellipsen
Ausschalten von Ablenkern
Metalinguistische Hilfen (Struktur)
Schrift
strukturierte Spiele
Rezeption
Reflexion
Produktion
kontextuelle Spiele
Modelliertechniken
freie Spiele
Alltag

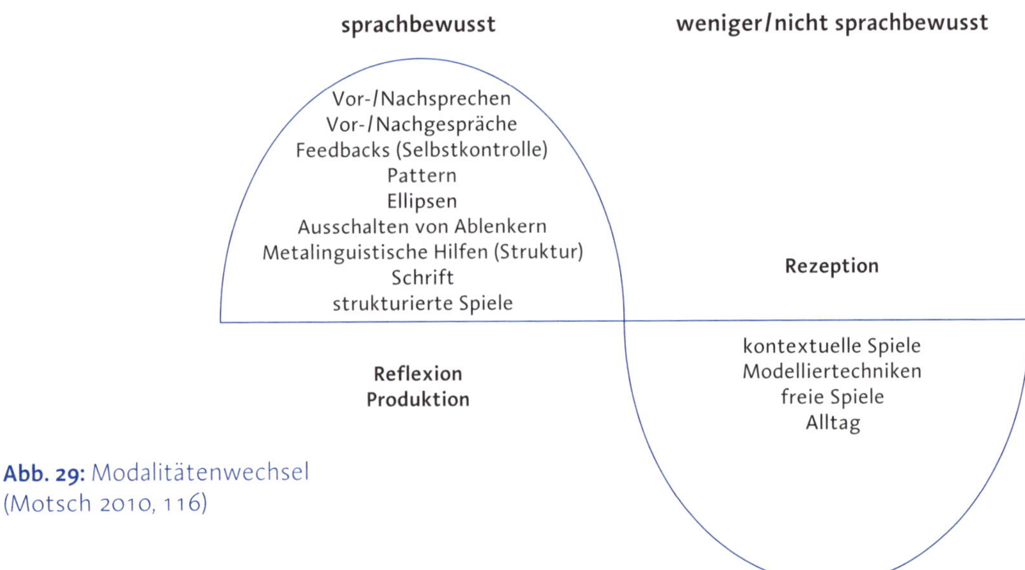

Abb. 29: Modalitätenwechsel (Motsch 2010, 116)

5.1.3 Semantisch-lexikalische Störungen

Begriffsbestimmung

Definition

Semantisch-lexikalische Störungen sind häufig Bestandteile einer komplexen Sprachentwicklungsstörung auf mehreren Ebenen. Von daher werden sie erst seit den 1990er Jahren in Deutschland als explizites Phänomen ausgewiesen. Von der Symptomatik handelt es sich

- im ***semantischen*** Bereich um Störungen der Wortbedeutung und Wortform als Ausdruck fehlender oder beeinträchtigter Einträge im mentalen Lexikon,
- im ***lexikalischen*** Bereich um Störungen der Wortform beim Abruf von Wortbedeutungen, z.B. bei Speicherproblemen oder Zugriffs- beziehungsweise Wortfindungsstörungen.

Bei Kindern und Jugendlichen treten semantisch-lexikalische Störungen häufig im Zusammenhang mit Sprachverständnisstörungen oder Lese-Rechtschreib-Störungen auf; im Erwachsenenalter sind sie ein Teilsymptom im Rahmen neurogener Erkrankungen. Glück (2007b, 284) spricht davon, dass semantisch-lexikalische Störungen bei ca. 60% der sprachentwicklungsgestörten Kinder beobachtet werden.

Bedingungshintergründe

externe und internale Faktoren

Fast immer handelt es sich um einen komplexen Bedingungshintergrund, bei dem externale und internale Faktoren zu beachten sind.

- Merkmale der ***Umweltanregung*** sind einsichtig, da das Kind nur das erwirbt, was es von seinen Sprachvorbildern erwirbt. Andererseits findet eine noch so gute Anregung ihre Grenzen in
- der ***kognitiven Ausstattung*** des Kindes, seinem Arbeitsgedächtnis und seiner Fähigkeit zur Informationsverarbeitung.

Ein Hypothesenmodell zu den funktionalen Ursachen semantisch-lexikalischer Störungen findet sich bei Glück (2007b, siehe Abb. 30).

Zu fragen ist, welche Auswirkungen im Hinblick auf die Diagnostik und Therapie damit verbunden sind.

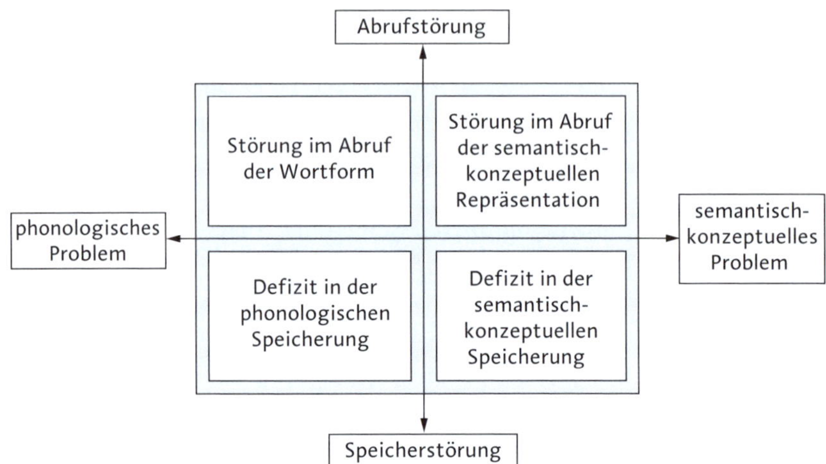

Abb. 30: Hypothesenmodell zu den funktionalen Ursachen semantisch-lexikalischer Störungen (Glück 2007b, 284)

Diagnose

Verfahren im Kontext

Die Komplexität des Erscheinungsbildes und Bedingungshintergrundes bei semantisch-lexikalischen Störungen bedingt eine umfassende Diagnose auf mehreren Ebenen. Die sich auf dem Markt befindlichen Verfahren gehen dabei schwerpunktmäßig auf den Wortschatz ein (siehe Tab. 12), so dass sie in Kombination mit anderen Unternehmungen im förderdiagnostischen Prozess einzusetzen sind.

altersspezifischer Einsatz

Daneben gibt es Untertests zur Überprüfung semantisch-lexikalischer Fähigkeiten in den Testverfahren SETK 2 (Grimm 2000b), SETK 3-5 (Grimm 2001) sowie dem Marburger Sprachverständnistest für Kinder (MSVK) von Elben und Lohaus (2000). Der Einsatz dürfte je nach der

Tab. 12: Diagnoseverfahren bei semantisch-lexikalischen Störungen

Kurzbezeichnung	**Autor(en)**
AWST-R	Kiese-Himmel, C. (2005): Aktiver Wortschatztest für drei- bis fünfjährige Kinder. Revision. Beltz Test Gesellschaft, Hogrefe, Göttingen
Teddy-Test	Friedrich, G. (1998): Teddy-Test, Verbale Verfügbarkeit zwischenbegrifflicher semantischer Relationen. Hogrefe, Göttingen
PDSS (Band Lexikon/Semantik)	Kauschke, C., Siegmüller, J. (2010): Patholinguistische Diagnostik der Sprachentwicklungsstörungen. 2. Aufl. Urban & Fischer, München
WWT 6-10	Glück, C. (2007a): Wortschatz- und Wortfindungstest für 6- bis 10-Jährige. WWT. Urban & Fischer, München

betreffenden Altersstufe erfolgen. Den Anforderungen neuerer Forschungsergebnisse entspricht der WWT 6-10 (Glück 2007a) besonders gut.

Therapie

Entsprechend der zumeist komplexen Einbettung semantisch-lexikalischer Störungen in ein umfassendes Erscheinungsbild bezieht sich die Therapie auf ein mehrdimensionales Vorgehen unter Berücksichtigung der vermuteten Bedingungshintergründe. Die *Ziele* erstrecken sich dabei auf

mehrdimensionales Vorgehen

- eine Verbesserung der Speicherqualität und des Wortabrufs,
- die Erarbeitung phonologischen und semantischen Wortwissens,
- Assoziationsübungen zum Wortabruf,
- Übungen zum metalinguistischen Wissen.

Generell geht es dabei um Phasen der Konkretion, Abstraktion und Anwendung (Grohnfeldt 1985). Gängige Ansätze sind dabei

Verfahren

- die ***Wörter- und Themensammlung*** von Brügge und Mohs (2007), die auf der Grundlage des Ansatzes von Zollinger (1986, 1995) eine praxisrelevante Sammlung von Übungen anbietet,
- der ***handlungsorientierte Therapieansatz*** (HOT) von Weigl und Reddemann-Tschaikner (2002), der auf Sprache im Zusammenspiel sensorischer, kognitiver, motorischer und emotionaler Entwicklungsdimensionen eingeht,
- das ***dialogorientierte Vorgehen*** von Füssenich (2002), das aus interaktionaler Sicht sprachliche Äußerungen im Austausch zwischen Kind und Bezugsperson mit bestimmten Modellierungstechniken (siehe Tab. 11) verstärkt,
- die ***Patholinguistische Therapie*** nach Kauschke und Siegmüller (2006) unter Betonung semantisch-lexikalischer Aspekte,
- das ***Netzwerkmodell*** nach Glück (2003), das auf eine Optimierung der Speicherorganisation und Verbesserung des Abrufs abzielt.

Die Praxis des Vorgehens dürfte auf eine Methodenintegration ausgerichtet sein.

Methoden-integration

Weiterführende Literatur

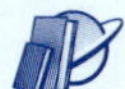

speziell: Glück 2003, Rothweiler 2001
übergreifend: Kannengießer 2009
Praxis: Wildegger-Lack 2011

5.1.4 Pragmatische Störungen

Begriffsbestimmung

Störungen der Pragmatik sind im deutschsprachigen Raum bisher (noch) nicht als explizites Störungsbild ausgewiesen. Ebenso sind sie auch nicht abrechnungstechnisch als Einzelphänomen im Sinne der Krankenkassen aufgeführt. Andererseits sind sie als Störungen der Interaktion seit langem bekannt (Füssenich 1987).

Definition

Generell handelt es sich bei **pragmatischen Störungen** um Auffälligkeiten bei der Sprachverwendung und im kommunikativen Gebrauch. Die verwendeten Sprachmuster werden von den Gesprächspartnern als unangemessen im Hinblick auf den jeweiligen sozialen Kontext empfunden. Damit einher geht

- ein eingeschränktes Repertoire an kommunikativen Ausdrucksformen,
- die mangelnde Fähigkeit, eigene Gedanken situationsadäquat zu formulieren und je nach Gesprächspartner zu (re-)agieren, wobei die verwendeten nonverbalen Bestandteile der Kommunikation unter Umständen als unangemessen empfunden werden.

Beobachtet werden derartige Auffälligkeiten im Zusammenhang mit Störungen des Spracherwerbs, bei sozial-emotionalen Störungen, kognitiven und neurologischen Beeinträchtigungen sowie im Rahmen des Autismus-Spektrums.

Terminologie

Im englischsprachigen Raum wurden die Begriffe *„semantic-pragmatic disorder"* als deskriptiver Sammelbegriff (Bishop / Rosenbloom 1987) sowie im Weiteren *„pragmatic language impairment"* (Bishop 2000) verwendet, wobei die pragmatischen Dimensionen der Störung dementsprechend akzentuiert wurden.

Bedingungshintergründe

Mehrdimensionalität

Generell ist davon auszugehen, dass es sich nicht um kurzzeitige situative Fehlanpassungen handelt, sondern um ein Merkmal weitreichender Entwicklungsstörungen. Die damit verbundene Mehrdimensionalität denkbarer Bedingungshintergründe wird in dem Modell von Woithon (2009, 78; siehe Abb. 31) zum Ausdruck gebracht, wobei die Ansätze von Hyter (2007) und Perkins (2005) unter Berücksichtigung kulturspezifischer Aspekte im epochalen Wandel mit eingehen.

Diagnose

Ansätze

Die Mehrdimensionalität des Störungsbildes setzt eine umfassende und langwierige Erfassung der damit verbundenen Phänomene voraus. Spreen-Rauscher (2007) unterscheidet dabei in Anlehnung an Adams (2002) und McTear und Conti-Ramsden (1992) vier Hauptansätze:

- standardisierte Tests,
- Checklisten und Kommunikationsprofile,
- systematische Erfassung pragmatischer Fähigkeiten in natürlicher Interaktion und
- Verstehen sprachlicher Pragmatik.

Verfahren

Besonders bekannt geworden ist die

- *Children's Communication Checklist* (CCC) von Bishop (1998), die in zweiter Auflage (Bishop 2003b) wesentlich verbessert wurde.
- Eine deutsche Übersetzung wurde von Spreen-Rauscher (2003b) vorgenommen.
- Weiterhin gibt es den *Untertest „Pragmatik"* im *Marburger Sprachverständnistest für Kinder* (MSVK) von Elben und Lohaus (2000).

Die Verfahren sind in Abstimmung mit dem vermuteten Bedingungshintergrund und den anderen Symptombereichen des Störungssyndroms durchzuführen.

Therapie

Methodenintegration

Ebenso wie die Diagnose ist die Therapie bei pragmatischen Störungen Ausdruck des mehrdimensionalen Bedingungshintergrundes und Erscheinungsbildes. Generell geht es damit um

- die Methodenintegration von Verfahren im Rahmen bestehender Ansätze zur Therapie bei spezifischen Sprachentwicklungsstörungen (entwicklungsproximales Vorgehen, Kontextoptimierung, HOT usw.),
- eine Stärkung kommunikativer Kompetenzen und des Selbstbewusstseins bei einem Abbau von Störungsbewusstsein,
- die Verbesserung des pragmatischen Verstehens,
- den Erwerb von Gesprächskompetenzen, Dialogfähigkeiten und Konservationstechniken im Diskurs sowie das Einüben von Rollenwechseln.

Als methodisches Hilfsmittel haben Rollenspiele einen hohen Stellenwert. Eine Evidenzbasierung steht noch aus.

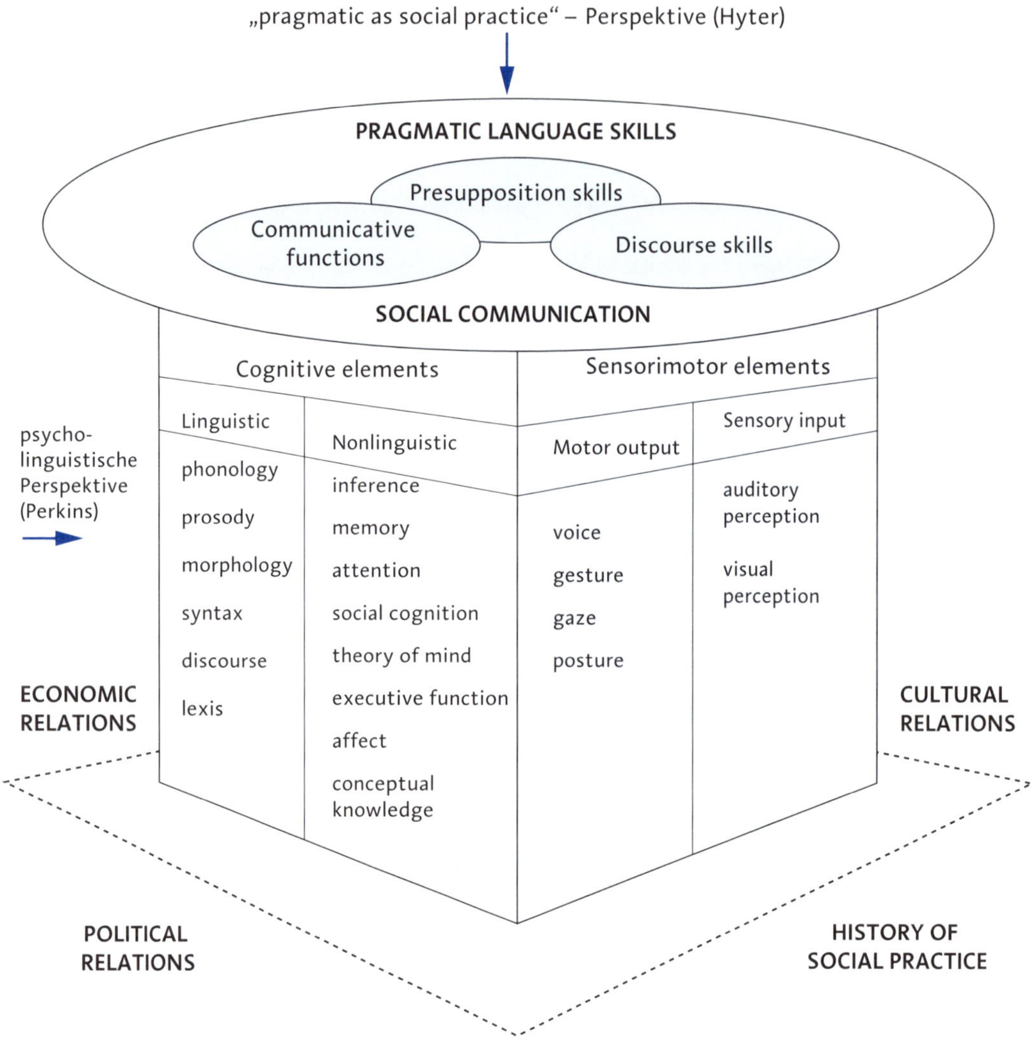

„pragmatic as social practice" – Perspektive (Hyter)

PRAGMATIC LANGUAGE SKILLS
Presupposition skills
Communicative functions
Discourse skills
SOCIAL COMMUNICATION

Cognitive elements
Sensorimotor elements
Linguistic
Nonlinguistic
Motor output
Sensory input
phonology
prosody
morphology
syntax
discourse
lexis
inference
memory
attention
social cognition
theory of mind
executive function
affect
conceptual knowledge
voice
gesture
gaze
posture
auditory perception
visual perception

psycho-linguistische Perspektive (Perkins)
ECONOMIC RELATIONS
CULTURAL RELATIONS
POLITICAL RELATIONS
HISTORY OF SOCIAL PRACTICE

Abb. 31: Mehrperspektivischer, deskriptiver Orientierungsrahmen zum Bedingungshintergrund bei pragmatischen Störungen (Woithon, 2009, 79)

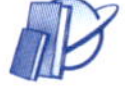

Weiterführende Literatur
Bishop 2000, Spreen-Rauscher 2007

5.1.5 Sprachentwicklungsstörungen im Zusammenhang mit anderen Entwicklungsbedingungen

In Analogie zu den in Abbildung 24 dargestellten Möglichkeiten können Sprachentwicklungsstörungen (SES)

- sich kumulativ verstärkend als Behinderungssyndrom auftreten: SES bei kognitiven Störungen,
- im Zusammenhang mit intervenierenden Variablen auftreten: SES bei Mehrsprachigkeit,
- im ursächlichen Zusammenhang auftreten: SES und Sprachverständnisstörungen,
- im vermuteten Zusammenhang auftreten: SES bei Auditiven Verarbeitungs- und Wahrnehmungsstörungen (AVWS),
- als direkte Folge auftreten: SES bei gravierenden Hörschäden.

Im Weiteren werden die damit einhergehenden Zusammenhänge aspekthaft benannt.

Sprachentwicklungsstörungen bei kognitiven Störungen

Kognitive Störungen der Wahrnehmungsverarbeitung und Gedächtnisfunktion können Ausdruck von Lernbehinderungen, aber auch von massiven geistigen Behinderungen sein.

Lernstörungen

Das gemeinsame Auftreten von Sprach- und Lernstörungen ist seit Jahrzehnten bekannt, wurde aber unterschiedlich gedeutet. Viele Kinder in den Sprachheilschulen der 1980er Jahre hatten gleichzeitig Lernstörungen, ebenso wie der Anteil der Kinder mit Sprachstörungen in Lernbehindertenschulen hoch war. Beides wurde lange Zeit additiv gesehen.

Komplexität der Störung

Diese Trennung wurde jedoch obsolet. Der „Strukturwandel in der Schülerschaft an Sprachheilschulen“ (Breitenbach 1992, 111; ebenso: Gieseke / Harbrucker 1991) im Hinblick auf das Auftreten immer komplexer werdender Störungsphänomene wurde herausgestellt. Offen ist, ob die Komplexität wirklich zunahm, evtl. bessere diagnostische Verfahren zur Verfügung standen, geänderte gesellschaftliche Einstellungen hinzutraten oder die Schulen aus Legitimationsgründen zusätzlich andere Kinder als bisher aufnahmen.

Komplexität der Maßnahmen

Eindeutig ergibt sich jedoch die Aufgabe, auf die Sprache und das kognitive Verarbeitungsniveau ausgerichtete Maßnahmen aufeinander zu beziehen, wobei Verhaltensauffälligkeiten erschwerend hinzutreten können. Es handelt sich um eine komplexe Bildungs- und Erziehungsaufgabe mit spezifisch ausgewiesenen sprachtherapeutischen Anteilen.

geistige Behinderungen

Sprachentwicklungsstörungen als Folge gravierender geistiger Retardierung treten bei den meisten betroffenen Kindern in erheblichem Maße auf, wobei seit Mitte der 2000er Jahre eine deutliche Zunahme neu erkannter genetischer und chromosomaler Abweichungen aufgrund der erweiterten diagnostischen Möglichkeiten beobachtet wird, die bisher als unbekannte Ätiologie eingeschätzt wurden (Wilken 2007, Siegmüller et al. 2006). Übergreifend ist der *Spracherwerb stark verzögert*, wobei das *Sprachverständ-*

nis meist besser entwickelt ist und dadurch die *Balance des Entwicklungsverlaufs* erheblich *verändert* ist.

Bei Kindern mit einer Trisomie 21 (Down-Syndrom) treten häufig Beeinträchtigungen des orofacialen Bereichs mit nachfolgenden Artikulationsstörungen auf.

Frühförderung

Von wesentlicher Bedeutung sind die Frühförderung und Elternarbeit. Das Ziel besteht zunächst in einer allgemeinen Verbesserung der Kommunikationsfähigkeit. Bei Personen ohne oder mit erheblich eingeschränkter Lautsprache wird nach Möglichkeiten gesucht, diese durch alternative Kommunikationsformen im Sinne einer *Augmentative and Alternative Communication (AAC)* zu ergänzen. Im deutschsprachigen Raum hat sich dafür der Begriff der *Unterstützten Kommunikation (UK)* durchgesetzt.

Unterstützte Kommunikation

Die *Ziele* der UK erstrecken sich nicht nur auf eine Erweiterung der kommunikativen Möglichkeiten für beide Kommunikationspartner, sondern auch auf die Möglichkeit des Ausdrucks von Gefühlen, Wünschen und Gedankengängen. Angesprochen sind nicht nur Menschen mit geistigen Behinderungen. Hilfestellungen ergeben sich auch beim Vorliegen einer Cerebralparese, Dysarthrie oder einem Schädel-Hirn-Trauma. An Verfahren sind

Verfahren

- Bildsymbolkarten, Kommunikationstafeln und Fotos,
- elektronische Kommunikationshilfen im Sinne einfacher oder komplexer Sprachausgabegeräte und Computerprogramme,
- der Einsatz von Gebärden und körpereigenen Signalen

gebräuchlich.

1990 wurde die „International Society for Augmentative and Alternative Communication“ (ISAAC) gegründet. Es handelt sich um ein auch in der Sprachtherapie an Bedeutung zunehmendes Aufgabenfeld.

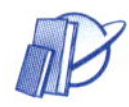

Weiterführende Literatur
Wilken 2003, 2006; Hedderich 2006
Ratgeber für Eltern: Otto / Wimmer 2010

Sprachentwicklungsstörungen bei Mehrsprachigkeit

spezifizierte Häufigkeitsverteilungen

Vor dem Hintergrund jahrzehntelanger Migration in Deutschland gewinnen Fragen der Mehrsprachigkeit und die damit verbundenen Aufgabenstellungen zunehmend an öffentlichem Interesse. Die Häufigkeiten sind dabei regional und altersspezifisch unterschiedlich,

- da in (Groß-)Städten der Migrationsanteil und damit die Anzahl der Mehrsprachigen deutlich höher ist (teilweise über 50% versus unter 5%),
- wobei in den neuen Bundesländern der Anteil traditionell deutlich geringer ist (< 5%) als in den alten Bundesländern (20–40%, wobei das Türkische teilweise in der 2. und 3. Generation sowie das Russische durch die Immigration von 2,7 Mio. Russlanddeutschen zwischen 1990 und 2005 dominieren) und
- da der Anteil in den jüngeren Altersgruppen aufgrund der lange Zeit höheren Geburtenrate von Migranten deutlich höher ist und (noch) prozentual ansteigt. In einigen Großstädten (z.B. Nürnberg) liegt der Anteil der mehrsprachigen Kinder bei der Einschulung bei über 50%.

Übergreifend wachsen heute ca. 25% bis 30% der Kinder in Deutschland mehrsprachig auf (Mikrozensus 2008). Die damit verbundenen Aufgabenstellungen sind auch für die Sprachheilpädagogik und Sprachtherapie von hoher Relevanz.

Begriffsbestimmungen

Die Frage, ab wann jemand mehrsprachig ist, wird in der Literatur uneinheitlich beantwortet. Die Ansichten reichen von dem Anspruch der muttersprachlichen Kompetenz in den betreffenden Sprachen in Laut und Schrift bis zu der Auffassung, dass bereits geringe Kenntnisse in zwei Sprachen als Kriterium für Mehrsprachigkeit ausreichen. Dementsprechend unterschiedlich sind die Häufigkeitsangaben.

Im Folgenden wird von einer „lebensweltlichen Zweisprachigkeit" (Gogolin 1988) ausgegangen, da hier nicht nur auf den linguistischen Aspekt, sondern auch auf die sozialen, kulturellen und gesellschaftlichen Bedingungen verwiesen wird, unter denen die betreffenden Kinder aufwachsen.

Variablen

Weiterhin sind

- *der Zeitpunkt des Erwerbs* (simultaner Gebrauch von mehreren Sprachen seit der Geburt versus sukzessive Erweiterung durch eine Zweitsprache nach dem 3. Lebensjahr und der weitgehenden Kenntnis der Erstsprache) und
- *die Art des Erwerbs* (natürlich in alltäglichen Kommunikationssituationen versus gesteuert in gezielt hergestellten Lernsituationen) sowie
- das Beibehalten oder die Aufgabe der Erstsprache (additiv versus subtraktive Mehrsprachigkeit) beim Erwerb der Zweitsprache

von Interesse. Daraus ergibt sich, dass es sich um eine sehr inhomogene Gruppe handelt, die im Zentrum des Interesses unterschiedlicher Fachdisziplinen steht.

Aufgabenstellungen

Für die Sprachheilpädagogik und Sprachtherapie ergibt sich dabei folgende Ausgangsfrage:

Hat das betreffende Kind auch in seiner **Herkunftssprache** eine **Sprachstörung**, insbesondere eine Sprachentwicklungsstörung?

In Abgrenzung zur neuen Fachdisziplin „Deutsch als Fremdsprache“ (DaF) reicht es nicht, wenn die Kinder im Deutschen einen geringen Wortschatz und rudimentäre grammatische Kenntnisse haben. Die Krankenkassen zahlen mit Recht erst beim Vorliegen einer Sprachentwicklungsstörung, die in beiden Sprachen, das heißt auch der Herkunftssprache, nachgewiesen werden kann. Dies ist eine anspruchsvolle Aufgabe für jemanden, der die Muttersprache des Kindes (Türkisch, Russisch usw.) nicht beherrscht. Neben einem „Anamnesefragebogen für zweijährige Kinder“ (Jedik 2003) sind die in Tabelle 13 genannten Verfahren gebräuchlich.

Tab. 13: Verfahren zur Überprüfung des Sprachentwicklungsstandes bei mehrsprachigen Kindern

Kurzbezeichnung	Autor(en)
Wortlisten	Jenny, C. (2008): Sprachauffälligkeiten bei zweisprachigen Kindern: Ursachen, Prävention, Diagnostik und Therapie. Hans Huber, Bern
WIELAU-T	Lammer, V., Kalmar, M. (2004): Wiener Lautprüfverfahren für Türkisch sprechende Kinder. Verlag lernen mit Pfiff, Wien
SISMIK	Ulich, M., Mayr, T. (2006): SISMIK. Sprachverhalten und Interesse an Sprache bei Migrantenkindern in Kindertageseinrichtungen. Herder, Freiburg
SCREEMIK 2	Wagner, L., Wagner, E. (2008): SCREEMIK Version 2. Screening der Erstsprachfähigkeit bei Migrantenkindern. Russisch-Deutsch; Türkisch-Deutsch. Eugen Wagner Verlag, München
CITO	Citogroep, Regionale Arbeitsstelle zur Förderung von Kindern und Jugendlichen aus Zuwandererfamilien (RAA) (Hrsg.): CITO – Test Zweisprachigkeit. National Institute for Educational Measurement, Arnheim
ESGRAF-MK	Motsch, H.-J. (2011): ESGRAF-MK. Evozierte Diagnostik grammatischer Fähigkeiten für mehrsprachige Kinder. Ernst Reinhardt, München/Basel
	angekündigt:
BilSES	Chilla, S. (in Vorb.): Diagnostikum für türkisch-deutsch bilinguale Kinder mit Sprachentwicklungsstörungen: BilSES. Unter Mitarbeit von Ezel Babur
	Abriss in:
	Chilla, S., Rothweiler, M., Babur, E. (2010): Kindliche Mehrsprachigkeit. Grundlagen – Störungen – Diagnostik. Ernst Reinhardt, München/Basel

Die Verfahren werden ihren Ansprüchen nur partiell gerecht und verstehen sich als erster Ansatz durch den Einsatz von Wortlisten, Bildkarten oder Schätzskalen. Sie stehen auch bei einer Standardisierung und dem Einsatz eines Computers grundsätzlich vor dem Problem, dass deutsch- und muttersprachliche Untersucher unter Umständen nicht zu dem gleichen Ergebnis kommen beziehungsweise die Überprüfung wesentlicher Sprachebenen ausgeklammert wird (z. B. die Überprüfung grammatischen Regelwissens in der türkischen Version von SCREEMIK 2). Auf die angekündigten Verfahren ESGRAF-MK (Motsch 2011) und BilSES (Chilla in Vorbereitung) darf man gespannt sein.

Notwendigkeit der Praxis

Trotz der unsicheren diagnostischen Grundlage, die letztlich nur eine erste Einschätzung erlaubt und Anlass für eine umfassende förderdiagnostische Beurteilung sein kann, stehen Tausende von Sprachtherapeutinnen und Sprachtherapeuten täglich vor der Aufgabe, verantwortungsbewusst mit mehrsprachigen Kindern und ihren Eltern zu arbeiten. Im Rahmen der *Beratung* geht es um

- allgemeine Überlegungen zur Mehrsprachigkeit, die in Elternratgebern (z. B. Triarchi-Herrmann 2006) konkret angesprochen werden. Statt einfacher Lösungen sollten dabei z. B. folgende weiterführende Fragen gestellt werden: Wovon hängt es ab, ob ein Kind ein- oder mehrsprachig erzogen werden soll? Wie gut ist das Sprachvorbild der Eltern in welcher Sprache? Welche Sprache benötigt das Kind, um sich in seiner unmittelbaren Umwelt zu verständigen? Letztlich sollte das Kind spätestens bei der Einschulung auch im Hinblick auf den Erfolg seiner späteren Schullaufbahn das Deutsche gut beherrschen.
- spezielle Anforderungen im Rahmen der Verbindung von Elternarbeit und Sprachtherapie. Dabei ist eine Kenntnis kultureller Eigenarten und Verhaltensformen („Wie verhalte ich mich richtig bei ...?", Lin-Huber 2001) im Sinne einer „Kultursensivität" (Kreutzmann 2008) eine wesentliche Voraussetzung für den Erfolg.

Therapie

Die Sprachtherapie selbst vollzieht sich als komplexe Aufgabenstellung, die sich auf die Sprache, Kultur und Identität der Betreffenden richtet (Grohnfeldt 2005). Das Vorgehen

- erfolgt auf der Basis des Erwerbshintergrundes, nicht nur des aktuellen Sprachstandes,
- muss bei Aussprachestörungen auch die Interferenzen der jeweiligen Herkunftssprache des Kindes ansprechen,
- geht im grammatischen Bereich entwicklungsproximal beziehungsweise nach Merkmalen der Kontextoptimierung vor und
- sollte den lebensweltlichen Hintergrund des Kindes berücksichtigen.

Die theoriegeleiteten Aussagen (z. B. Kracht 2000, Lengyel 2009), Forschungsaspekte (Triarchi-Herrmann 2005, Chilla et al. 2010), aber auch die praktischen Handreichungen (z. B. Ünsal 2007) haben sich in den letzten Jahren entscheidend erweitert. Es handelt sich um ein Aufgabengebiet von heuristischem Interesse.

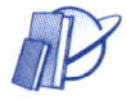

Weiterführende Literatur
Lengyel 2009

Sprachentwicklungsstörungen und Sprachverständnisstörungen

Die Voraussetzung des Sprachverständnisses für die Sprachproduktion ist evident. Lange Zeit konzentrierte man sich in der Forschung auf die unmittelbar hörbare Symptomatik. Erst seit den 2000er Jahren ist die Bedeutung von Sprachverständnisstörungen immer mehr erkannt worden, wobei viele dieser Kinder bisher fälschlicherweise als lernbehindert eingestuft wurden (Eiber 2010).

Definition

Bei **Sprachverständnisstörungen** (Synonym: umschriebene rezeptive Sprachstörungen) liegt die Sprachverständnisleistung des Kindes deutlich unterhalb des Niveaus, das von seinem Alter und seiner Intelligenz zu erwarten ist.

Folgende Verhaltensweisen deuten auf Sprachverständnisstörungen hin:

- Die Beeinträchtigung kündigt sich bei jüngeren Kindern dadurch an, dass gar nicht, nur einzelne Wörter oder stereotype Floskeln gesprochen werden, die zudem häufig unverständlich sind.
- Im Weiteren erfolgt keine altersentsprechende Reaktion auf Anweisungen.
- Ein korrektes Beantworten von Fragen, deren Antwort das Kind offensichtlich kennt, ist nicht möglich.
- Fakultativ werden Verhaltensauffälligkeiten und ein sozialer Rückzug beobachtet.

Auszuschließen sind Störungen des Sprachverständnisses bei geistiger Behinderung, Hörschäden und neurologischen Erkrankungen.

Bedingungshintergründe

Die genaue Ätiologie ist unbekannt. Vermutet werden hirnorganisch bedingte Syndrome und genetische Risikofaktoren, wobei der genaue Vererbungsmodus bisher nicht aufgezeigt werden konnte (Noterdaeme 2007). Natürlich sind auch psychosoziale Faktoren der Umweltanregung von Bedeutung.

Diagnose

Die Diagnose muss dementsprechend multiprofessionell erfolgen. Nach einer Ausschlussdiagnostik durch nonverbale Intelligenztestverfahren und eine Hörprüfung sind die in Tabelle 14 genannten Verfahren gebräuchlich.

Monitoring

Neben dem reinen Sprachverständnis gewinnt dabei der Begriff des *comprehension monitoring* beziehungsweise *Monitoring des Sprachverstehens (MSV)* zunehmend an Bedeutung. Darunter wird die Fähigkeit verstanden, „auf die zwei Prozesse der Überprüfung des eigenen Sprachverstehens und der Reaktionen auf nicht verstandene Botschaften“ (Schönauer-Schneider 2008, 73) einzugehen. Eine umfangreiche Sammlung zum Training metasprachlicher Fähigkeiten mit verschiedenen Bausteinen nicht nur für die sprachtherapeutische Intervention im Unterricht findet sich bei Reber und Schönauer-Schneider (2011, 174–185).

Tab. 14: Diagnostikmaterialien bei Sprachverständnisstörungen

Kurzbezeichnung	Autor(en)
Informelle Prüfverfahren	
IVÜS	Baur, S., Endres, R. (2000): Informelles Verfahren zur Überprüfung von Sprachverständnisleistungen (IVÜS). Sprachheilarbeit 45, 64–71
Mäusegeschichte	Gebhard, W. (2001): Entwicklungsbedingte Sprachverständnisstörungen bei Kindern im Grundschulalter. Status und Diagnostik im klinischen Kontext. Herbert Utz, München
Standardisierte Testverfahren	
TROG-D	Fox, A. (2006): TROG-D. Test zur Überprüfung des Grammatikverständnisses. Schulz-Kirchner, Idstein Übersetzung des englischen Originals von Bishop, D. (1983): Test for Reception of Grammar
MSVK	Elben, C. E., Lohaus, A. (2000): MSVK. Marburger Sprachverständnistest für Kinder. Hogrefe, Göttingen

Therapie

Die Therapie erstreckt sich generell darauf, das Interesse am Sprachverstehen zu wecken, die Fähigkeit zum Zuhören zu intensivieren und damit Grundvoraussetzungen für das Verständnis komplexer Sprache aufzubauen. An unterschiedlichen Ansätzen sind derzeit gebräuchlich:

- Die ***Sprachverständnistherapie*** nach Baur und Endres (1999, 2003), bei der es um ein Sichern der Aufmerksamkeit und ein Modellieren der eigenen Sprache geht.
- Die ***Therapie der Sprachverstehenskontrolle*** nach Schmitz und Diem (2007) baut auf dem ***comprehension monitoring program*** von Dollaghan und Kaston (1986) auf und geht in Modulen vor.
- Der ***handlungsorientierte Therapieansatz (HOT)*** von Weigl und Reddemann-Tschaikner (2002) geht auf ein Zusammenspiel sensorischer, kognitiver, motorischer und emotionaler Entwicklungsdimensionen ein (siehe Kap. 5.1.3: semantisch-lexikalische Störungen).
- Die ***Sprachverständnistherapie*** von Mathieu (2000) basiert auf dem Konzept von Zollinger (1986) im Interaktionsspiel bei einem Abwarten des triangulären Blickkontaktes.

Es wird deutlich, dass hier Methoden zum Einsatz kommen, die auch schon in anderem Handlungszusammenhang erprobt wurden. Offensichtlich ist das Phänomen seit Langem bekannt, aber erst seit Kurzem differenzialdiagnostisch gekennzeichnet.

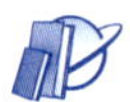

Weiterführende Literatur
Amorosa / Noterdaeme 2003, Gebhard 2001

Sprachentwicklungsstörungen und Auditive Verarbeitungs- und Wahrnehmungsstörungen (AVWS)

Definition

Auditive Verarbeitungs- und Wahrnehmungsstörungen (AVWS) sind zentrale auditive Wahrnehmungsschwächen, die nicht durch eine periphere Innenohr- oder Mittelohrschwierigkeit hervorgerufen werden.

Auditive Verarbeitungs- und Wahrnehmungsstörungen (AVWS) äußern sich u.a.

- bei der sequenziellen auditiven Analyse,
- beim Richtungshören,
- beim Erkennen akustischer Signale im Störgeräusch,
- in Geräuschüberempfindlichkeiten,
- in Verständnisstörungen bei Nebengeräuschen.

▼

Derartige Störungen wurden schon vor Jahrzehnten als „zentrale Fehlhörigkeit" (Esser et al. 1987, Esser 1994) bezeichnet. Ihre Existenz ist jedoch bis heute „umstritten" (von Suchodoletz 2007a, 36). Ebenso gibt es ganz unterschiedliche Richtungen, wobei offen ist, ob die betreffenden Forscher das gleiche Phänomen meinen oder zuweilen Überschneidungen mit anderen Störungsbildern (z.B. Sprachverständnisstörungen) auftreten.

variierende Häufigkeitsangaben

Ausdruck dieser unklaren Forschungslage sind die stark streuenden Häufigkeitsangaben zum Auftreten einer AVWS. Nickisch et al. (2005, 11) nennen 2 % bis 3 % im Kindesalter, verweisen aber auf Forschungen im angloamerikanischen Raum, die eine Prävalenz von 8 % benennen. Nach von Suchodoletz (2009a, 88) schwanken die Häufigkeitsangaben zwischen 2 % und 20 %.

Konzeptbildung

So ist das einer AVWS zugrunde liegende Konzept einer hierarchisch aufeinander aufbauenden akustischen Informationsverarbeitung (von Suchodoletz 2007a, 36; siehe Abb. 32) mit konsekutiven Folgen von zentralen auditiven Wahrnehmungsstörungen zwar theoretisch schlüssig, in der Praxis jedoch mit vielen Unklarheiten verbunden. Insbesondere „müssen Defizite der zentralen Hörverarbeitung nicht zwangsläufig zu Störungen der Sprache führen" (Kannengießer 2009, 339).

Diagnose

Vor diesem unsicheren Hintergrund ist eine verantwortungsbewusste Differentialdiagnose unerlässlich. Zunächst ist eine Ausschlussdiagnostik bezüglich des Auftretens einer peripheren Hörstörung oder gravierenden Intelligenzminderung erforderlich. Nach einer Anamnese erstreckt sich die Diagnose dann im Weiteren auf die eher subjektive Überprüfung grundlegender Fähigkeiten, u. a.

- zur Lautidentifikation und -differenzierung,
- zum Richtungshören,
- zur Spracherkennung im Störgeräusch und bei Verzerrung (zeitkomprimierte und frequenzbegrenzte Sprachwahrnehmung),
- zum dichotischen Hören,
- zur Bestimmung der auditiven Ordnungsschwelle (minimaler Zeitabstand zwischen zwei hintereinander auftretenden Stimuli),
- zum Erkennen von Alltagsgeräuschen,
- zur phonologischen Merkfähigkeit (Nachsprechen von Zahlenfolgen und Kunstwörtern, z.B. Mottier Test)

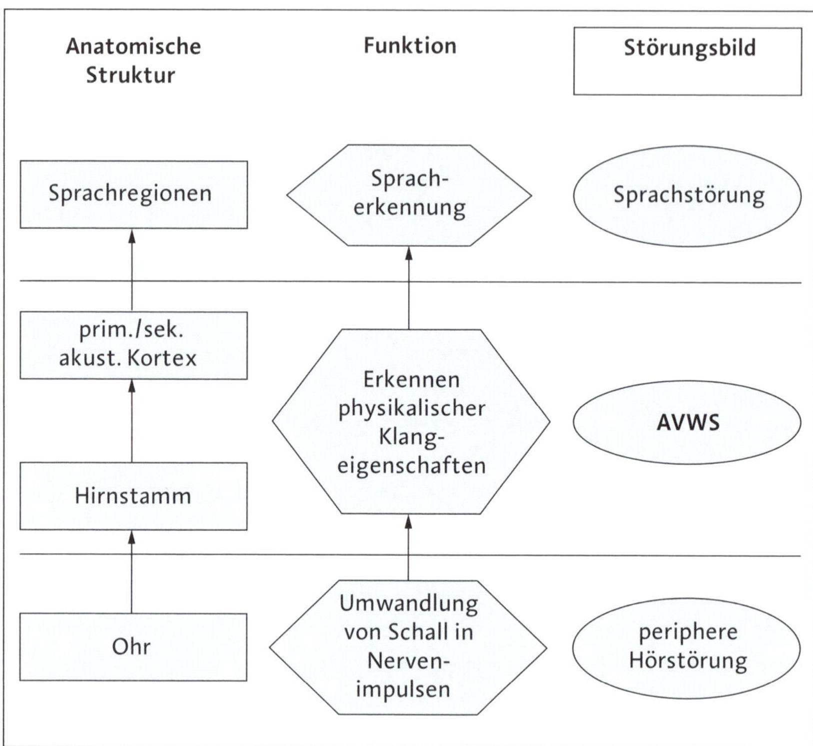

Abb. 32: Konzeptbildung zur akustischen Informationsverarbeitung bei AVWS (von Suchodoletz 2007a, 36)

Genauere Angaben finden sich bei Nickisch et al. (2005), Böhme (2008a) und von Suchodoletz (2009a).

Therapie

Häufigkeit

Trotz der genannten Unsicherheiten, die eher zu einer „Verdachtsdiagnose" führen, zählen Sprachentwicklungsstörungen bei auditiven Wahrnehmungsschwierigkeiten nach Aussprachestörungen und spezifischen Sprachentwicklungsstörungen zu den in der therapeutischen Praxis dritthäufigsten Phänomenen (de Langen-Müller / Hielscher-Fastabend 2007, 52) – noch deutlich vor dem Stottern.

Therapieansätze

Häufig erfolgt dazu zunächst eine allgemeine Hörerziehung analog wie bei der Therapie von Aussprachestörungen. Dazu gibt es eine Vielzahl an Materialien auf dem Markt. Im Weiteren erfolgt ein Training der im Rahmen der Diagnose individuell ausgewiesenen Schwächen (z. B. Tondifferenzierungstraining, Richtungshörtraining, Spracherkennung bei

Störgeräuschen). Bei Prä-Post-Untersuchungen können dabei durchaus Erfolge festgestellt werden.

Therapieprogramm

Sehr viel strukturierter geht das Therapieprogramm von Nickisch (Diagnostik und Therapiebausteine), Burger-Gartner und Heber (Therapie) (2005) vor, das zu den Bausteinen

- gezieltes, teilfunktionsspezifisches auditives Training,
- Kompensationen in der Therapie, Kompensationen im Schulunterricht, metakognitive Strategien,
- häusliches Üben und
- Modifikation der Hörumgebung

eine Vielzahl von Anregungen und Übungen anbietet.

Therapiegrenzen

Trotz allem „ist die Wirksamkeit von auditiven Behandlungsmethoden bisher unzureichend belegt" (von Suchodoletz 2009a, 97; ebenso: von Suchodoletz 2006). Dabei zeigen einzelne Teilfunktionen (z. B. Tondifferenzierungsfähigkeit, Ordnungsschwelle) durchaus Verbesserungen. Offen bleibt aber bisher der Transfer-Effekt auf die nicht trainierten Bereiche der Laut- oder Schriftsprache. Davon unabhängig scheinen die Betroffenen mit den Therapien häufig durchaus zufrieden zu sein, insbesondere wenn die Hörerziehung integrativer Bestandteil sprachtherapeutischer Maßnahmen ist. Hier sind weitere Forschungen notwendig, wobei prinzipielle Grenzen beim Nachweis der Effektivität der einzelnen Bestandteile der Therapie bestehen (Was wirkt … und warum?).

Weiterführende Literatur

von Suchodoletz 2009a, Nickisch et al. 2005

Sprach(entwicklungs)störungen bei gravierenden Hörschäden

Lautsprache und Hörschädigung

Die Entstehung von Sprachstörungen als direkte Folge einer gravierenden Innenohr- oder Mittelohrschädigung ist unmittelbar einsichtig: Das Kind hört sich und andere nur verzerrt oder gar nicht und kann dadurch seine eigene Lautsprache nur rudimentär oder gar nicht ausbilden. Ebenso sind die Stimmkontrolle und Tonhöhenvariation vor allem bei affektiver Erregung verändert. Es entsteht eine typische Art, sich lautsprachlich auszudrücken.

historischer Rückblick

Die Gehörlosen- und Schwerhörigenpädagogik, die sich mit diesen Kindern traditionell beschäftigt, kann dabei in Deutschland auf eine über 200-jährige Geschichte zurückblicken. 1778 eröffnete Samuel Heinicke die erste Gehörlosenschule in Deutschland. Er nannte die private Einrichtung „Churfürstlich-Sächsisches Institut für Stumme und andere mit

Sprachgebrechen behaftete Personen", wobei bewusst auch Kinder mit schweren Sprachstörungen aufgenommen wurden. In zahllosen Kontroversen (Lautsprache versus Gebärdensprache) entwickelte sich dabei ein differenziertes System der Früherkennung von Hörschäden, schulischen Unterweisung und nachschulischen Berufsfindung.

aktuelle strukturelle Änderungen

Die Entwicklung seit den 1990er Jahren brachte dabei entscheidende Strukturänderungen, indem

- auf der Grundlage des technischen und medizinischen Fortschritts heute ***Cochlea Implantationen (CI)*** als elektronische Hörhilfen zum Ersatz ausgefallener Funktionen der Sinneszellen des Innenohrs routinemäßig in allen Altersgruppen durchgeführt werden,
- die Früherkennung von Hörschäden durch ein effektives ***Neugeborenenhörscreening*** in den ersten Lebensmonaten möglich ist,
- gleichzeitig jedoch aufgrund der demographischen Entwicklung eine gravierende Zunahme von ***Altersschwerhörigkeiten*** (Presbyakusis) beobachtet werden kann.

Da das Krankenkassensystem in Deutschland gemäß den Heilmittel-Richtlinien vom 16. März 2004 (neueste Fassung: 18. Oktober 2010) auch Störungen der Sprache bei hochgradiger Schwerhörigkeit oder Gehörlosigkeit mit der Abrechnungsziffer SP4 belegt, ist die Sprachtherapie / Logopädie als Bezugswissenschaft unmittelbar angesprochen (Grohnfeldt 2008c, siehe Abb. 33).

Diagnosegruppe	**Leitsymptomatik: Schädigung, Funktionsstörung**
Störungen der Sprache bei hochgradiger Schwerhörigkeit oder Taubheit z.B. – angeboren – erworben durch Infektionen, ototoxisch, Traumata, Hörsturz, Missbildungen, Tubenentlüftungsstörung nach Cochlea-Implantat-Versorgung	Störungen in Form von – gestörter bzw. fehlender lautsprachlicher Kommunikation

Abb. 33: Störungen der Sprache bei hochgradiger Schwerhörigkeit oder Gehörlosigkeit (SP4) (nach Heilmittelrichtlinien, zweiter Teil, Stand: 16.03.2004, überarbeitet: Juli 2011)

Häufigkeit

Die Prävalenz kindlicher Hörschäden wird mit ca. eins bis zwei pro 1.000 Normalgeburten eingeschätzt, der Anteil der hörgerätepflichtigen Hörschäden bei über 70-Jährigen mit 54 % (von Wedel / Walger 2007, 144).

Aufgabenbereiche

Vor dem Hintergrund einer steigenden Anzahl von Cochlea-Implantat-Versorgungen ergeben sich dementsprechende Aufgaben in der Nachsorge, da Erfolge erst durch das Zusammenspiel von Operation mit einer nachgehenden Hörerziehung eintreten. Ebenso an Bedeutung zunehmend ist der Bereich der Altersschwerhörigkeiten. Übergreifend ergaben sich dabei folgende Aufgabenbereiche

- Artikulationsanbahnung und -training,
- Absehtraining,
- Hörsprachtraining,
- Stimm- und Sprachpflege,
- CI-Nachsorge und
- Sprachtherapie für Kinder und Erwachsene.

Die Sprachtherapie / Logopädie ist aufgerufen, in Zusammenarbeit mit der Phoniatrie, Pädaudiologie, Hals-Nasen-Ohren-Heilkunde sowie der Gehörlosen- und Schwerhörigenpädagogik ihren Standort zu markieren. Bisher haben sich nur wenige sprachtherapeutische Praxen darauf spezialisiert.

Weiterführende Literatur
Hörgeschädigtenpädagogik: Leonhardt 2010
Medizin: Wendler et al. 2005

5.2 Störungen der Redefähigkeit

5.2.1 Stottern

historischer Rückblick

Das Stottern gehört seit über 2.500 Jahren zu den bekannten und in der Geschichte beschriebenen Sprachstörungen des Menschen. Als Beispiel wird immer wieder auf Demosthenes (384–322 v.Chr.) verwiesen, der seine Sprachstörung – offensichtlich Stottern – mit Kieseln im Mund beim Sprechen gegen die Meereswellen bekämpfte und zu einem der berühmtesten Redner der Antike wurde. Ebenso gehen die Anfänge der Sprachheilpädagogik auf die Entwicklung von Stottertherapien zurück, wie auch in den ersten Sprachheilschulen überwiegend stotternde Kinder aufgenommen wurden. Heute zählt das Stottern zu den am besten erforschten Sprachstörungen, wobei überraschenderweise der prozentuale Anteil der mit den Krankenkassen abgerechneten Therapien im Vergleich zur – vermuteten – Häufigkeit unterproportional gering ist.

Begriffsbestimmung

Definition

Beim **Stottern** handelt es sich um eine Störung der Sprechflüssigkeit, die zu Unterbrechungen im Redefluss führt. Dadurch wird die üblicherweise benötigte Zeit zur Sprachproduktion erheblich überschritten. Im Augenblick des Stotterns wissen die Betreffenden durchaus, was sie sagen wollen, sind aber unfähig, die dafür erforderlichen Artikulationsbewegungsmuster zu realisieren. Dadurch kann es zu Auswirkungen für die Betreffenden im Sinne eines hohen Leidensdrucks kommen. Ebenso ändern häufig die Gesprächspartner ihr (Sprach-)Verhalten, so dass ein Einfluss auf die kommunikative Situation insgesamt genommen wird.

Symptome

Die Unterbrechungen im Redefluss sind durch eine hohe individuelle Variation gekennzeichnet („Jedes Stottern ist anders.“). Im Allgemeinen werden dabei offene und verdeckte Symptome unterschieden (siehe Tab. 15; Glück / Baumgartner 2006, Weikert 2007).

Insbesondere im Kindesalter kann es zu einem zyklischen Auftreten kommen. Der Einfluss von Stress, Belastungen und ungünstigen Bewältigungsversuchen verschlimmert die Symptomatik.

Häufigkeit und Geschlechtsverteilung

Stottern beginnt zumeist im Vorschulalter (2. bis 5. Lebensjahr). In Abgrenzung zu entwicklungsbedingten Unflüssigkeiten, die bei ca. 80 % aller Kinder auftreten, verbleiben ca. 4 % bis 5 % der Kinder mit einer beginnenden Stottersymptomatik. Jungen sind dabei häufiger als Mädchen betroffen (im Kindesalter im Verhältnis 2:1, bei Erwachsenen 4:1). Im weiteren Verlauf liegt die Remissionsquote bei ca. 75 % bis 80 %, so dass noch ca. 1 % der Erwachsenen Stottersymptome zeigen (Johannsen 2009).

Tab. 15: Offene und verdeckte Symptome des Stotterns

	Symptomatik
Offene Symptome	– Wiederholungen (Repititionen, Iterationen), Dehnungen von Sprechlauten (Prolongationen) und Blockaden – Einfügungen von Schwa-Lauten (z. B. Be-be-be-baden) – Flickwörter (z. B. „mh“, „ähem“) oder Phrasen (z. B. „in diesem Sinne“) als Starter oder verbales Vermeidungsverhalten – auffällige Sprechatmung und Stimmgebung (z. B. Atemvorschieben, inspiratorisches Sprechen, Sprechen auf Restluft)
Verdeckte Symptome	– Flucht und Vermeidungsverhalten durch den Austausch von angstbesetzten Wörtern und Sätzen, ohne dass der Gesprächspartner dies erkennt – kommunikativer und schließlich sozialer Rückzug – negative Selbstbewertung bei hohem Leidensdruck (Angst, Scham usw.) – Gefahr eines veränderten Selbstkonzepts (vermindertes Selbstwertgefühl, negative Erwartungshaltungen)

Früherkennung und Differenzialdiagnose

Neben der Früherkennung ist die differenzialdiagnostische Abgrenzung zum Poltern, aber insbesondere zu entwicklungsbedingten Sprechunflüssigkeiten von entscheidender Bedeutung. Dazu nennt Weikert (2007, 336) als Risikofaktoren für einen chronischen Verlauf

- „Dauer der Unflüssigkeiten,
- Verlauf,
- Art der Symptomatik,
- Reaktionen des Kindes,
- Einstellung der Eltern,
- familiäre Beratung",

wobei jedoch eine eindeutige Voraussage nicht möglich ist.

Prognose

Die Stottersymptomatik kann in der Regel stark verringert werden. Zudem remittieren viele Kinder, wobei mit zunehmendem Alter die Wahrscheinlichkeit einer Spontanremission abnimmt. Die Chancen dazu sinken ab dem Alter von neun Jahren deutlich (Johannsen 2009). Bei Jugendlichen und Erwachsenen ist Stottern nicht mehr im eigentlichen Sinne heilbar, das heißt, eine völlige Symptomfreiheit in der Spontansprache wird unwahrscheinlich. Es besteht die Möglichkeit der deutlichen Verbesserung und Kontrolle der Symptomatik.

Bedingungshintergründe

mehrdimensional

Ebenso wenig wie es *das* Stottern gibt, lassen sich eindeutige Ursachen ausmachen. Motsch (1992) spricht deshalb von einer „idiographischen Betrachtung" des Stotterns. Im Allgemeinen werden die Entstehungsbedingungen über das Zusammenspiel von organisch-konstitutionellen und psycholinguistischen Faktoren (Hansen / Iven 2002) erklärt, wobei psychosoziale Faktoren verstärkend (nicht verursachend!) hinzutreten können. Zwillingsuntersuchungen zeigen, dass genetische Faktoren für eine Subgruppe eine Rolle spielen können. *Dispositionen* werden im Hinblick auf die Bereiche der

- auditiven Wahrnehmungsverarbeitung bei Interferenzen von auditiver und kinästhetisch-taktiler Rückkoppelung (Zeitfaktor),
- neuromuskulären Koordinationsfähigkeit und
- Lateralität und Hirnreifung

angenommen (Fiedler / Standop 1986).

Anforderungs- und Kapazitätenmodell

Eine anschauliche Darstellung der multikausalen Entstehung des Stotterns, bei der die Anforderungen der Umwelt im Kontext mit den Ressourcen

(Kapazitäten) in einem *dynamischen* Zusammenhang gesehen werden, findet sich bei Starkweather (1987) und Starkweather et al. (1990). Danach werden Sprechunflüssigkeiten wahrscheinlicher, wenn es zu einer Dysbalance durch überhöhte Anforderungen oder bei gering entwickelten Kapazitäten kommt (siehe Abb. 34).

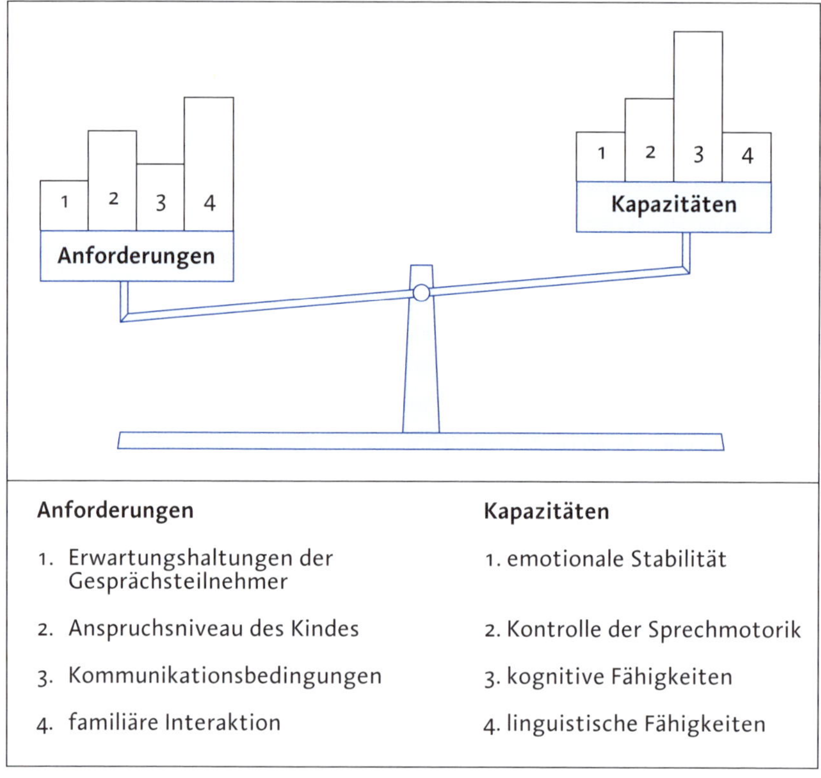

Abb. 34: Anforderungs- und Kapazitätenmodell (schematisiert nach Starkweather et al. 1990)

Das Erklärungsmodell ist derzeit weit verbreitet und findet sich in wesentlichen Werken zum Stottern (u. a. Hansen / Iven 2002, Sandrießer / Schneider 2008, Wendlandt 2009).

Diagnose

Person-Umfeld-Analyse

So vielfältig die Symptomatik und der Bedingungshintergrund des Stotterns sind, so sorgfältig sollte die diagnostische Abklärung im Hinblick auf ein gezieltes therapeutisches Vorgehen sein. Die oben genannte idiographische

Art des Vorgehens (Motsch 1992) zeigt sich in einem je nach Einzelfall abgestimmten Vorgehen, bei dem Daten

- zur Sprechflüssigkeit des ***Betreffenden*** (objektiv messbare Stotterhäufigkeit in unterschiedlichen Situationen; subjektiver Leidensdruck) und
- im Hinblick auf die ***Eltern*** und das soziale Umfeld (Angaben zum Stottern des Kindes, Einstellungen und familiäre Belastung)

im Sinne einer Person-Umfeld-Analyse erhoben werden.

Bestandteile des Vorgehens

Baumgartner (2009, 231 ff) nennt dabei in Anlehnung an Conture (2001), Gottwald und Starkweather (1999), Johannsen und Johannsen (1998) und Schwartz (1998) folgende Elemente einer Statusdiagnostik des Stotterns:

- Vorerhebung, Anamnese,
- Problem- und Ressourcenanalyse,
- Erfassung der Sprach-, Sprech- und Kommunikationsfähigkeit mit informellen und standardisierten Verfahren (Interaktionsanalyse),
- Analyse weiterer, mit dem Stottern zusammenhängender Auffälligkeiten (Mitbewegungen, emotionale und kognitive Faktoren, neuromuskuläre Koordination usw.),
- Dokumentation, Hypothesenerstellung und Interpretation.

Therapie

Methodenkombination

Gemäß der Mehrdimensionalität des Bedingungshintergrundes und der Notwendigkeit einer individuell abgestimmten Art der Diagnostik ist ein einzelfallorientiertes Vorgehen im Rahmen der Stottertherapie angezeigt. Die Aufgabe besteht darin, im Rahmen eines ressourcenorientierten Vorgehens eine Methodenkombination von Maßnahmen vorzunehmen, die

- auf die Stottersymptomatik des Einzelnen gerichtet ist und auf eine Erhöhung seiner Kommunikationsfähigkeit abzielt,
- eine Stärkung seiner Identität beinhaltet (vor allem bei Jugendlichen und Erwachsenen) und
- die Eltern beziehungsweise Angehörigen – wenn nötig – miteinbezieht (vor allem bei Kindern), wobei Selbsthilfegruppen vor allem bei Erwachsenen assistierend hinzutreten können.

altersspezifische Variation

Von wesentlicher Bedeutung ist dabei eine frühe Beeinflussung, da sonst eine Verfestigung der Sprech- und Stottermuster erfolgt. Im Hinblick auf die Prognose, Zielsetzung und Art des Vorgehens ist das Alter der Betreffenden von wesentlicher Bedeutung.

Sprachtherapie bei stotternden Kindern

Seit den 1980er Jahren ist in Deutschland eine wesentliche Veränderung des Therapieverständnisses bei stotternden (Vorschul-)Kindern zu verzeichnen (Schulze / Johannsen 1986). Während lange Zeit die Auffassung vertreten wurde, dass in dieser Altersstufe fast ausschließlich eine Elternberatung erfolgen sollte, haben heute direkte und indirekte Therapiemethoden im Kontext der Elternberatung einen festen Bestandteil auch in dieser Altersstufe. Exemplarisch sollen dazu zwei wesentliche Ansätze der letzten Jahre genannt werden.

Bausteinprinzip

In Analogie zur grundsätzlichen Bedeutung der Methodenkombination entwickelten Hansen und Iven (2002) 13 Bausteine therapeutischen Handelns, wobei das Merkmal des WLL-Sprechens einen hohen Bekanntheitsgrad erlangt hat. Das Kürzel WLL verdeutlicht dabei folgende Merkmale, die ein flüssiges Sprechen begünstigen (Hansen / Iven 2002, 127):

- W – weich: weicher Stimmeinsatz ohne Pressen,
- L – leicht: anstrengungsfreies Sprechen mit wenig Krafteinsatz,
- L – langsam: Verlangsamung des Sprechtempos bei gleichzeitiger Vokaldehnung.

KIDS

Als weiteren bedeutsamen Ansatz entwickelten Sandrießer und Schneider (2008) das Verfahren „Kinder dürfen Stottern" (KIDS) beziehungsweise Mini-Kids, das in Analogie zu Dell (1994) wesentliche Merkmale des Non-Avoidence-Ansatzes (van Riper 1986) auf die Situation von Kindern überträgt.

Lidcombe Programm

Die Elternarbeit ist in beiden Fällen individuell und begleitend darauf abzustimmen und Merkmal des Gesamtkonzepts. Vollkommen unabhängig von den oben genannten Ansätzen wurde das Lidcombe Programm von Onslow et al. (2003) auf verhaltentherapeutischer Basis entwickelt, bei dem Eltern in systematischer Art und Weise auf das Sprachverhalten ihres Kindes eingehen. Das Verfahren zählt zu den evidenzbasierten Ansätzen, wobei kritische Einwände zu beachten sind (Baumgartner 2010b, siehe Kap. 3.5.2.).

Es wird deutlich, dass die hier nur beispielhaft genannten Verfahren Ausdruck eines ganz unterschiedlichen Menschenbildes und Denkansatzes sind. Dabei verbietet sich ein „richtig" oder „falsch". Zu prüfen ist im Einzelfall, ob das Vorgehen zu dem Kind und einem selbst (das heißt zur Therapeutin, zum Therapeuten) passt. Dies gilt auch grundsätzlich bei der Arbeit mit sprachgestörten Menschen aller Altersstufen.

Sprachtherapie bei stotternden Jugendlichen und Erwachsenen

mögliche Ziele

Idealtypisch wird zwischen Fluency-Shaping- und Non-Avoidence-Ansätzen unterschieden, obwohl eine Annäherung auch im Sinne integrativer Verfahren in den letzten Jahren zu beobachten ist:

- Das Ziel bei ***Fluency-Shaping-Ansätzen*** besteht in einer weitgehenden Symptomfreiheit durch das systematische Üben eines stotterfreien Sprechens.
- Bei ***Non-Avoidence-Ansätzen*** soll die Angst vor dem Stottern genommen und dadurch indirekt zu seiner Verringerung beigetragen werden. Die Grundidee geht auf den wohl weltweit bekanntesten Stottertherapeuten Charles van Riper (1906–1994) zurück. Im deutschsprachigen Raum wurde dieser Ansatz durch Wolfgang Wendlandt (1987a, b) eingeführt. Eine grundsätzliche Gegenüberstellung beider Ansätze im Hinblick auf das Rahmenkonzept, Methoden, Therapiedauer, Voraussetzungen des Klienten, Ziele und Probleme findet sich in Tabelle 16.

ausgewiesene Verfahren

Als besondere Ansätze sollen noch die folgenden Verfahren genannt werden. Bei der *Kasseler Stottertherapie* nach von Gudenberg (2006) wird ein computergestütztes Selbsttrainingsprogramm zur Kontrolle des weichen Stimmeinsatzes und der Atmung im Sinne eines Biofeedbackverfahrens eingesetzt.

Auf der Grundlage jahrzehntelanger Erfahrungen an der Rheinischen Landesklinik in Bonn entwickelte Prüß (2000) eine *theoriegeleitete Abfolge von Stotter- und Sprechkontrollierungstechniken*, die auf der Basis umfangreicher Überlegungen zum Begriff der „Akzeptanz“ basiert (Prüß 1992, 1996; Prüß / Richardt 2010).

Ebenso beeindruckend sind die „Erfahrungen aus 40 Jahren Stottertherapie“ von Wendlandt (2009). Auffällig ist, dass alle drei Autoren einen unmittelbaren Bezug zum Stottern haben.

Was heißt „Erfolg“?

Es bleibt zu fragen, was einen „Erfolg“ in der Stottertherapie ausmacht (Grohnfeldt 1992b, Renner 1995). Sicher ist, dass damit nicht nur „objektive“ Verbesserungen im Sinne einer Abnahme der Stotterhäufigkeit angesprochen sind, sondern ebenso subjektive Faktoren des eigenen Lebensgefühls, indem man weniger vulnerabel und widerstandsfähiger wird, neue Sichtweisen und Handlungsspielräume ausnutzt und Gesundheit im Sinne eines „salutogenetischen Modells“ (Antonovsky 1987) entwickelt. Wendlandt (2009) nennt dazu in Anlehnung an Filipp / Aymanns (2003) die drei Konzepte der Widerstandskraft

- Engagement (statt Entfremdung),
- Kontrolle (statt Machtverlust),
- Herausforderung (statt Bedrohung)

auf dem Weg in ein selbstbestimmtes Leben.

Tab. 16: Gegenüberstellung von Fluency-Shaping- und Non-Avoidence-Ansätzen (Weikert 2007, 338)

	Fluency-Shaping-Ansätze (Sprechtrainingsprogramme)	**Non-Avoidence-Ansätze (Nicht-Vermeidungs-Ansätze)**
Rahmenkonzept	– festgelegtes Trainingskonzept, das nur einen geringen individuellen Spielraum lässt	– Therapiebausteine, die individuell nach ausführlicher Diagnose zusammengestellt werden
Methoden	– Elemente aus der Verhaltenstherapie zur Unterstützung des flüssigen Sprechens – keine bzw. in einigen Ansätzen geringe Schulung der Eigenwahrnehmung – Sprechtechniken (Veränderung des gesamten Sprechmusters) – In-Vivo-Übungen	– Elemente aus diversen Psychotherapien, vor allem der Verhaltenstherapie, zum Abbau von Angst, Scham und Vermeidungsverhalten – intensive Schulung der Eigenwahrnehmung – Modifikationstechniken (Veränderung der Stottersymptome) – In-Vivo-Übungen
Therapiedauer	– zu Therapiebeginn möglichst Intensivtherapie (Blocktherapie) – mindestens 100 Std. und mehr – Stabilisierungsphase zur Aufrechterhaltung des Therapieerfolgs (in einigen Konzepten)	– zu Therapiebeginn möglichst Intensivtherapie – keine konkreten Angaben, aber ähnlich intensiv – Stabilisierungsphase zur Aufrechterhaltung des Therapieerfolgs
Voraussetzungen des Klienten	– hohe Motivation	– hohe Motivation – Reflexionsvermögen
Ziele	– direkte Bearbeitung der psychosozialen Probleme nicht notwendig, da sich diese mit zunehmender Sprechflüssigkeit zurückbilden – Aufbau eines flüssigen, stotterfreien Sprechens – Kontrolle über den Sprechablauf – (möglichst) Symptomfreiheit	– Abbau von Angst, Scham und Vermeidungsverhalten – Aufbau eines flüssigen Stotterns – Kontrolle über das Stottern – Reduzierung der Stottersymptomatik auf ein akzeptables Niveau / Symptomfreiheit nicht erreichbar – Akzeptanz des Stotterns – Steigerung des Wohlbefindens / positives Selbstbild als Stotternder
Probleme	– fehlende Identifikation mit der Sprechtechnik – Transfer der Sprechtechniken in den Alltag – Motivationseinbrüche des Klienten – Aufrechterhaltung der Sprechflüssigkeit	– fehlende Identifikation mit den Modifikationstechniken – Transfer der Modifikationstechniken in den Alltag – Motivationseinbrüche des Klienten – Aufrechterhaltung der flüssigen Sprechweise / der Stotterkontrolle

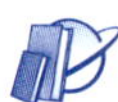

Weiterführende Literatur

Baumgartner 2002, Hansen / Iven 2002, Sandrießer / Schneider 2001, Natke 2005, Weikert 2003, Wendlandt 2009

5.2.2 Poltern

Forschungs-desiderata

Bis in die heutige Zeit gibt es im deutschsprachigen Raum wenig Forschung zum Bereich des Polterns. Traditionelle Auffassungen wurden über Jahrzehnte nicht hinterfragt übernommen, obwohl sie sich im Lichte internationaler Forschung bereits als veraltet oder als Vorurteil (z. B. vermutete beziehungsweise zugeschriebene Persönlichkeitsmerkmale im Zusammenhang mit dem Poltern) erwiesen hatten. Erst durch den Rückgriff auf die Literatur aus dem angloamerikanischen Raum (z. B. Daly / Burnett 1999) wurde der Kenntnisstand auf diesem Gebiet deutlich erweitert.

Begriffsbestimmung

Definition

Beim **Poltern** handelt es sich um eine kombinierte Sprach- und Sprechstörung, die durch ein überhastetes, unrhythmisches Sprechen und Unterbrechungen des Redeflusses gekennzeichnet ist. Besonders hervorstechend sind Auslassungen und Verschmelzungen von Lauten und Silben. Im Zusammenhang damit können das Sprachverständnis und die Schriftsprache im Zusammenhang mit allgemeinen Aufmerksamkeitsstörungen betroffen sein. Übergreifend wird eine eingeschränkte Fähigkeit zur Selbstwahrnehmung und Selbstkorrektur beobachtet.

komplexe Symptomatik

Der Komplexität des Störungsbildes entsprechend zeigen sich die Symptome auf allen linguistischen Ebenen, siehe Tabelle 17 als Zusammenfassung von Iven (2007, 240).

Häufigkeit

Die Häufigkeit des Polterns wird mit 0,05 % bis zu 1,5 % angegeben (Iven 2007, 240). Bei 30 % bis zu 66 % der redeflussgestörten Menschen wird eine Kombination von Stottern und Poltern angenommen (Sick 2004, 51).

Bedingungshintergründe

neuronale Hintergründe

Es wird vermutet, dass die komplexe Symptomatik auf mehreren Ebenen Ausdruck einer gestörten Balance neuronaler Prozesse ist. Die ist seit Jahrzehnten bekannt. Noch sehr allgemein wird von einer „zentralen Sprachgestaltungsschwäche“ oder „angeborenen Sprachschwäche“ (kritisch zusammenfassend: Knura 1980, 46) gesprochen. Auch heute ist der Zusammenhang der Poltersymptomatik mit Prozessen der Verarbeitung von Höreindrücken, pragmalinguistischen Faktoren und der Koordination der Sprechmotorik im zeitlichen Ablauf noch nicht hinreichend erforscht.

Tab. 17: Zur Komplexität von Poltersymptomen

Ebene, Bereich	Symptomatik
Phonetik und Phonologie	– Auslassungen, Verschmelzungen, fehlerhafte Lautbildungen führen zu einer „verwaschenen" Artikulation
Morphologie und Syntax	– Auslassungen und Satzumstellungen lassen die Ausdrucksweise dysgrammatisch erscheinen
Semantik und Lexik	– Auslassungen von Wörtern, Satzabbrüche, Füllwörter und Umstellungen vermitteln den Eindruck einer Wortfindungsstörung
Sprechflüssigkeit	– Wiederholungen, eine hohe Sprechgeschwindigkeit und Akzelerationen führen zu einem unrhythmischen Sprechen
Prosodie	– Inadäquate Lautstärkenvariationen, eine monotone Sprechmelodie und uneinheitliche Betonungsmuster beeinträchtigen die Verständlichkeit
Pragmatik und Kommunikation	– Die Mitteilungsabsicht und sachliche Informationsabsicht bleibt unklar. Das Eingehen auf den Gesprächspartner gelingt nur unvollständig
Lesen und Schreiben	– Auslassungen von Buchstaben, Wörtern oder Satzteilen, Verschmelzungen wie bei der verbalen Äußerung, unleserliche Schrift, monotones und dysrhythmisches Lesen

Oberflächensymptome

Unklar bleibt weiterhin, ob die auftretenden Symptome des Polterns auf eine gemeinsame Grundstörung zurückgeführt werden können beziehungsweise inwieweit sich zwischen den einzelnen Faktoren Ursache-Wirkungs-Korrelationen aufzeigen lassen. So bleibt die Erkenntnis, dass Poltern häufig in Verbindung mit Sprachentwicklungsstörungen bei Auditiven Verarbeitungs- und Wahrnehmungsstörungen (AVWS) und / oder Lese-Rechtschreib-Störungen (LRS) eine Oberflächensymptomatik darstellt, wobei die dahinter liegenden Mechanismen nur vermutet werden. Bereits vor Jahrzehnten nannte Weiss (1967, 234) das anschauliche Bild des Eisbergs, bei dem der größte Teil unter der Oberfläche bleibt. Die nachfolgende Abbildung 35 orientiert sich bei einer Verwendung moderner Terminologie an dieser bildhaften Darstellung.

Diagnose

Mehrdimensionalität

Es wird deutlich, dass die vielfältige Symptomatik des Polterns nicht über den reinen Höreindruck erfasst werden kann. In einer umfangreichen Diagnostik auf mehreren Ebenen geht es ebenfalls darum, damit assoziierte Schwächen und Fähigkeiten in unterschiedlichen Entwicklungsdimensionen zu überprüfen und ihren Stellenwert innerhalb der Balance des gesamten Störungssyndroms einzuschätzen. Eine zusammenfassende Darstellung findet sich bei Lemke-Eidams (2009). Eine abgewandelte

Kurzfassung verweist auf folgende Elemente innerhalb eines förderdiagnostischen Konzepts im hypothesengeleiteten Verlauf:

Anamnese (einschließlich Familienanamnese)

Untersuchung der Spontansprache
- Sprechgeschwindigkeit
- Unflüssigkeiten
- Phonetik und Phonologie
- Morphologie und Syntax
- Semantik und Lexik
- Prosodie
- Sprechpausen und Unterbrechungen
- Atmung und Stimme

Überprüfung assoziierter Fähigkeiten
- Eigenwahrnehmung, Selbstkorrektur
- allgemeine Aufmerksamkeit
- auditive Verarbeitung und Kontrolle
- Koordination der Sprechmuskulatur
- Lesen und Schreiben

unklare Klassifikation

Dabei zeigt sich, dass die – durchaus umstrittene – Zuordnung des Polterns zu den Redeflussstörungen sich an der Oberflächensymptomatik der Wiederholungen orientiert. Ebenso könnte man eine Klassifikation als sprachsystematische Störung aufgrund des beeinträchtigten Zugriffs auf phonologische, grammatische, semantische, pragmalinguistische und prosodische Elemente im Sprachverarbeitungsprozess annehmen. Der Grund dürfte u. a. darin liegen, dass das Poltern traditionell in Abgrenzung zum Stottern gesehen wird. Merkmale einer differenzialdiagnostischen Gegenüberstellung finden sich bei Sick (2004, 58) und bei Iven (2007, 245; siehe Tab. 18).

Zu fragen ist nach den therapeutischen Konsequenzen, wobei die veraltete Regel einer Hinlenkung zum Sprechakt beim Poltern und einer Ablenkung beim Stottern für den Einzelfall sicher zu kurz greift und aufgrund der vielen Mischformen zusätzlich obsolet wird.

Therapie

Praxisdesiderata

Im Gegensatz zum Stottern gibt es beim Poltern wenig Forschung und Therapiespezialisierung in der Praxis. Ausdruck dieser Situation ist weiterhin, dass häufig bei den Betreffenden erst das Bewusstsein und die Motivation für die Therapie geweckt werden müssen. Andererseits ist eine Verbes-

Tab. 18: Differenzialdiagnose von Poltern und Stottern (Iven 2007, 245)

Analysekriterium	Poltern	Stottern
Sprechunflüssigkeiten	Wiederholungen von Wörtern, Einschüben oder Phrasen; Unterbrechungen durch unphysiologische Pausen oder Satzabbrüche	Kernsymptome: Blockaden, Dehnungen, Lautwiederholungen; Unterbrechungen durch unphysiologische Pausen oder Satzabbrüche im Symptom
Zeichen von Anspannung und Anstrengung während der Sprachproduktion	nein	ja
Sekundärsymptomatik im Sinne von Mitbewegungen, Vermeidungsverhalten, Angst- oder Schamgefühlen	nein/selten	ja
Sprechtempo	Kernsymptom: meist erhöht oder irregulär	normal bis langsam
Artikulation	Kernsymptom: häufig auffällig	nicht betroffen
Elisionen, Kontaminationen	Kernsymptom: große Häufigkeit	nein
Syntax, Morphologie	Kernsymptom: häufig auffällig	nicht betroffen
Kohärenz und Kohäsion von Erzählungen	Kernsymptom: häufig auffällig	nicht betroffen
Sprachentwicklung	oft verzögert und Merkmale von Sprachentwicklungsstörungen	meist normal
Schriftspracherwerb	auffällige Häufigkeit von LRS	
	nicht betroffen, oft kompensatorisch gute Schriftsprachfähigkeiten	
Aufmerksamkeit, Gedächtnis	häufig auffällig	nicht betroffen
Symptomwahrnehmung	oft eher gering, wenig Selbstkorrekturen, meist wenig Störungsbewusstsein	starke Symptomwahrnehmung, hohes Störungsbewusstsein

serung der Sprechkontrolle durchaus möglich. Neuere Forschungen aus dem angloamerikanischen Raum (Daly/Burnett 1999, Myers 1996, St. Louis/Myers 1997) zeigen, dass Ansätze für eine systematische Therapie bestehen (zusammenfassend: Schneider 2003), die sich auf folgende Bereiche erstreckt:

Metakommunikative Ebene

- Beratungsgespräche zu den Veränderungswünschen und (selbst geäußerten) Zielen
- Ressourcenaktivierung

▼

- In-Vivo-Training, Erprobung im Alltag
- Selbstreflexion und Veränderungsbereitschaft

Übungstherapie
- Selbstwahrnehmung und -regulation
- Absenkung der Sprechgeschwindigkeit
- Präzisierung der Artikulationsgenauigkeit
- Einübung kommunikativer Regeln und Konservationsstile
- gezielte Verwendung von Sprechpausen und prosodischen Merkmalen

Zu hoffen bleibt, dass neuere Forschungsansätze zu einer Präzisierung des Vorgehens in der Praxis beitragen können.

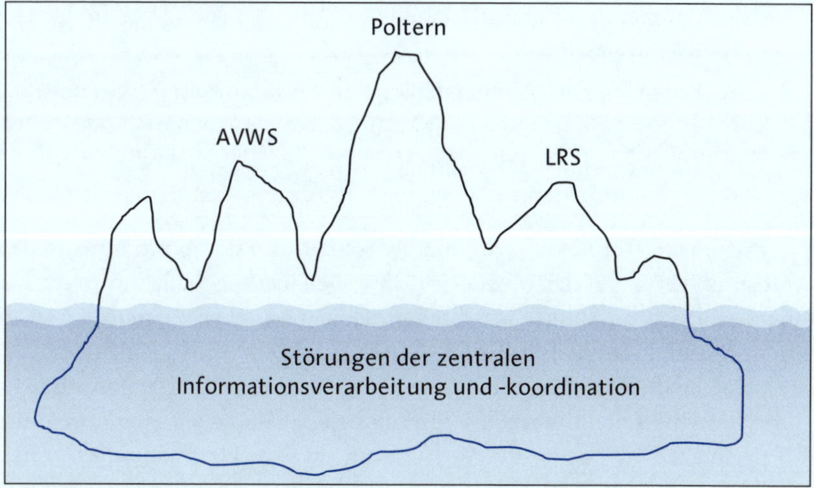

Abb. 35: Oberflächensymptome des Polterns und vermutete Hintergründe

Weiterführende Literatur
übergreifend: Sick 2004
komprimierte Zusammenfassung: Iven 2007

5.2.3 Mutismus

Mutismusforschung im Aufschwung

Das Phänomen des Mutismus steht im Zentrum des Interesses unterschiedlicher Fachdisziplinen: Seit Tramer (1934) haben Vertreter der Kinder- und Jugendpsychiatrie, Psychologie sowie der Sprachheilpädagogik und Logopädie bei unterschiedlichen Zugängen facettenartig zur Aufhellung des Erscheinungsbildes, der modelltheoretischen Einordnung und therapeutischen Intervention beigetragen. Seit den 1990er Jahren gab es dabei wesentliche Erkenntnisgewinne. Die Veröffentlichungen von Hartmann (1997), Bahr (1996), Katz-Bernstein (2011) und Dobslaff (2005) lösten Impulse der (Einzelfall-)Forschung und verbesserten Behandlung aus. Offensichtliches Zeichen dieses Aufschwungs ist die seit 2009 neu herausgegebene Zeitschrift Mutismus.de.

Begriffsbestimmung

Definition

Der Begriff **Mutismus** leitet sich aus dem Lateinischen „mutus = stumm" ab und bezieht sich auf das Schweigen nach abgeschlossener Sprachentwicklung bei der grundsätzlichen Möglichkeit zum Sprechen. Traditionell wird unterschieden zwischen dem

- ***elektiven*** beziehungsweise ***selektiven*** Mutismus, bei dem nur bei bestimmten Personen oder Situationen nicht gesprochen wird, und dem
- ***totalen*** Mutismus, bei dem das Schweigen in jeder Situation auftritt.

Hartmann (2007a) nennt weiterhin als Sonderform den posttraumatischen Mutismus als organisch bedingtes Schweigen nach Schädelhirntraumata. Auszuschließen im Sinne einer differenzialdiagnostischen Abgrenzung ist in jedem Fall ein Hörschaden, Autismus, eine gravierende geistige Behinderung oder eine kindliche Aphasie im Sinne eines Landau-Kleffner-Syndroms.

Komorbidität Begleitsymptome können bei einer hohen *Vulnerabilität* eine gehemmte Körpersprache oder depressive Verstimmungen sein (Hartmann 2007a). Bei einer Untersuchung von Rösler (1981, 188) zeigten sich in hohem Maße

- psychopathologische Auffälligkeiten (z. B. Angstsymptome 90,6 %, passiver Rückzug 63 %),
- neurologische Auffäligkeiten (bis zu 50 %),
- Entwicklungsstörungen (z. B. Sprachentwicklungsstörungen 46 %).

Kombinationsmöglichkeiten mit migrationsbedingten sprachlichen Anpassungsschwierigkeiten werden zu 21,4 % genannt (Hartmann 2007a, 2002). Übergreifend ist zu sagen, dass mit weitreichenden Folgen des Mutismus für die Betroffenen, aber auch ihre Familien zu rechnen ist. Mutismus ist mehr als nur „nicht sprechen". Eindrucksvolle Beispiele finden sich bei Hartmann (2006).

Häufigkeit Glücklicherweise kommt der Mutismus sehr selten vor. Die Auftretenshäufigkeit wird mit eins bis sieben pro 1.000 Kindern angegeben (Bahr 1996b, 39), wobei – eine Ausnahme bei Sprachstörungen! – Mädchen häufiger als Jungen betroffen sind (Schoor 1996, 2009). Schwerpunkte im Sinne eines *Frühmutismus* (3.4 bis 4.1 Jahre) werden beim Kindergarteneintritt sowie als *Spätmutismus* (ab 5.5 Jahre) beim Schuleintritt beobachtet. – Tausende von Kindern sind beim Besuch des Kindergartens oder der Schule zunächst gehemmt, schüchtern und zurückgezogen im Rahmen einer Eingewöhnungszeit, doch nur ganz wenige werden mutistisch. Woran könnte das liegen?

Bedingungshintergründe

Modellvorstellungen

Die verschiedenartigen disziplinären Zugänge zum Phänomen des Mutismus haben zu unterschiedlichen Erklärungsmodellen geführt. Ältere eindimensionale Modelle aus psychoanalytischer, somatogener oder lerntheoretischer Sicht sind dabei weitgehend überwunden. Vorherrschend sind mehrdimensionale Modelle mit bestimmten Akzentsetzungen, z. B. im Hinblick auf

- entwicklungspsychologische Dimensionen (Katz-Bernstein 2011),
- das Schweigen als Bewältigungsstrategie (Bahr 1996b) in Anlehnung an das transaktionale Stressmodell von Lazarus/Folkman (1984),
- das Diathese-Stress-Modell (Hartmann 1997) bei einer Betonung von Dispositionsfaktoren sowie in Weiterentwicklung
- die Hervorhebung des systemischen Kontextes (Hartmann 2004), indem sich gegenseitig beeinflussende Verursachungsmomente aufschaukeln oder aufrechterhalten können.

Die Art des diagnostischen und therapeutischen Vorgehens wird dadurch jeweils beeinflusst.

Diagnose

gestufte Abfolge

Die diagnostische Erfassung und differenzialdiagnostische Abgrenzung des Mutismus erfolgt in mehreren Schritten. Nach einer ersten Beobachtung des Schweigens erfolgt eine Kombination von

- ***Ausschlussdiagnostik***, indem überprüft wird, ob ein Hörschaden vorliegt, das Sprachverständnis intakt ist, eine nahezu altersadäquate Sprachentwicklung vorliegt usw.,
- ***Familienanamnese*** (u.a. Sprachverhalten der Eltern über mehrere Generationen),
- dem Einsatz ***nonverbaler Testverfahren*** zum Sprach- und Sozialverhalten und
- dem Einsatz von informellen ***Beobachtungs-Checklisten*** in Kindergarten und Schule (dazu: Katz-Bernstein 2011, 66 f).

Merkmalsliste

Nach Hartmann (2007a, 203) ist eine Person „mit **hoher Wahrscheinlichkeit** von **Mutismus** betroffen, wenn

1. auf eine Frage, Begrüßung beziehungsweise Verabschiedung konstant mit Schweigen reagiert wird,
2. ein Blickkontakt nur begrenzt oder nicht möglich ist,
3. der Gesichtsausdruck ausdruckslos, abwehrend oder ängstlich wirkt,
4. die Körpersprache verkrampft ist oder Angst signalisiert,
5. ein sozialer Kontakt nicht aufgenommen wird,
6. Integrationshilfen für ein Gruppenverhalten abgewehrt werden."

Therapie

grundsätzliche Richtungen

Das therapeutische Vorgehen richtet sich nach dem vermuteten Bedingungshintergrund und dem jeweiligen Erklärungsmodell. Dabei ist ein frühzeitiger Beginn aufgrund der Gefahr sekundärer Belastungen durch einen sozialen Rückzug in jedem Fall wichtig. Gängig sind

- *psychiatrische Behandlungen*, die ambulant oder (teil-)stationär durchgeführt werden, häufig den Einsatz von Medikamenten beinhalten und zumeist in Kombination mit psychotherapeutischen und sprachtherapeutischen Interventionen durchgeführt werden;
- *psychologische Behandlungen*, die unter Einsatz von Spiel-, Verhaltens-, Familien- und Gesprächstherapie jeweils eine Aufarbeitung des vermuteten seelischen Traumas, Stärkung des Selbstwertgefühls, Abbau von Angst usw. beinhalten;
- *sprachtherapeutische Behandlungen*, die vorwiegend auf den Aufbau kommunikativer Strukturen gerichtet sind, letztlich aber in Methodenkombination vor allem psychologische Elemente (z.B. systematische Desensibilisierung aus der Verhaltenstherapie) mit übernehmen und die Einbeziehung der Eltern akzentuieren.

In den letzten Jahren wurden dabei in Deutschland zwei Richtungen besonders theoretisch begründet und praktisch erprobt.

SYMUT

Die *Systemische Mutismus-Therapie (SYMUT)* von Hartmann (2004, 2006, 2007b) basiert auf dem Diathese-Stress-Modell (Hartmann 1997) bei einer Weiterentwicklung systemtheoretischer Gedankengänge. Es wird davon ausgegangen, dass der Mutismus durch eine Veranlagung für Ängste und/oder Depressionen auftritt und durch ungünstige familiäre Faktoren aufrechterhalten wird. Der Ansatz ist interdisziplinär und beinhaltet Module zur Diagnostik, Elternarbeit, Mutismustherapie in vier Phasen und interdisziplinäre Gesprächsrunden (siehe Abb. 36).

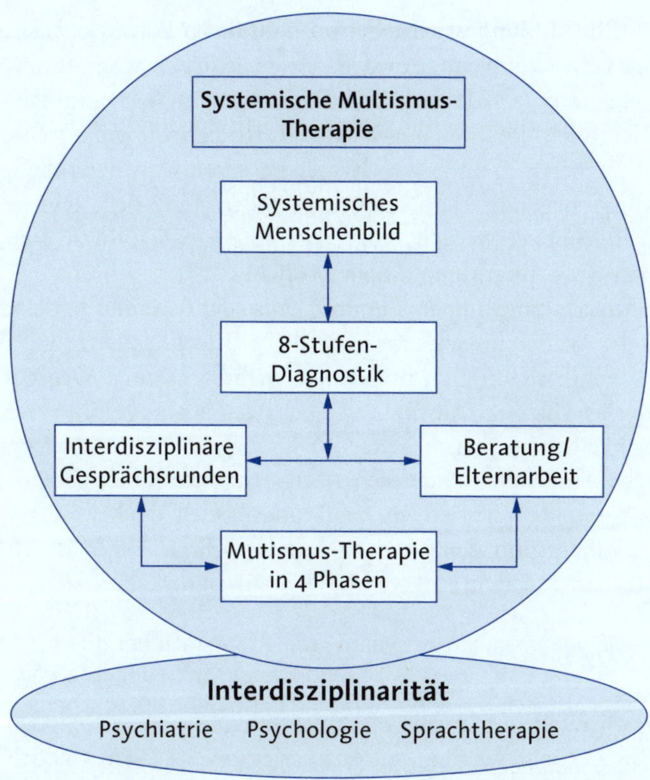

Abb. 36: Systemische Mutismus-Therapie (Hartmann 2007b, 344)

DortMuT

Davon unabhängig entwickelte sich am Sprachtherapeutischen Ambulatorium der Fakultät Rehabilitationswissenschaften der Technischen Universität Dortmund ein Ansatz der Mutismustherapie, der eng mit der biographischen und beruflichen Erfahrung von Nitza Katz-Bernstein verbunden ist, die – aus Israel kommend – nach langjähriger beruflicher Tätigkeit als Logopädin und Kinder- und Jugendlichenpsychotherapeutin ihre therapeutische und supervisorische Arbeit mit selektiv-mutistischen Kindern dokumentierte (Katz-Bernstein 2011). Auf der Grundlage einer „therapeutischen Beziehung“ werden Elemente des Vorgehens zusammengestellt, die sich auf

- die Therapiegestaltung selbst,
- die Bedeutung nonverbaler Kommunikation,
- den Aufbau verbaler Kommunikation,
- die Zusammenarbeit mit Angehörigen und Fachleuten

erstrecken. Auch hier gibt es eindrucksvolle Falldarstellungen (z. B. Subellok et al. 2010, Bahrfeck-Wichitill et al. 2011). Eine Weiterentwicklung des Konzepts zur Dortmunder Mutismus-Therapie (DortMuT) ist angekündigt (Katz-Bernstein et al. in Vorbereitung).

Medikamente?

Kontrovers wird der Einsatz von Medikamenten diskutiert. Hartmann (2007a) nennt die Verwendung von Antidepressiva wie selektive Serotonin-Wiederaufnahmehemmer (SSRI), Serotonin-Noradrenalin-Wiederaufnahmehemmer (SNRI) oder Noradrenalin-Wiederaufnahmehemmer (NARI), die vor allem bei Jugendlichen und Erwachsenen bei verantwortungsvollem Einsatz die zugrunde liegende Angst auflockern sollen. Katz-Bernstein ist vorsichtig abwägend und verweist darauf, „dass eine Medikation an sich kaum eine permanente Entwicklung evoziert" (2011, 213).

Insgesamt ist zu konstatieren, dass es in Deutschland vergleichsweise wenige, aber in der Weiterentwicklung befindliche Therapieansätze gibt, wobei die jeweiligen Vertreterinnen und Vertreter ihren eigenen Weg gefunden haben, der jeweils ihrer Ausbildung, (beruflichen) Biographie und letztlich Persönlichkeit entspricht.

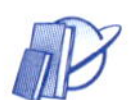

Weiterführende Literatur

Hartmann 1997, Bahr 1996b, Katz-Bernstein 2011, Schoor 2009

5.2.4 Sprechangst

Eine gewisse Ängstlichkeit, vor einem größeren Publikum oder in Gruppen zu sprechen, ist bis zu einem bestimmten Ausmaß normal. Sie kann jedoch zu einer Phobie (Logophobie) mit Krankheitswert werden, wenn manifeste Erwartungsängste mit psychosomatischen Erscheinungen auftreten. In diesem Fall ist eine (sprach-)therapeutische Behandlung angezeigt.

Begriffsbestimmung

Definition

Sprechängste zeigen sich in einer gravierenden Unsicherheit und Angst, vor einer Gruppe oder einem Publikum zu reden. Sie offenbaren sich

- als situative Sprechangst,
- als Sprechangst als habituelles Persönlichkeitsmerkmal,
- als angstorientiertes Reden,
- bei starker Ausprägung – verbunden mit Flucht und Vermeidung – als Logophobie.

Begleitsymptome

Verbunden damit können Symptome in anderen Bereichen hinzutreten:

- *(psycho-)somatisch*: Pulsbeschleunigung, Erröten, Blutdruck und Atemfrequenz erhöht, Angstblockaden usw.,

- *psychosozial*: negative Erwartungshaltung und Selbstbewertung usw.,
- *motorisch*: erhöhte Sprechstimmlage, motorische Unruhe, Zittern, starrer Gesichtsausdruck usw.

Häufigkeit

Verlässliche Angaben zur Häufigkeit von Sprechängsten sind infolge der Abgrenzung zur Normalität problematisch. Kriebel (2009a, 209) berichtet bei einem Rückgriff auf die angloamerikanische Literatur, dass sich zwischen 41 % und 51 % der Probanden fürchten, vor einer größeren Gruppe zu sprechen. Eine Logophobie im Sinne einer sozialen Phobie trat bei 5 % bis 12 % der Hochsprechängstlichen auf.

Bedingungshintergründe

Modellvorstellungen

Die Erklärungsmodelle zur Sprechangst beziehen sich vorwiegend auf lerntheoretische Grundlagen und Ergebnisse der Stressforschung. Danach

- liegt häufig eine allgemeine Disposition zur Angstbereitschaft vor,
- wird in der Anamnese eine Befragung beziehungsweise Nichtbeachtung des Kindes bei Kommunikationswünschen beobachtet,
- zeigen die Eltern selbst ein sprechängstliches Verhalten,
- ist die subjektive Wahrnehmung eigener Unzulänglichkeit überproportional ausgeprägt, was wiederum eine Blockade aus Erwartungsangst begünstigt.

Diagnose

Ab wann soll therapiert werden?

Eine wesentliche Aufgabe besteht darin, Sprechangst in normaler beziehungsweise subklinischer Ausprägung von einer behandlungsbedürftigen Logophobie zu unterscheiden. Dazu nennt Kriebel (2009b, 252) Fragebögen vorwiegend aus dem angloamerikanischen Raum. Im Deutschen gibt es u. a. die in Tabelle 19 genannten Verfahren.

Tab. 19: Fragebögen zur Sprechangst

Kurzbezeichnung	Autor(en)
FRÄ	Spitznagel et al. (2000): Fragebogen zur Redeängstlichkeit. Diagnostika 46, 47–55
KA-A	Hauk et al. (1990): Allgemeines Kommunikationssystem. Beltz, Weinheim
IAF	Becker, P. (1987): Interaktionsangst – Fragebogen. Beltz, Weinheim

Begleitend dazu kann auf Inventare für Bewältigungsstile zurückgegriffen werden. Dies ist die Aufgabe von psychologischen und psychotherapeutischen Fachkräften.

Therapie

Prognose Sprechangst als isoliertes Phänomen ist gut therapierbar, zeigt jedoch bei Nichtbehandlung oder beim Vorliegen einer Sozialphobie eine ungünstigere Prognose. Therapeutische Interventionen bei Sprechangst erstrecken sich auf einer Integration verhaltenstherapeutischer Verfahren, systematischer Desensibilisierung, Entspannungsverfahren und eine kognitive Umstrukturierung negativer Verfahren im Sinne einer Umdeutung.

Bausteinmethode Beushausen (1996) nennt dazu folgende zehn Bereiche:

- kognitive Verhaltensanalyse (Angsthierarchien),
- Wahrnehmungsschulung (Erkennen der Angstsymptome),
- progressive Muskelentspannung,
- Visualisierungen (Vorstellübungen),
- Selbstinstruktion,
- Atmung (costo-abdominale Ruheatmung unter Stress),
- Bewältigungstrainung (Rollenspiele, z.B. zur freien Rede),
- Feedback (z.B. durch Videoaufnahmen),
- Skill-Training: Einübung von Verhaltenskomponenten zur Bewältigung bestimmter Kommunikationssituationen und
- In-Vivo-Training (unter Umständen Einsatz von Beobachtungsbögen).

Strukturebenen Kriebel (2003, 252–255) geht in ähnlicher Art und Weise vor, strukturiert die Verfahren aber noch einmal zusätzlich:

Exposition:
- Konfrontation mit der Angst, systematische Desensibilisierung (Angsthierarchien); meist kombiniert mit progressiver Muskelentspannung

Kognitive Verfahren:
- rational-emotive Therapie (kritische Redesituation wird in Frage gestellt)
- Kognitive Umstrukturierung
- Visualisierung (kritische Redesituation wird vorgestellt)

Skill-Verfahren:
- rhetorische Verhaltensübungen

Dabei erfolgt eine individuelle Anpassung je nach Störungstyp. Die Wirksamkeit ist bei allen Verfahren bewiesen, wobei kein Verfahren bei allen erfolgreich ist und nicht ganz klar ist, was warum wirkt (vertieft: Kriebel 2003, 254) – eine Erkenntnis, die eigentlich für die Therapie von Sprachstörungen generell gilt.

Weiterführende Literatur

Beushausen 1996; Kriebel 2003, 2009a, 2009b

5.3 Zentrale Sprach- und Sprechstörungen

5.3.1 Aphasien

historischer Rückblick

Bereits in über 4.000 Jahren alten ägyptischen Papyrusrollen wird von zentralen Sprachstörungen – wahrscheinlich Aphasien – und möglichen chirurgischen Eingriffen berichtet. Bahnbrechend waren die systematischen Beschäftigungen mit hirnorganisch bedingten Sprachstörungen von Paul Broca (1824–1880) und Carl Wernicke (1848–1905). Sie läuteten eine umfangreiche und systematische Erforschung eines sprachtherapeutischen Aufgabengebietes ein, das aktuell aufgrund des demographischen Wandels eher noch mehr an Bedeutung gewinnt. Heute gibt es ein breites Wissen auf diesem Gebiet, wobei aus Platzgründen hier nur eine kurze und prospektiv verweisende Darstellung erfolgen soll.

Begriffsbestimmung

Definition

Bei einer **Aphasie** handelt es sich um eine zentralorganisch bedingte Störung des Sprachausdrucks (expressiv) und/oder Sprachverständnisses (rezeptiv), die nach Abschluss des Spracherwerbs auftritt. Häufige Begleiterscheinungen sind Störungen der Körperorientierung (Neglect), Apraxien, Agnosien, Störungen der Schriftsprache sowie eine rechtsseitige Hemiplegie im Zusammenhang mit der linkshemisphärischen Grunderkrankung. Von wesentlicher Bedeutung ist, dass die im allgemeinen schlagartig auftretende Erkrankung mit erheblichen psychosozialen Folgen für die Betroffenen und ihr soziales Umfeld verbunden sein kann, die ebenfalls Gegenstand der Diagnostik und Therapie sein sollten.

Klassifikation

International sind unterschiedliche Klassifikationsschemata gebräuchlich. In Deutschland wird die Einteilung gemäß der Aachener Schule besonders häufig verwendet (siehe Tab. 20).

Tab. 20: Klassifikationsschemata der aphasischen Syndrome (Springer 2007, 28)

Syndrome	Leitsymptome	Typische Lokalisation
Globale Aphasie	Sprachautomatismen Schwere Sprachverständnisstörung	Gesamte Sprachregion
Broca-Aphasie	Agrammatismus Nicht-flüssige Sprachproduktion Sprechapraxie	Vordere Sprachregion
Wernicke-Aphasie	Paragrammatismus Paraphasien Flüssige Sprachproduktion Schwere Sprachverständnisstörung	Hintere Sprachregion
Amnestische Aphasie	Wortfindungsstörungen	Kleine variable Schädigungen
Sonderformen:		
Leitungsaphasie	Herausragend schlechtes Nachsprechen	Hintere bis mittlere Sprachregion
Transkortikale Aphasie	Herausragend gutes Nachsprechen	Hintere oder vordere Sprachregion

Die Standardsyndrome treten dabei am Ende der Akutphase mit folgender Häufigkeit auf (Springer 2007, 27):

- Globale Aphasie: ca. 20%
- Broca-Aphasie: ca. 15%
- Wernicke-Aphasie: ca. 15%
- Amnestische Aphasie: ca. 30%
- Sonderformen beziehungsweise nicht klassifizierbar: ca. 20%

Häufigkeit

Übergreifend ist mit einer Gesamthäufigkeit (Prävalenz) von ca. 1/1.000 der Bevölkerung, das heißt, mit ca. 80.000 Betroffenen in Deutschland zu rechnen (Huber et al. 2006), wobei der Anteil aufgrund des medizinischen Fortschritts und des weiter ansteigenden durchschnittlichen Lebensalters weiter steigen dürfte.

Bedingungshintergründe

Apoplexien

Aphasien treten zu 80% im Gefolge eines Schlaganfalls im Rahmen einer Durchblutungsstörung des Gehirns, vorwiegend der linken Hemisphäre, auf. Von Bedeutung sind weiterhin Schädelhirntraumata, Hirntumore, Hirnatrophie- und Entzündungsprozesse.

Bei ca. ⅓ der Patienten kommt es zu Rückbildungsprozessen (Spontanremissionen) in den ersten vier bis sechs Wochen. *Prädiktoren* sind dabei der initiale Schweregrad der Aphasie, die Lokalisation sowie das Ausmaß der Hirnläsion. Günstig ist das Fehlen von neuropsychologischen Begleitsymptomen wie Gedächtnis- und Konzentrationsstörungen (Kessler et al. 2003) sowie die Motivation des Einzelnen und seine Einbindung in das soziale Umfeld. Eine vollständige Rückbildung im Sinne einer Restitution ist selten. Eher kommt es zu einer unvollständigen Reorganisation des Gesamtsystems, indem Teilfunktionen ersetzt beziehungsweise neu angebildet werden.

Verlauf und Prognose

Aphasie als kritisches Lebensereignis

> "Aphasia hammers in the reality of aging in a single sudden blow. Patients seemingly age overnight. And they thought this only happens to other people: It is almost like dying" (Létourneau 1993, 68).

Eine Aphasie tritt fast immer unvorbereitet, schlagartig und existenziell bedrohend auf. Wie ein Steinwurf in einen Teich löst sie Kreise und Folgen aus, die zu einer vollkommen veränderten Lebenssituation führen können.

psychosoziale Folgen

Was bedeutet es für den betroffenen Aphasiker?

Die Sprachstörung an sich, kommunikative Beeinträchtigungen, fakultative Begleiterscheinungen sowie in schweren Fällen eine Halbseitenlähmung, die zu einem Leben im Rollstuhl führen kann, verdichten sich zu einem komplexen Störungssyndrom. Die psychosozialen Auswirkungen zeigen sich dabei häufig in bestimmten Phasen der Krisenbewältigung.

Ungewissheit und Hoffnung, Aggression und Resignation können sich dabei abwechseln. Zumeist ist der Ehepartner überfordert, neigt zur Überbehütung, so dass es zu einer neuen Rollenverteilung in der Familie kommen kann (Croteau / le Dorze 1999). Da der ursprüngliche Beruf nur selten in dieser Form weiter ausgeübt werden kann (Remy 1992), ist eine Frühverrentung die häufige Folge, die wiederum mit einer Einschränkung des gewohnten Lebensstandards einhergehen kann. Wenn in diesem Zusammenhang häufiger depressive Störungen beobachtet werden, so erscheint dies verständlich. Zu bedenken ist dabei weiterhin, dass durch die strukturelle Hirnläsion neurobiochemische Veränderungen ausgelöst werden, die schon alleine zu einer depressiven Stimmung führen können (Code et al. 1999). Endogene und exogene Faktoren überlagern sich. Alles zusammen kann zu einer totalen Veränderung der Lebenssituation für den Betroffenen und seine Familie führen.

Notwendigkeit der Krisenbewältigung

Was bedeutet es für die Angehörigen?

Kontextveränderungen

Die Familie des Aphasikers ist letztlich „von Aphasie mitbetroffen" (Steiner 2002, Titel). Die Ehepartner sind häufig überfordert und wissen nicht, wie sie mit dem Betroffenen umgehen sollen, wobei die pflegerische Abhängigkeit eine veränderte Sicht der gesamten Ehesituation zur Folge haben kann.

komplexe Aufgabenstellung

Letztlich ergibt sich nicht nur für den Betroffenen selbst die Notwendigkeit der Neuorientierung, wobei das Belastungs-Bewältigungs-Modell (siehe Abb. 23) für beide – den Betroffenen und seinen Ehepartner – Ansätze für eine diagnostische Verstehenshilfe, aber auch für das Aufzeigen subjektiv bedeutsamer Hilfestellungen bieten kann. Dabei steigt die Ehezufriedenheit, wenn der Lebenspartner über die Krankheit informiert wird (Williams 1993). Ebenso erweist es sich als günstig, wenn sich alle Beteiligten für die Bewältigung der veränderten Lebenssituation verantwortlich fühlen (Rollin 1984). Und schließlich spielen Selbsthilfegruppen innerhalb des Gesamtkonzeptes rehabilitativer Maßnahmen eine nicht zu unterschätzende Rolle (Vornholdt 1993).

Diagnose

grundsätzliche Überlegungen

Aus den bisherigen Überlegungen wird deutlich, dass sich die Diagnose bei einer Aphasie nicht nur auf eine einmalige Erfassung von Sprachfunktionen erstrecken darf. Sie

- ist phasenspezifisch,
- beinhaltet unterschiedliche Bereiche und Entwicklungsdimensionen und
- geht auch auf die kommunikative und psychosoziale Situation des Betreffenden ein.

In den ersten drei Wochen nach Eintritt der Hirnschädigung ist zunächst eine erste Einschätzung der akuten Aphasie von Bedeutung. Dabei ist der Aachener Aphasie-Bedside-Test (AABT) von Binick et al. (1992) gebräuchlich. Nach einer ersten Stabilisierung des Störungssyndroms werden häufig zunächst Screeningverfahren und schließlich umfassende Testinventarien eingesetzt (siehe Tab. 21).

Dabei ist der AAT besonders weit verbreitet, LEMO ein auf dem Logogenmodell basiertes normiertes Verfahren zur Einzelfalldiagnostik, und die TÜLÜC eine auf dem Konzept der funktionalen Hirnsysteme von Luria entwickelte umfangreiche Testbatterie. Alle Verfahren zentrieren sich auf die Sprache an sich und müssen letztlich ergänzt werden durch die Einschätzung pragmalinguistisch-kommunikativer Fähigkeiten (siehe Tab. 22).

Tab. 21: Diagnoseverfahren bei Aphasien

Kurzbezeichnung	Autor(en)
Erstdiagnostik	
AABT	Binick, R., Huber, W., Willmes, K., Klumm, H. (1992): Der Aachener Aphasie-Bedside-Test. Testpsychologische Gütekriterien. Nervenarzt 63, 473–479
Screeningverfahren	
ACL	Fox, A. (2006): TROG-D. Test zur Überprüfung des Grammatikverständnisses. Schulz-Kirchner, Idstein Übersetzung des englischen Originals von Bishop, D. (1983): Test for Reception of Grammar
AST	Kroker, K. (2000): Aphasie Schnell-Test (AST). Steiner, Leverkusen
Testinventarien	
AAT	Huber, W., Poeck, K., Weniger, D., Willmes, K. (1983): Der Aachener Aphasie-Test (AAT). Hogrefe, Göttingen
LEMO	de Bleser, R., Cholewa, J., Stadie, N. (2004): LEMO – Lexikon modellorientiert. Urban & Fischer, München
TÜLÜC	Hamster, W., Langer, W., Mayer, K. (1980): Tübinger-Luria-Christensen neuropsychologische Untersuchungsreihe (TÜLÜC). Beltz, Weinheim
BOSU	Glindemann, R., Klintwort, D., Ziegler, W., Goldenberg, G. (2002): Bogenhausener Semantik-Untersuchung (BOSU). Gustav Fischer, Stuttgart

Tab. 22: Pragmalinguistische Fähigkeiten bei Aphasien

Kurzbezeichnung	Autor(en)
ANELT	Blomert, L., Buslach, D. (1997): The Amsterdam-Nijmegen-Everyday-Language-Test (ANELT) – Deutsche Fassung. Swets, Lisse
FIM	de Langen, E., Frommelt, P., Wiedmann, K., Amann, J. (1995): Messung der funktionalen Selbstständigkeit in der Rehabilitation mit dem Funktionalen Selbstständigkeitsindex (FIM). Rehabilitation 34, 4–11
CETI	Lomas, J., Pickard, L., Bester, S., Elbard, H., Finlayson, A., Zoghaid, C. (1989): The communicative effectiveness index: Development and psychometric evaluation of a functional communication measure for adult aphasia. Journal of Speech and Hearing Disorders 54, 13–124 Deutsche Übersetzung: Schlenck, C., Schlenck, K.-J. (1994): Beratung und Betreuung von Angehörigen aphasischer Patienten. L.O.G.O.S. interdisziplinär 2, 90–97
PKF	Schütz, S., de Langen, E. (2010): Der Partner-Kommunikationsfragebogen (PKF). Ein pragmatisch-funktionales Messverfahren in der Aphasiediagnostik. Sprachheilarbeit 55, 282–290

Alle genannten Verfahren zeigen nur Teilausschnitte des kommunikativen Verhaltens beziehungsweise sind noch in der Erprobung (z. B. der PKF). Andererseits wird eindrücklich auf die Notwendigkeit einer „Bedeutungsdiagnose" (Steiner 2009, 259) im Hinblick auf die subjektive Bewertung der eigenen Situation und eine Dialogdiagnostik verwiesen. Dies gilt letztlich auch für die Therapie.

Therapie

interdisziplinäre Kooperation

Aufgrund der Komplexität des Störungsbildes erweist sich die therapeutische Intervention bei Aphasien als interdisziplinäre Aufgabenstellung unter Einbeziehung von Fachkräften aus den Bereichen der Medizin, Sprachtherapie/Logopädie, Ergotherapie und Physiotherapie, wobei fakultativ Psychologen, Sozialarbeiter usw. hinzutreten können. Im Zusammenhang mit den Grundlagen der ICF richten sich die komplex ansetzenden Maßnahmen auf die

ICF

- Schädigung der sprachlichen Aktivitäten,
- Beeinträchtigung der kommunikativen Möglichkeiten,
- Beeinträchtigung der sozialen Partizipation,

wobei im systemischen Kontext der Einzelne (Betroffene) und sein soziales Umfeld angesprochen sind.

Ziele

Dementsprechend erstrecken sich die Ziele auf eine Verbesserung der sprachlichen Fähigkeiten an sich, die kommunikative Verwendung unter Einbeziehung nonverbaler Elemente sowie eine Instruktion und Beratung der Angehörigen im partnerschaftlichen Kontext.

Phasen

Im Allgemeinen erfolgt dabei eine phasenspezifische Art des Vorgehens (Springer 1986), die sich auch heute trotz mancher Kritikpunkte der zeitlichen Angaben und Überschneidungsbereiche in ihrer Weiterentwicklung als praxisrelevante Leitlinie erweist (siehe Abb. 37).

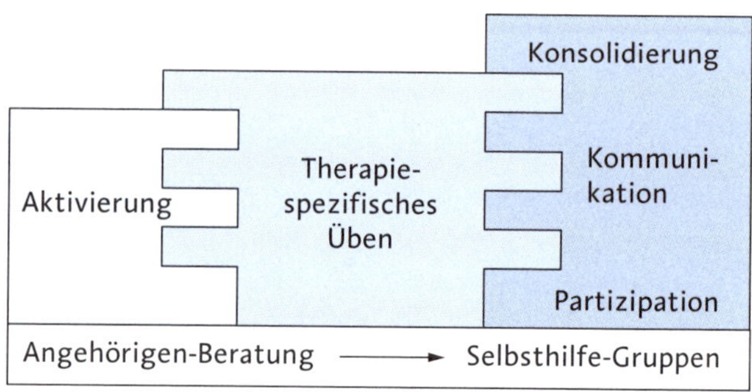

Abb. 37: Phasen der Aphasietherapie (Springer 2007, 22)

Generell erfolgt eine Verbindung person- und systemorientierter Maßnahmen (siehe Kap. 3.4.2) bei einer individualisierenden Art des Vorgehens. Die phasenspezifische Variation im Hinblick auf

- eine allgemeine Stimulation und deblockierende Art des Vorgehens in der Aktivierungsphase,
- eine störungsspezifische Übungstherapie in der postakuten und chronischen Verlaufsphase sowie
- eine Konsolidierung und ein Ausnutzen und Erweitern der kommunikativen Möglichkeiten in der chronischen Phase

wird bei Huber et al. (2006) und Springer (2007) ausführlich beschrieben. Folgende in Tabelle 23 genannte störungsspezifische Verfahren sind dabei im deutschsprachigen Raum gebräuchlich.

Tab. 23: Störungsspezifische Ansätze im Rahmen der Aphasietherapie

Kurzbezeichnung	Autor(en)
„Klassische Verfahren"	
Auditive Stimulation	Schnell, M. (1974): Aphasia Theory and Therapy. Baltimore
MIT	Sparks, R., Helm, N., Albert, M. (1974): Aphasia rehabilitation resulting from melodic intonation therapy. Cortex 10, 303–316
Deblockierungsmethode	Weigl, I. (1979): Neuropsychologische und psycholinguistische Grundlagen eines Programms zur Rehabilitierung aphasischer Störungen. In: Peuser, G. (Hrsg.): Studien zur Sprachtherapie. Fink, München, 491–514
Sprachstrukturelle Übungen	Engl, E., Kotten, A., Ohlendorf, J., Poser, E. (1982): Sprachübungen zur Aphasikerbehandlung. Marhold, Berlin
VAT	Hehn-Estabrooks, N., Fitzpatrick, P., Baresi, B. (1982): Visual Action Therapy for Global Aphasics. Journal of Speech and Hearing Disorders 47, 385–389
Darauf aufbauende, weiter entwickelte Verfahren	
MODAK	Lutz, L. (1997): MODAK – Modalitätenaktivierung in der Aphasietherapie. Ein Therapieprogramm. Springer, Berlin
NAT	Neubert, C., Rüffer, N., Zeh-Hau, M. (2005): Neurolinguistische Aphasietherapie 1–7 (e-Buch). NAT-Verlag, Hofheim
REST	Schlenck, K.-J., Schlenck, C., Springer, L. (1995): Die Therapie des schweren Agrammatismus – Die Reduzierte Syntax-Therapie (REST). Thieme, Stuttgart

Davon unabhängig haben sich pragmatisch-kommunikativ ausgerichtete Ansätze in der Aphasietherapie mit einer dementsprechend weiter gefassten Zielsetzung entwickelt (siehe Tab. 24).

Tab. 24: Pragmatisch-kommunikativ ausgerichtete Ansätze im Rahmen der Aphasietherapie

Kurzbezeichnung	Autor(en)
PACE	Davis, G., Wilcox, M. (1985): Adult Aphasia Rehabilitation. College Hill, San Diego
PAKT	Roth, V. (1989): PAKT und STACH. In: Roth, V. (Hrsg.): Kommunikation trotz gestörter Sprache. Narr, Tübingen, 101–117
AOT	Götze, R., Höfer, B. (1999): AOT. Alltagsorientierte Therapie bei Patienten mit erworbener Hirnschädigung. Thieme, Stuttgart

Methodenkombination

Während in den Anfängen sich störungsspezifische und kommunikativ ausgerichtete Ansätze aufgrund der unterschiedlich akzentuierten Zielsetzung noch vergleichsweise unversöhnlich gegenüber standen, ist heute eine Methodenkombination nahezu selbstverständlich geworden (Glindemann / Springer 1989). Ebenso ist die kommunikative Anwendung im Alltag (In-Vivo-Training) übergreifende Zielsetzung jeglicher Therapie.

Grundhaltung

Der Stellenwert einer pädagogisch orientierten Sprachtherapie (Grohnfeldt 1993b, 2004b; Steiner 1996, 2003) vermag dabei bei der theoretischen Fundierung, aber auch im Hinblick auf die Grundeinstellung bei der Art des Vorgehens Impulse für die Weiterentwicklung des Fachgebietes geben. Dabei sind erhebliche fachwissenschaftliche Voraussetzungen mit einem hohen ethischen Anspruch verbunden. Dies gilt unabhängig von der Profession und Berufsgruppe, denn letztlich gilt:

> "Think of the whole patient, his need to recover in a real world and to communicate with it. Make your language, your own verbal efforts in therapy, be the handmaiden of your thoughts. Always keep in mind that aphasia occurs only in people. Humanize your therapy; treat the person, not the language" (Wepman 1972, 214).

Weiterführende Literatur

Huber et al. 2006, Lutz 1996, Wehmeyer / Grötzbach 2006, Tesak 1999, Springer 2007

Exkurs: Aphasie bei Kindern, Jugendlichen und Heranwachsenden

Aphasien bei Kindern werden in der Literatur vergleichsweise selten thematisiert. Eine sich in der Entwicklung befindende Sprache wird durch eine Aphasie nachhaltig betroffen. Die Prognose ist nicht so günstig wie allgemein angenommen, da weniger das Alter als vielmehr die Ätiologie von Bedeutung ist (Baur 2009, Kubandt 2008).

Ursache

Als Ursache ist anders als bei einer Aphasie von Erwachsenen an erster Stelle ein Schädelhirntrauma zu nennen. Erst dann folgen Epilepsien (Landau-Kleffner-Syndrom, Baur 1996), entzündliche Prozesse, Gehirnabszesse usw. Zu beachten sind nicht nur die Auswirkungen auf die Sprache, sondern auch auf das Verhalten und die schulische Entwicklung. Spezielle Einrichtungen für diese Kinder gibt es u. a. in Gailingen und Vogtareuth. Als weitere Besonderheit ist die Situation von Heranwachsenden zu nennen, die – häufig nach einem Schädelhirntrauma – lernen müssen, ein vollkommen anderes Leben zu führen (Grohnfeldt et al. 2010).

5.3.2 Sprachabbau bei Demenz (SAD-Syndrom)

Relevanz für die Sprachtherapie

Die im Zusammenhang mit einer Demenz bei einem progrient-chronisch verlaufenden Abbau kognitiver Funktionen verbundenen Aufgabenstellungen werden aufgrund des demographischen Wandels in Deutschland zunehmend bedeutsam. Wesentliche Einschränkungen erstrecken sich dabei auf den zunehmenden Zerfall sprachlicher Funktionen und kommunikativer Möglichkeiten. Daraus ergeben sich sprachheilpädagogische und sprachtherapeutische Aufgaben innerhalb eines interdisziplinären Kontextes.

Begriffsbestimmung

Definition

Sprachabbau bei Demenz (SAD-Syndrom) ist gekennzeichnet durch Abbauprozesse im sprachstrukturellen System sowie durch eine zunehmende Beeinträchtigung der Kommunikationsfähigkeit. Insbesondere ist die Wahrnehmung und Speicherfähigkeit bei Wörtern betroffen. Die Fähigkeit zum Dialog zerfällt sukzessive.

In Anlehnung an Steiner (2007a, 2010) zeigen sich dabei schwerpunktmäßig folgende Symptome:

Sprachstrukturelle Symptome:
- Störungen des Abrufs und der Speicherung: Reduzierung der Wortabrufgeschwindigkeit und -menge
- Verlust des Verständnisses von Bedeutungen und Texten
- Zerfall aller Modalitäten des Sprachvollzuges je nach Schweregrad
- Veränderungen des Schriftbildes

Kommunikative Symptome:
- Desorientierung im Gespräch; Aufnahme, Aufrechterhaltung oder Beendigung des Gesprächs ist erschwert
- „roter Faden" fehlt; die Ausführungen werden weitschweifig, ungenau oder perseverierend (Haftenbleiben an Inhalten)
- Apathie oder Tendenz zur Logorrhoe
- kommunikativer Rückzug: Verarmung des Wortschatzes und Interesses

Die psychosoziale Bedeutsamkeit ist erheblich. Was bedeutet es für den Einzelnen? Was bedeutet es für die Angehörigen?

Häufigkeit

In Deutschland leben derzeit 1,2 bis 1,4 Millionen Menschen mit einer Demenz. Jährlich treten ca. 100.000 (Steiner 2007a) bis 200.000 (Böhme 2008b) Neuerkrankungen auf. Durchschnittlich gesehen ist die Häufigkeit einer Demenz vom Alter abhängig (www.alzheimerinfo.de; siehe Abb. 38).

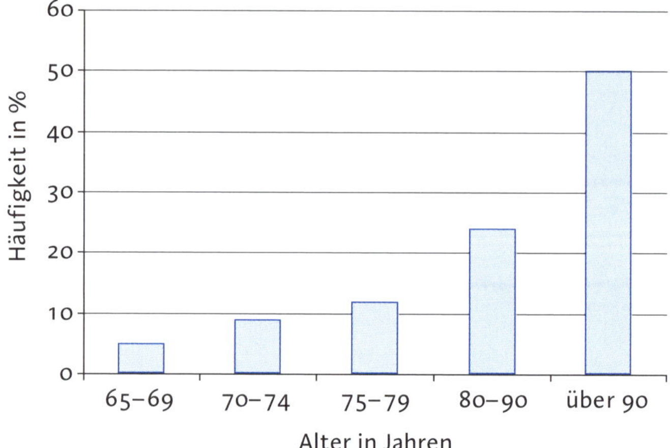

Abb. 38: Altersabhängige Häufigkeit von Demenzen (Steiner 2007a, 303)

Bedingungshintergründe

hirnorganische Faktoren

Es gibt unterschiedliche Formen der Demenz, wobei der Alzheimer Typ am häufigsten ist (Lexikonredaktion des Verlags F. A. Brockhaus 2000, 270). Übergreifend kommt es zu einem Substanzabbau im Gehirn (Hirnatrophie). Die genaue Ursache ist dabei unbekannt. Diskutiert werden die unterschiedlichsten Modelle. Neben genetischen Faktoren (Vererbung) bei einem Teil der Betroffenen werden als mögliche Auslöser Infektionen (z. B. durch Herpes-Viren), stoffwechselbedingte, gefäßbedingte, immunologische, degenerative und toxische Faktoren sowie biochemische Veränderungen unter Dauerstress genannt. Ein gewisser Stellenwert psychischer Aktivität wird ausgenommen.

Diagnose

Am Anfang steht die medizinische Diagnose Demenz. Die Einschätzung des Sprachstandes selbst sollte sich generell auf Teilbereiche zum Wortabruf sowie auf die Flexibilität der kommunikativen Aktivitäten beziehen. Dazu sind in den 2000er Jahren zwei neue Verfahren erschienen:

Verfahren

- Der standardisierte Test VABIA („Valutatione dei Bisogni dell Anziano") von Baretter und Gaio (2009) schätzt die Bedürfnislage älterer Menschen über die Beurteilung kommunikativer und kognitiver Fähigkeiten ein.
- Die Züricher Demenz Diagnostik (Z-DD) geht auf unterschiedliche Aspekte sprachstruktureller und dialogischer Fähigkeiten ein und ist unter www.hfh.ch (Rubrik „who is who", Steiner) im Internet abrufbar.

Abgrenzung zur Aphasie

Von wesentlicher Bedeutung ist die diagnostische Abgrenzung zur Aphasie. So ist es nicht zutreffend, von einer begleitenden Aphasie beim Vorliegen einer Demenz zu sprechen. Der Sprachabbau bei Demenz (SAD-Syndrom) wird vom kognitiv-amnestischen Abbau bestimmt, wobei das Wortgedächtnis langsam zerstört wird. Bei einer Aphasie ist das Wortgedächtnis schlagartig beeinträchtigt und erholt sich allmählich wieder (Spontanremission) beziehungsweise kann durch eine Therapie erweitert werden. Bei einer Demenz ist die Zunahme der Symptomatik zwingend, bei einer Aphasie die Abnahme des Störungsbildes wahrscheinlich. Dies hat einen Einfluss auf die Zielsetzung und das Vorgehen bei der Therapie.

Therapie

mehrdimensionaler Ansatz

Sprachtherapeutische Maßnahmen werden beim Vorliegen einer Demenz nicht routinemäßig verordnet, können aber für das Wohlbefinden der Betreffenden von wesentlicher Bedeutung sein. Es handelt sich dabei nicht um eine Sprachtherapie im eigentlichen Sinne, sondern um einen Baustein im Rahmen eines mehrdimensionalen und interdisziplinären Vorgehens bei einer hohen ethischen Verantwortung als humane Aufgabenstellung.

Generell sollten sich die Maßnahmen auf die demenzkranke Person selbst und die Angehörigen erstrecken. Beide sind betroffen. Eine breite Übersicht von Ansätzen, die sich auf den Demenzkranken selbst beziehen, findet sich bei Brauner und Gutzmann (2007, 80 ff).

Ansätze

Spezielle *einzeltherapeutische* Konzepte, die bewusst biographieorientiert, alltagsnah und lebensbedeutsam ausgerichtet sind, wurden für diesen Personenkreis entwickelt (siehe Tab. 25).

Tab. 25: Therapieansätze im mehrdimensionalen Kontext bei SAD

Kurzbezeichnung	Autor(en)
SET	Romero, B. (2004): Selbsterhaltungstherapie: Konzept, klinische Praxis und bisherige Ergebnisse. Zeitschrift für Gerontopsychologie und -psychiatrie 17, 119–134
KODOP	KODOP = Kommunikation – Dokumentation – Präsentation In: Steiner, J. (2007b): Sprachabbau bei beginnender Demenz, SAD: Entscheidungshilfen und Therapiebausteine. L.O.G.O.S. interdisziplinär 15, 37–45

Bei einer unterschiedlichen Akzentuierung geht es um eine biographisch orientierte Gesprächs- und Textarbeit.

DVD

In der DVD „Gelingende Kommunikation mit dementen Menschen" (2010) ist eindrucksvoll dokumentiert, wie ein für die Betreffenden lebensbedeutsamer Text durch ein behutsames, verlangsamtes Gespräch sukzessive erstellt wird. Der Film ist über die Hochschule für Heilpädagogik in Zürich unter www.hfh.ch/shop erhältlich.

Gruppentherapie

Ein ganz anderer Ansatz wird in der Gruppentherapie bei Breckow (1995) verfolgt. Auf der Grundlage einer lebensproblemzentrierten Pädagogik wird hier das Konzept der „Integrativen Sprach- und Bewegungsarbeit mit alten Menschen" (ISBA) entwickelt.

Angehörigenberatung

In allen Fällen ist die Beratung der Angehörigen von wesentlicher Bedeutung. Dabei ist es nicht immer leicht, unter den zuweilen quälenden Bedingungen folgende Grundsätze zu beachten:

- Geduld haben und Zeit lassen,
- Verständnis zeigen,
- deutlicher Umgangston; einfache, kurze Sätze,
- sinnlose Diskussionen vermeiden; Vorwürfe überhören,
- Beständigkeit des Tagesablaufs.

Häufig ist dies mehr Anspruch als Wirklichkeit und nur approximativ zu erreichen. Übergreifend ist die Kommunikation mit Demenzkranken eine zutiefst menschliche Aufgabe und Gradmesser einer Kultur.

Weiterführende Literatur
Steiner 2010, Böhme 2008b, Brauer / Gutzmann 2007

5.3.3 Dysarthrien

beteiligte Fachdisziplinen

Dysarthrien (synonym: Dysarthrophonien) können bei Erwachsenen und Kindern bei einer unterschiedlichen Genese auftreten. Bei Erwachsenen ist die zugrunde liegende Erkrankung Gegenstand der Medizin, die damit verbundenen dysarthrischen Erscheinungen stehen im Zentrum des Interesses unterschiedlicher Neurowissenschaften (z. B. der Neurophonetik). Dysarthrien bei Kindern, insbesondere bei cerebralen Bewegungsstörungen, sind traditionell Gegenstand der Körperbehindertenpädagogik (Haupt 1993). Für die Sprachheilpädagogik und Sprachtherapie werden aus der Sicht der ICF gerade in letzter Zeit wegweisende Konzepte entwickelt (Giel 2009a, 2009b). – Übergreifend ist zu sagen, dass es sich in jedem Fall um ein interdisziplinäres Fachgebiet handelt, wobei im therapeutischen Bereich zusätzlich eine enge Verbindung mit der Krankengymnastik und Ergotherapie besteht.

Begriffsbestimmung

Definition

Dysarthrien sind neurogen bedingte Sprechstörungen, bei denen die Sprechbewegungsmuster nicht koordiniert werden können. Betroffen ist die Muskulatur der Atmung, des Kehlkopfs und der supralaryngealen Artikulationsmuskulatur. Die Folgen sind eine eingeschränkte Verständlichkeit, indem die Atmung und Stimmgebung beeinträchtigt sind und die Artikulationsbewegungen wenig exakt und im Allgemeinen verlangsamt ablaufen.

Symptome

Je nach den syndromspezifischen Merkmalen sind dabei die Sprechatmung, Phonation und Artikulation betroffen, wobei zusätzlich eine Auffälligkeit prosodischer Merkmale auftreten kann.

Sprechatmung:	erhöhte Einatmungsfrequenz, verringerte Vitalkapazität
Phonation:	verhaucht, rau, heiser, Tonhöhensprünge, Tremor 

Artikulation:	Verringerung der Artikulationsschärfe, insbesondere bei der Koartikulation; Hypernasalität
Prosodie:	verlangsamte Sprechweise, monoton, teilweise „zerhackt“

Klassifikation

Dysarthrien können unterschiedlich eingeteilt werden, z. B. im Hinblick auf den Ort der Störung oder nach dem beobachteten Erscheinungsbild. Wegweisend waren hier die Arbeiten von Darley et al. (1975). Im Folgenden wird eine Klassifikation von Dysarthrien gemäß den Pathomechanismen vorgenommen, wobei der Schädigungsort, die vermutete Ätiologie und die Merkmale mitaufgeführt sind (Ziegler / Vogel 2010, 47; siehe Tab. 26). Dabei werden nur die wichtigsten Läsionsorte, Beispiele neurologischer Erkrankungen und prototypische Merkmale genannt.

Häufigkeit

Die Häufigkeit liegt dabei mit 250.000 dysarthrischen Patienten in Deutschland höher als bei Aphasien, wobei sich eine Prävalenz von über 300 Betroffenen pro 100.000 Einwohnern ergibt (Ziegler / Vogel 2010, 2). Eine spezifizierte Aufstellung ergibt sich je nach den vermuteten Ursachen.

Bedingungshintergründe

bei Kindern

Generell handelt es sich um Störungen der neuromuskulären Kontrolle. Bei Kindern sind diese angeboren oder erworben, wobei die gängige Einteilung in prä-, peri- und postnatale Schäden zu spezifizieren ist (Giel 2008). Dysarthrien treten bei bis zu 50 % der Kinder mit cerebralen Bewegungsstörungen auf (Giel 2009a), aber auch bei genetischen Syndromen, Schädel-Hirn-Traumata, Viruserkrankungen usw.

bei Erwachsenen

Bei Erwachsenen kommt es im Gefolge bestimmter neurologischer Erkrankungen zu einer Dysarthrie (verkürzt nach Ziegler / Vogel 2010, 37):

- nach einem Schlaganfall: ca. 90.000 dysarthrische Patienten,
- nach einem Schädel-Hirn-Trauma: ca. 30.000 dysarthrische Patienten,
- bei Multiple Sklerose: ca. 55.000 dysarthrische Patienten,
- bei degenerativen Erkrankungen,
  - M. Parkinson: ca. 75.000 dysarthrische Patienten,
  - M. Huntington: ca. 3.000 dysarthrische Patienten,
- sonstiges: ca. 10.000 dysarthrische Patienten.

Tab. 26: Klassifikation von Dysarthrien nach Pathomechanismen (Ziegler/Vogler 2010, 47)

Pathomechanismus		Schädigungsort	Ätiologien	Merkmale
Parese	*peripher*	Hirnnervenkerne, zweites motorisches Neuron, neuromuskulärer Übergang	Trauma, ALS, Myasthenia gravis	verlangsamte, eingeschränkte, undifferenzierte Bewegungen infolge einer schlaffen Lähmung
	zentral	motorischer Kortex, erstes motorisches Neuron (direkte und indirekte Fasern)	Infarkte/Blutungen, Multiple Sklerose, Schädel-Hirn-Traumen	verlangsamte, eingeschränkte, undifferenzierte Bewegungen infolge eines Syndroms des ersten Motoneurons emotionale Ausdrucksfunktionen sind oft erhalten, Reflexe z.T. übersteigert bleibende schwere Dysarthrie nur nach bilateralen Läsionen
Ataxie		Kleinhirn, efferente und afferente Kleinhirnprojektionen	spinozerebelläre Ataxien, Infarkte, Multiple Sklerose, Intoxikationen	zielungenaue Bewegungen, instabile Haltephasen
Akinesie/Rigidität		Basalganglien	Parkinson-Syndrome	verzögerte Initiierung und eingeschränkter Umfang von Sprechbewegungen, Steifheit der Muskulatur
Tremor		Basalganglien, Kleinhirn, untere Olive	Morbus Parkinson, zerebelläre Ataxien, spasmodische Dysphonie, essenzieller Tremor	Muskelzittern mit 2–3 Hz (zerebellärer Tremor) oder mit > 4 Hz (andere Tremorformen)
Dyskinesie/ Dystonie	*choreatische Hyperkinesie*	Nucl. caudatus, Putamen, diffuse kortikale Läsionen	Morbus Huntington	unkontrollierte, schnelle überschießende Bewegungen
	fokale Dystonie	vermutlich Basalganglien	primäre Dystonien	anhaltende unwillkürliche Kontraktionen der Stimmlippenad- oder abduktoren (spasmodische Dysphonie) oder der oromandibulären Muskulatur (oromandibuläre Dystonie)

Diagnose

Ebenen

Die Diagnose und Therapie sollten wie bei einer Aphasie oder Demenz (SAD-Syndrom) die psychosoziale Situation miteinbeziehen. Was bedeutet es für die Betroffenen? Was bedeutet es für ihr soziales Umfeld? Das beinhaltet, dass sich die Beurteilung auf

- die medizinische Diagnostik der zugrunde liegenden Erkrankung (siehe Bedingungshintergründe),
- die sprachtherapeutisch relevante Symptomatik und
- die psychosoziale Relevanz gemäß der ICF

Verfahren

bei einer interdisziplinären Kooperation erstrecken sollte. Die Überprüfung der Symptomatik als sprachheilpädagogische und sprachtherapeutische Aufgabe bezieht sich auf die Atmung, Stimmgebung und Artikulation sowie die Einschätzung der prosodischen Merkmale. Dazu sind die in Tabelle 27 genannten Verfahren gebräuchlich.

Tab. 27: Diagnoseverfahren bei Dysarthrien

Kurzbezeichnung	Autor(en)
FDU	Enderby, P. (1991): Frenchay Dysarthrie-Untersuchung. Gustav Fischer, Stuttgart
UNS	Breitbach-Snowdown, H. (1995): Untersuchungsbogen Neurogener Sprech- und Stimmstörungen. LOGO-Verlag, Düsseldorf
Überprüfung von Teilbereichen	
MVP	Münchener Verständlichkeitsprofil (MVP) Ziegler, W. (1994a, b): Prüfung der Verständlichkeit dysarthrischer Patienten. I. Grundlagen, II. Methoden. Sprache-Stimme-Gehör 18, 24–28, 111–116
BoDyS	Nicola, F., Ziegler, W., Vogel, M. (2004): Die Bogenhausener Dysarthrie-Skalen (BoDyS): Ein Instrument für die klinische Dysarthriediagnostik. Forum Logopädie 18, 14–22

Störungserleben

Zur „Bedeutungsdiagnose“ (Steiner 2009, 259) im Hinblick auf den Leidensdruck und das individuelle Erleben liegen keine störungsspezifischen Verfahren vor. Hier können qualitative Ansätze (Tiefeninterviews usw.) bei den Betroffenen und den Angehörigen dazu beitragen, die Zielsetzung und Art des therapeutischen Vorgehens zu variieren.

Therapie

umfassende Rehabilitation

Die Therapie dysarthrischer Störungen hat generell im Rahmen einer umfassenden Rehabilitation in Kooperation mit anderen Berufsgruppen (Medizin, Krankengymnastik, Ergotherapie) zu erfolgen. Die sprachtherapeutischen Maßnahmen selbst beziehen sich auf Bereiche der

- Haltung,
- Atmung,
- Stimmgebung,
- Artikulation,
- Prosodie,
- Sprechgeschwindigkeit,
- Alltagsorientierung und
- Kommunikation.

Verfahren

Dazu gibt es klassische Ansätze von

- Robertson und Thompson (1992) auf der Grundlage von Darley et al. (1975) sowie von
- Duffy (1995), die die oben genannten Merkmale der Dysarthrietherapie strukturieren.
- Eine Weiterentwicklung findet sich bei Vogel (1998), wobei prothetisch/instrumentelle Verfahren (z.B. Gaumensegelprothese, portable Stimmverstärker) einen hohen Stellenwert einnehmen.

Einen speziellen Ansatz, insbesondere bei M. Parkinson,

- stellt das Lee-Silverman-Voice-Treatment (LSVT) von Ramig et al. (1994) dar, bei dem eine Verbesserung der Stimmqualität durch eine erhöhte Lautstärke bei einem höheren respirativen Anblasedruck und eine kräftigere Kehlkopfadduktion erreicht wird. Das Verfahren gilt als evidenzbasiert (Ziegler 2007).

Sehr viel weiter gefasst ist

- der systemisch-lösungsorientierte Ansatz von Giel (2000), bei dem Bausteine aus den oben genannten Maßnahmen zum Funktionstraining mit umfassenden Übungen zur Erweiterung der kommunikativen Möglichkeiten und einer Bewältigung einer Dysarthrie als kritisches Lebensereignis verbunden werden.

Zu nennen sind weiterhin die Unterstützte Kommunikation (siehe Kap. 5.1.5) sowie die ursprünglich für die Behandlung von Sprechapraxien entwickelte Methode TAKTKIN (Lauer/Birner-Janusch 2007), die aber auch bei dysarthrischen Störungen erfolgreich eingesetzt wird.

Insgesamt handelt es sich bei einer Dysarthrietherapie um eine anspruchsvolle, langwierige Behandlung, die in enger Abstimmung mit den

Betroffenen und Angehörigen beziehungsweise bei Kindern im Zusammenhang mit einer intensiven Elternarbeit zu erfolgen hat.

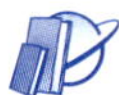

Weiterführende Literatur
Ziegler / Vogel 2010; Giel 2009a, 2009b

5.3.4 Sprechapraxien

aktuelle Situation Bei Sprechapraxien handelt es sich um seltene, erst in letzter Zeit genauer beschriebene Störungsformen, die schwierig zu erkennen und differenzialdiagnostisch (beispielsweise zu Dysarthrien) abzugrenzen sind. Sie treten bei Erwachsenen und Kindern bei einer unterschiedlichen Genese auf. Bisher haben sich nur wenige Forschungsgruppen in Deutschland auf dieses Störungsbild spezialisiert. Praxisrelevante Ergebnisse sind noch in der Erprobung.

Begriffsbestimmung

Definition

Sprechapraxien sind neurogen bedingte Sprechstörungen, die sich in der Planung und Programmierung von Sprechbewegungsmustern zeigen. Die Folge sind massive Artikulationsstörungen bis zur Unverständlichkeit. Bei sonst unbeeinträchtigter Motorik können die Sprechbewegungen nicht koordiniert werden. Bei nicht sprachlichen Leistungen tritt keine Beeinträchtigung auf.

Symptome Entscheidende Merkmale einer Sprechapraxie sind

- ***Suchbewegungen*** und das Bemühen, die richtige Artikulationsstelle meist unter großer Sprechanstrengung zu finden,
- die ***Inkonsequenz*** der Störung, da die Fehlbildungen nicht konstant auftreten und die Artikulation variabel ist,
- „Inseln störungsfreier Produktion" (Ziegler 2009, 274), die teilweise unerwartet oder im Rahmen von Floskeln auftreten können.

Sprechapraxien bei Erwachsenen können läsionsbedingt im Zusammenhang mit einer (Broca-)Aphasie und / oder bukkofacialen Apraxie auftreten, wobei es aufgrund der Schwierigkeiten der differenzialdiagnostischen Abgrenzung zur Dysarthrie keine exakten Zahlen gibt. Sprechapraxien bei Kindern im Sinne einer *verbalen Entwicklungsdyspraxie (VED)* sind mit 0,125 % selten (Schulte-Mäter 2007, 364), wobei Jungen häufiger als Mädchen betroffen sind.

Bedingungshintergründe

Bei Erwachsenen nimmt man eine Läsion im vorderen perisylovischen Kortex der sprachdominanten Hemisphäre an. Ursache sind Infarkte oder Blutungen der anterioren Äste der linken mittleren Hirnarterie (Ziegler 2007), wobei häufig gleichzeitig eine Broca-Aphasie auftritt.

Erwachsene

Bei Kindern nimmt man „subtile neurologische Auffälligkeiten" (Schulte-Mäter 2009, 271) im Zusammenhang mit einer zentralorganischen Reifungsanomalie an. Diskutiert werden ebenfalls genetische Faktoren sowie Stoffwechselstörungen, die einen Einfluss auf die Gehirnentwicklung nehmen.

Kinder

Diagnose

Bei *Erwachsenen* geht es um die differenzialdiagnostische Abgrenzung zur Dysarthrie, bei der

Differenzialdiagnose

- kein Suchverhalten stattfindet,
- eine konstante Symptomatik beobachtet wird,
- die stimmlichen Probleme häufig gravierender sind und
- keine störungsfreien Momente beobachtet werden.

Dazu erfolgen Spontansprachanalysen, Beurteilungen des Nachsprechens, Redeflusses, der nonverbalen Leistungen und Kommunikationsfähigkeit.

Bei *Kindern* steht zunächst eine ausführliche Anamnese im Vordergrund. Fast immer handelt es sich um „stille Babys" (Schulte-Mäter 2007, 364) mit einem extrem verspäteten Sprechbeginn. Die Beurteilung der Spontansprache und Nachsprechleistung ist zumeist ergiebiger als der Einsatz von Prüfmitteln zur Artikulationsbeherrschung. Eine differenzialdiagnostische Abgrenzung sollte im Hinblick auf phonologische Störungen und kindliche Dysarthrien erfolgen.

Anamnese

Therapie

Bei Erwachsenen ist die Behandlung von Sprechapraxien meist Bestandteil einer umfassenden Aphasietherapie, wobei der Effektivitätsnachweis durch Wirksamkeitsstudien erst am Anfang steht. In der Erprobung befinden sich folgende in Tabelle 28 genannten Therapieansätze.

im Rahmen einer Aphasietherapie

Tab. 28: Therapieansätze bei Sprechapraxien

Kurzbezeichnung	Autor(en)
Sound Production Treatment	Warmbough, Nessler (2004): Modification of sound production treatment for apraxia of speech: Acqusition and generalisation effects. Aphasiology 18, 407–427
PROMPT/TAKTKIN	Prompts for Restructuring Oral Muscular Targets
	Birner-Janusch, B. (2001): Die Anwendung des PROMPT-Systems im Deutschen – eine Pilotstudie. Sprache-Stimme-Gehör 25, 174–179
Metrischer Ansatz	Brendel, B., Ziegler, W. (2008): Effectiveness of metrical pacing in the treatment of apraxia of speech. Aphasiology 22, 77–102

bei Kindern

Kinder zeigen sich meist therapieresistent gegenüber den üblichen Ansätzen bei Artikulationsstörungen. Insbesondere sollte keine motorische Übungsbehandlung im klassischen Sinne vorgenommen werden. Hilfestellungen werden durch kurze, häufige Therapiebausteine unter Verwendung

- einer multisensorischen Assoziationstherapie,
- von lautbegleitenden Handzeichen im Sinne des Phonembestimmten Manualsystems (PMS) von Schulte (1974) und
- taktiler und kinästhetischer Reize durch die PROMPT-Therapie (dt: TAKTKIN)

gegeben (Schulte-Mäter 2003). Ein wesentliches Element ist dabei die Elternarbeit bei dieser sehr langfristigen Arbeit. Weitere Forschungen sind notwendig – dies galt Ende der 1990er Jahre (Dannenbauer 1999a) wie auch jetzt.

Weiterführende Literatur

übergreifend: Lauer / Birner-Janusch 2007
komprimierte Zusammenfassungen: Ziegler 2009, 2010
Verbale Entwicklungsdyspraxie: Schulte-Mäter 2009
Elternratgeber: Geißler 2005

5.4 Rhinophonien

verbesserte Möglichkeiten

Die Behandlung von Rhinophonien bei Lippen-Kiefer-Gaumen-Segel-Fehlbildungen (synonym: Lippen-Kiefer-Gaumenspalten) hat seit den 1980er Jahren aufgrund der verbesserten medizinischen Operationstechnik und vor dem Hintergrund einer Intensivierung der interdisziplinären Kooperation von Medizinern und Sprachtherapeutinnen / Logopädinnen in so genannten „Spaltsprechstunden" einen wesentlichen Aufschwung genommen. Gleichzeitig wird auf die Situation der Eltern frühzeitiger unter Einbeziehung der psychosozialen Situation eingegangen. Die Möglichkeiten einer umfassenden Habilitation gehen mit einer Entstigmatisierung des Störungsbildes einher.

Begriffsbestimmung

Definition

Übergreifend gesehen handelt es sich bei **Rhinophonien** um eine Beeinträchtigung des Stimmklanges bei einer veränderten Nasalität.

Formen

Auf der Grundlage unterschiedlicher Bedingungshintergründe kann es dabei

- zu einer Rhinophonia aperta: offenes Näseln,
- zu einer Rhinophonia clausa: geschlossenes Näseln und
- selten zu einer Rhinophonia mixta: gemischtes Näseln

kommen (siehe Abb. 39).

Bei einer Rhinophonia clausa handelt es sich um ein medizinisches Aufgabengebiet, bei dem lokale Medikamente gegen allergische oder entzündliche Schleimhautschwellungen beziehungsweise in schweren, lang dauernden Fällen eine chirurgische Therapie (Adenotomie) angezeigt ist. Im Folgenden soll auf die oben genannte Rehabilitation bei Kindern mit LKGS-Fehlbildungen und ihren Eltern eingegangen werden. Rhinophonien im Kontext degenerativer Erkrankungen (z. B. im Zusammenhang mit Dysarthrien) wurden bereits in Kap. 5.3.3 behandelt.

Bedingungshintergründe

pränatale Störung

Bei Lippen-, Lippen-Kiefer- sowie Lippen-Kiefer-Gaumenspalten handelt es sich um eine pränatale Störung in der 5. bis 12. Schwangerschaftswoche, bei der es zu einer unvollständigen Annäherung der Kiemenbögen kommt. Die Ursachen können endogen oder exogen sein.

Endogen:

- Vererbung (zwischen 15% und 33%; Wulff 1996, 122)
- Chromosomenanomalien (z.B. bei Pierre-Robin-Syndrom)

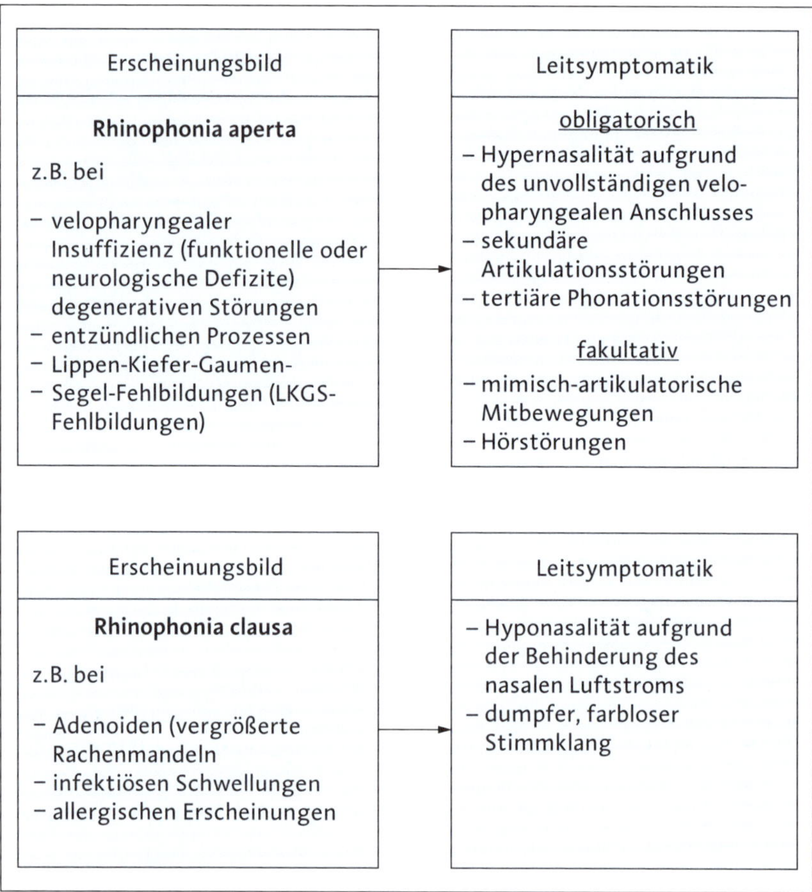

Abb. 39: Rhinophonia aperta und clausa

Exogen:

- toxische Stoffe, ionisierende Strahlen, hoch dosierte Einnahme bestimmter Medikamente (Cortison?) in der betreffenden Schwangerschaftsphase
- Stoffwechselstörungen und Virusinfektionen in den ersten beiden Schwangerschaftsmonaten

Das Vorhandensein einer erblichen Neigung setzt die Schadensschwelle für exogene Noxen herab (Honigmann 1998). Eine Prophylaxe bei phänotypischen Spaltbildungen durch hoch dosierte Vitamin-B12-Präparate in den betreffenden Schwangerschaftswochen ist zuweilen möglich.

Häufigkeit

Generell ist die Häufigkeit von Spaltbildungen in den letzten Jahrzehnten gestiegen. Man rechnet heute mit einer Prävalenz von 1:500 Geburten bei LKGS-Spalten beziehungsweise 1:1.500 bei solitären Gaumenfehlbildungen (Neumann 2009a, 317).

Psychosoziale Auswirkungen für das Kind und seine Eltern

Schocksituation

Der Anblick eines Kindes mit einer LKG-Spalte unmittelbar nach der Geburt ist für die meisten Eltern ein Schock. Auch im Zeitalter moderner Ultraschalldiagnostik bei den Vorsorgeuntersuchungen kann dies für die Eltern total unvorbereitet kommen.

Information und Bewältigung

Die Verarbeitung dieser Situation steht ebenso im Vordergrund wie die Information über die Ernährung des Kindes (Einsetzung einer Mund-Nasen-Trennplatte) und die spätere Abfolge von Operationen. Es geht um die Annahme des Kindes und die langfristige Bewältigung dieser Situation (Hansen 1996). Neben der unmittelbaren psychologischen Hilfe gibt es Elternratgeber (Gössel 1988, Neumann 2002). Die Selbsthilfevereinigung für Lippen-Kiefer-Gaumenfehlbildungen e.V. (Wolfgang-Rosenthal-Gesellschaft) kann dabei für die Eltern eine wesentliche Stütze sein.

Diagnose

interdisziplinäre Perspektiven

Das offensichtliche Erscheinungsbild der LKGS-Fehlbildungen führt zu einer umfangreichen medizinischen (Kieferorthopädie, HNO-Heilkunde) und auf das Sprechen ausgerichteten Diagnostik. Im Folgenden wird dabei ausschließlich auf sprachtherapeutische Analysemethoden eingegangen (Neumann 2009b, 328–334):

Verfahren

Subjektive Verfahren:
- auditive Einschätzung
- Hauchspiegelprobe nach Czermak
- A-I-Probe nach Gutzmann
- Phonemendoskop nach Gutzmann

Objektive Verfahren:
- Video-Nasopharyngoskopie
- Videofluoroskopie / Hochfrequenzkinematographie
- Nasometer
- Nasel View

Gemäß der ICF-CY ist dabei die Berücksichtigung des psychosozialen Aspekts von wesentlicher Bedeutung (Neumann / Romonath 2008).

Therapie

Medizin Innerhalb der interdisziplinären Kooperation früh einsetzender Maßnahmen konzentriert sich der medizinische Anteil auf den plastischen Verschluss des Gaumens, indem

- ein Verschluss der Spalte ohne Restlöcher,
- die Schaffung eines ausreichend langen und beweglichen Gaumensegels und
- die Wiederherstellung der Tuben-/Mittelohrbelüftung

in einer Abfolge von Operationen erfolgt, wobei HNO-ärztliche Maßnahmen flankierend hinzutreten.

> „Zeitpunkt und Technik des Gaumensegelverschlusses hängen von der Spaltform ab und werden in verschiedenen Konzepten national und international unterschiedlich gehandhabt" (Schliephake/Olthoff 2007, 275).

Ein Anhaltspunkt über bestimmte Zeitabläufe findet sich bei Neumann (2003, 339).

Sprachtherapie Die sprachtherapeutischen/logopädischen Aufgabenfelder erstrecken sich im engeren Sinne auf die Stimulation der Gaumensegel-, Rachen-, Mund- und Zungenmuskulatur. Tabelle 29 gibt dazu eine Übersicht.

Verfahren Spezielle Maßnahmen können dabei

- die Orofaciale Regulationstherapie (Castillo Morales 1998),
- Möglichkeiten der Wahrnehmungsförderung (z.B. Ayres 1992),
- die Förderung der Mundmotorik durch Lippen- und Zungenübungen (z.B. Hahn/Hahn 2003),
- die Aktivierung der Velum- und Pharynxmuskulatur (z.B. Wulff 1996),
- die Förderung der auditiven Differenzierungsfähigkeit (z.B. Thiel 2000),
- die Harmonisierung der Atmung und Stimme (z.B. Spiecker-Henke/Neuschaefer-Rube 2003)

sein. Hinzu treten Maßnahmen zur Lautanbahnung, wie sie bei phonetischen Störungen im Rahmen der Artikulationstherapie bekannt sind (siehe Kap. 5.1.1).

Elternberatung Diese umfangreichen sprachtherapeutischen Aufgabenstellungen gehen mit einer früh einsetzenden und lang währenden, begleitenden Elternarbeit einher. Dabei geht es nicht nur um eine Information und Anleitung, sondern letztlich auch um eine psychosoziale Unterstützung. Eine anspruchsvolle, aber sehr lohnende Aufgabe!

Tab. 29: Sprachtherapeutische Aufgabenfelder innerhalb der interdisziplinären Förderung bei Kindern mit LKGS-Fehlbildungen (Neumann 2003, 341)

Alter	Aufgabenfeld
Geburt bis 1;0–1;6 Jahre	– Still- und Ernährungsberatung – orofaziale Regulationstherapie in Kombination mit MNT-Platte zur Verbesserung des Saug- und Schluckmusters – Aufklärung der Eltern zur Sprachentwicklung und mögliche Auffälligkeiten bei LKGS – Sprachtherapeutische Elternratgeber LKGS-Spalte – Information zu finanziellen Versorgungsansprüchen – Zusammenarbeit mit Frühförderstellen (bei Kindern mit Syndromen)
ab 1;0–1;6 Jahren bis zu 3 Jahren	– nach der Gaumen-Segel-Operation: Vergabe des sprachlichen Frühförderkonzepts an die Eltern
ab 2 Jahren, spätestens mit 3 J. (bis zur Einschulung)	– erste Förderdiagnostik (Dokumentation) – Beginn der ambulanten Therapie mit dem Kind und den Eltern (ca. 100–150 Einheiten) in der Klinik oder sprachtherapeutischen Praxen – enge Zusammenarbeit (Austausch im Qualitätszirkel) mit den sprachtherapeutischen Praxen – Kooperation mit den Kindergärten (wenn gewünscht) – ½-jährliche bis jährliche sprachtherapeutische Kontrollen
zw. dem 5. und 7. Lebensjahr (vor der Einschulung)	– komplexe sprachtherapeutische Analyse (Dokumentation) zur Indikationsstellung für eine Velopharynxplastik, Austausch mit HNO, Phoniatrie und betreuenden Sprachtherapeuten
ab dem 6. Lebensjahr	– sprachtherapeutische Betreuung nach einer mgl. Velopharynxplastik, Gewöhnung an die neue anatomisch-funktionelle Situation – sprachtherapeutische Kontrolle ein Jahr nach Velopharynxplastik (Dokumentation) – Zusammenarbeit mit Kieferorthopäden im Hinblick auf Zungenfehlfunktionen und Mitgestaltung kieferorthopädischer Apparaturen unter sprachtherapeutischen Aspekten
ab dem 9. Lebensjahr	– Einsatz der Videofeedback-Therapie mit dem flexiblen Nasendoskop als visuelles Feedback bei Velopharyngealer Insuffizienz (VPI)
zw. dem 15. und 18. Lebensjahr	– sprachtherapeutische Abklärung vor evtl. Durchführung einer Oberkiefer-Osteotomie – generelle sprachtherapeutische Abschlusskontrolle (Dokumentation)

Weiterführende Literatur

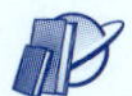

Neumann 2009a, 2011; Honigmann 1998
Elternratgeber: Neumann 2002

5.5 Dysphonien

Tradition und Weiterentwicklung

Die Diagnose und Therapie von Stimmstörungen war lange Zeit die Domäne von Phoniatern. Dies ist aufgrund der medizinischen Aufgabenstellungen begründbar und erklärlich. Der enge Zusammenhang von Stimmgebung, emotionalen und psychosomatischen Faktoren führte jedoch zu einer Erweiterung der Perspektive und zur Notwendigkeit einer „kommunikativen Stimmtherapie" (Gundermann 1994, 1990). Heute ist die Stellung der beteiligten Berufsgruppen im interdisziplinären Kontext mehr auf eine gegenseitige Ergänzung ausgelegt, wobei auf der Grundlage einer medizinischen Abklärung im diagnostischen Bereich das sprachtherapeutische Vorgehen individuell darauf abgestimmt wird. Mehr als bisher haben sich die Berufsgruppen komplementär zu ergänzen, wobei als positives Beispiel Neuschaefer-Rube und Spiecker-Henke (2009) für die Diagnostik und Spiecker-Henke und Neuschaefer-Rube (2003) für die Therapie zu nennen sind.

Begriffsbestimmung

Definition

Übergreifende Merkmale einer **Dysphonie** sind die

- Heiserkeit in unterschiedlicher Form (rau, tief, begrenzte Modulationsfähigkeit usw.) bei stark variierender Genese und
- die Einschränkung der stimmlichen Leistungsfähigkeit und Belastbarkeit, häufig verbunden mit einem Globusgefühl im Hals.

Klassifikation

Eng verbunden damit ist die Gesamtbefindlichkeit („Stimme und Stimmung"), wobei die Stimmgebung als Signal und „Ausdruck der Persönlichkeit" (Spiecker-Henke 1997, 12) intuitiv zur Einschätzung eines Menschen beiträgt. Die Stimmgebung bezieht sich damit nicht nur auf biologisch-organische Funktionen, sondern umfasst auch psychosoziale Merkmale in einem bio-psycho-sozialen Modell der ICF. Typischerweise erfolgt eine Unterteilung in

- *funktionelle Dysphonien*: ohne erkennbaren organischen Befund, das „Funktionieren" der beteiligten Abläufe und Organe (Atmung, Kehlkopfmuskulatur, Innervation usw.) ist im Zusammenhang beeinträchtigt und
- *organische Dysphonien*: bei anatomisch-morphologischen Kehlkopfveränderungen, wobei hormonelle Störungen, die zu Dysphonien führen, sowie Lähmungen der Kehlkopfnerven zugeordnet werden.

Zu beachten ist dabei, dass die eigentlich klare Unterteilung in der Realität häufig Mischformen aufweist und es häufig durch langen pathologischen Gebrauch bei bestehenden funktionellen Dysphonien zu sekundären Kehlkopfmanifestationen kommen kann (Verdickungen, Ödeme, Knötchen usw.). Trotz dieser Einschränkung soll im Folgenden eine Unterteilung in funktionelle und organisch bedingte Dysphonien vorgenommen werden (siehe Abb. 40)

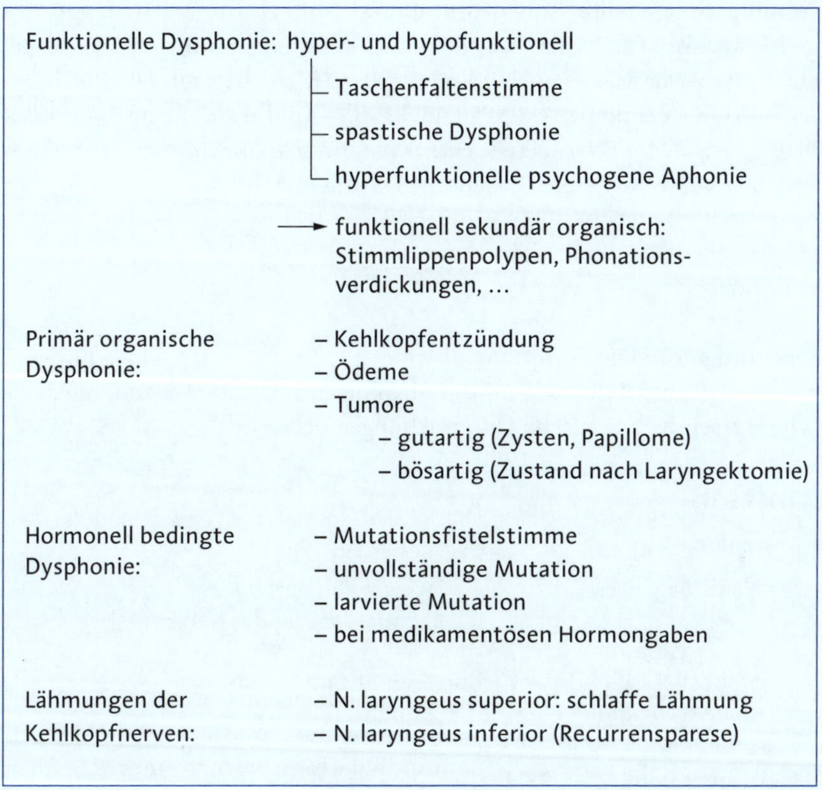

Abb. 40: Funktionelle und organische Dysphonien

Dysphonien bei Kindern

Zu nennen sind weiterhin kindliche Dysphonien (synonym: juvenile Dysphonien), von denen ca. 5 % bis 10 % der 10-Jährigen betroffen sind (Hammer 2006, 382). Häufig handelt es sich um funktionelle Störungen oder „Schreiknötchen“, die in einem systemischen Kontext (Nienkerke-Springer 2000) bei einem mehrdimensionalen, auf das Kind und seine Familie bezogenen Ansatz (Beushausen / Haug 2011) zu sehen sind.

Bedingungshintergründe

Spektrum an Ursachen

Wie aus der Klassifikation ersichtlich können die Ursachen von Dysphonien von einem banalen entzündlichen Infekt über funktionelle und organische Hintergründe bis zur lebensbedrohlichen Krebserkrankung reichen. Während bei organischen Erkrankungen die Ursache durch die ärztliche Diagnostik im Allgemeinen eindeutig geklärt werden kann, sind funktionelle Dysphonien häufig *multifaktoriell* bedingt, wobei das Zusammenspiel von Atmung (subglottaler Anblasedruck) und Muskelspannung (zu stark / zu gering) gestört ist. Neben Aspekten der Stimmüberlastung können dabei auch psychische Faktoren eine Rolle spielen. Menschen mit Sprecherberufen – häufig Lehrkräfte (Hammann 1996) – sind dabei überproportional häufig betroffen. Präventive Aspekte zur Stimmschulung bereits im Studium sind hier von wesentlicher Bedeutung (Hammann 2005).

Diagnose

Interdisziplinarität

Die vordergründige Symptomatik einer Heiserkeit bedarf einer umfangreichen Diagnose, die sich auf die Anamnese, medizinische und logopädische / sprachtherapeutische Untersuchungen erstreckt.

Definition

Anamnese

Ärztliche Diagnostik

- Laryngoskopie (endoskopische Untersuchung des Kehlkopfs)

Je nach Erfordernis:

- Stroboskopische Untersuchung der Stimmlippenschwingung
- Hochgeschwindigkeits-Glottographie
- Stimmfeldmessung
- Radiologische Untersuchung des Kehlkopfs

Logopädische / sprachtherapeutische Diagnostik

- Untersuchung der Phonationsatmung: Atembewegungskurven, Atemfrequenz, Verhältnis von Ein- und Ausatmung
- Lungenfunktionsdiagnostik: Messung der Vitalkapazität mit dem Spirometer
- Stimmuntersuchung: Lautstärke, Resonanz, Stimmlage / Tonhöhe, Geräuschanteile, Stimmstabilität, Stimmgebung, Verhauchtheit

---

- psychosoziale Auswirkungen, Leidensdruck

Wichtig ist, dass vom klanglichen Erscheinungsbild nur in seltenen Fällen direkt auf die Ursache geschlossen werden kann. Andererseits ist die Kenntnis der somatischen und psychischen Bedingungshintergründe von entscheidender Bedeutung für die Art des therapeutischen Vorgehens.

Bedeutung der Ursachenforschung

Therapie

Die Ziele der Therapie von Dysphonien erstrecken sich auf eine umfassende stimmliche Rehabilitation unter Berücksichtigung der Lebenssituation des betreffenden Menschen. Die einzelnen Therapiebausteine beziehen sich auf die

Therapiebausteine

- Tonusregulation,
- auditive und kinästhetisch-taktile Wahrnehmung,
- Atmung,
- Phonation,
- Artikulation und
- Person gerichtete Maßnahmen.

Dazu gibt es eine Vielzahl an Übungen bei Erwachsenen (Hammer 2004) und Kindern (Beushausen / Haug 2011). Bekannt sind Verfahren wie

Verfahren

- die Atem-, Sprech- und Stimmtherapie nach ***Schlaffhorst*** und ***Andersen*** bei einer Verbindung von Atmung, Bewegung und Rhythmus (Saatweber 1997),
- die ***Nasalierungsmethode*** von Pahn und Pahn (2000), bei der durch die Inaktivierung des Gaumensegels während der Phonation eine Kehlkopftiefstellung und dadurch Resonanzerweiterung möglich wird,
- die ***Akzentmethode*** von Smith (Smith / Thyme 1980), bei der Stimmübungen in rhythmische und ganzkörperliche Bewegungen einbezogen werden,
- die ***Atemrhythmisch Angepasste Phonation (AAP)*** von Coblenzer und Muhar (1997), bei der über die Koordination von Zwerchfell und Kehlkopf ein Abspannen erfolgt,
- die Atemtherapie (***Pneopädie***) nach Middendorf (2000), bei der eine Verbesserung des Körperempfindens durch Wahrnehmungs-, Dehnungs- und Bewegungsübungen angestrebt wird.

Die Einbeziehung von interaktionalen und personalen Maßnahmen findet sich bei

Daseinskategorien und Personorientierung

- der ***Interaktionalen Stimmtherapie*** von Spiecker-Henke (1997), die neben störungsspezifischen Maßnahmen auf der Grundlage von Daseinskategorien auf den Menschen in seiner einzigartigen Einheit von Leib, Seele, Geist und Subjekt eingeht,

- der *Personalen Stimmtherapie (PST)* von Stengel und Strauch (1996), die funktionsorientierte Übungen mit dem Ziel der Selbsterkenntnis verbindet.

Dysphonien bei Kindern

Im Rahmen der Therapie von kindlichen Dysphonien sind derartige mehrdimensionale Ansätze von grundsätzlicher Bedeutung. Sie finden sich im

- *systemischen Ansatz* für den Umgang mit gestörter Stimme (SYGESTI) von Nienkerke-Springer (2000), wobei die Einbeziehung der Eltern einen hohen Stellenwert einnimmt, sowie
- im *multimodalen Therapieansatz* von Beushausen und Haug (2011), bei dem das Ursachengefüge und die Art des Vorgehens in der Triangulation von Stimmtherapie, Familiengesprächen und Kommunikationstraining erfolgt (Beushausen/Haug 2011, 98; siehe Abb. 41).

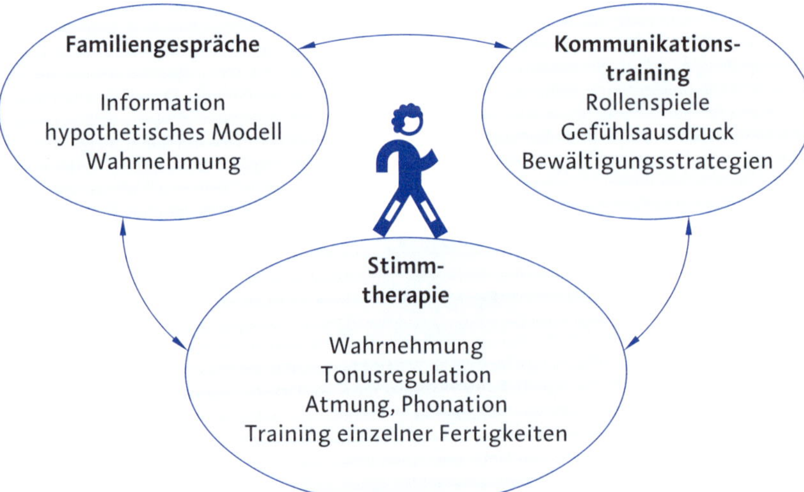

Abb. 41: Therapiebereiche bei kindlichen Dysphonien (Beushausen/Haug 2011, 98)

Laryngektomie

Eine besondere Betrachtung ist bei der Stimmrehabilitation von Menschen mit einer Laryngektomie erforderlich. Man rechnet mit ca. 4.500 Neuerkrankungen durch Kehlkopfkrebs pro Jahr, wobei Männer ca. zehnmal häufiger betroffen sind als Frauen (Kürvers 2009a, 303). Die Therapie bedarf einer besonderen Spezialisierung und erstreckt sich neben der Pseudoflüsterstimme nach Kürvers (2003) auf

- die Ausbildung einer Oesophagusstimme, wobei dies nur zu ca. 50% gelingt und die Lautstärke häufig gering, die Stimmlage dagegen sehr tief ist,

- die Verwendung elektronischer Sprechgeräte, deren Einsatz unkompliziert ist, die aber als mechanisch und „roboterhaft“ empfunden werden,
- die tracheo-oesophageale Ersatzstimme via Shuntventil, die als modernstes und leistungsfähigstes Instrument gilt, aber einen höheren Pflegeaufwand benötigt.

Auch hier ist das Eingehen auf psychosoziale Aspekte und Fragen der Lebensbewältigung von entscheidender Bedeutung. Übergreifend wird deutlich, dass sich eine Stimmtherapie nicht nur auf Aspekte der Atmung und Phonation reduzieren sollte, sondern auf den Menschen insgesamt eingehen sollte.

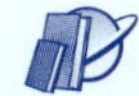

Weiterführende Literatur
übergreifend: Spiecker-Henke 1997, Böhme 2006
bei Kindern: Beushausen / Haug 2011, Nienkerke-Springer 2000
bei Laryngektomie: Kürvers 2009a, 2009b, 2003

5.6 Dysphagien

Bedeutungszunahme seit den 2000er Jahren

Im Zusammenhang mit Schlaganfällen oder progrient neurologischen Erkrankungen treten nicht nur Aphasien, Dysarthrien oder Sprechapraxien, sondern häufig auch innerhalb eines komplexen Störungssyndroms Dysphagien auf. Dadurch stellen sie auch für die Sprachtherapie / Logopädie ein Aufgabengebiet dar. Seit Mitte der 1990er Jahre kam es zu einer erheblichen Zunahme an Dysphagietherapien, die heute häufiger als Stottertherapien mit den Krankenkassen abgerechnet werden (!). Dabei ist unklar, ob der Bedarf wirklich zugenommen hat, die Diagnostik vor dem Hintergrund eines sprunghaften Anstiegs an Literatur auf diesem Gebiet besser geworden ist oder der Bereich einfach besser therapeutisch versorgt ist. Sicher ist, dass den betroffenen Menschen auf diese Weise zu einer besseren Lebensqualität verholfen werden kann.

Begriffsbestimmung

Definition

Dysphagien sind Störungen des Schluckvorgangs im Sinne einer

- *oropharyngealen* Dysphagie als Störung im Bereich des Mund-Rachen-Raumes oder einer
- *ösophagealen* Dysphagie als Störung im Bereich der Speiseröhre,

die medikamentös und / oder chirurgisch behandelt werden.

Erscheinungsbild

Vom Erscheinungsbild her kann der Bolus

- den falschen Weg nehmen und in die Nase (nasale Penetration), den Kehlkopfeingang (laryngeale Penetration) oder über die Luftröhre bis in die Lunge (Aspiration) gelangen,
- an einer bestimmten Stelle im Mund, Halsraum oder der Speiseröhre nicht weiter befördert werden oder
- wieder zurückkommen, indem Speiseteile aus dem Mund fallen, unverdaut oder mit saurem Mageninhalt hochgewürgt werden (Bartolome 2007).

psychosoziale Problematik

Die damit verbundenen Einschränkungen beim Essen und Trinken evtl. im Zusammenhang mit einer künstlichen Ernährung stellen eine erhebliche Einschränkung der Lebensqualität dar, wobei Merkmale eines psychosozialen Rückzugs hinzukommen können. Die mögliche Abhängigkeit von Sondensystemen, fehlende soziale Interaktion bei Mahlzeiten und die Angst vor dem Verschlucken führen dazu, dass viele Patienten es vermeiden, im gesellschaftlichen Rahmen zu essen.

Häufigkeit

Es können alle Altersgruppen betroffen sein, wobei Dysphagien bei Kindern (z. B. bei cerebralen Bewegungsstörungen) seltener sind als Dysphagien bei Erwachsenen. Im Zusammenhang mit Schlaganfällen nimmt man hier im Akutstadium einen Anteil von ca. 50 % Dysphagien, im chronischen Stadium ca. 25 % an (Bartolome 2007, 80) an, wobei die Dunkelziffer hoch ist. Bei Dysphagien im Zusammenhang mit neurologischen Erkrankungen gibt es keine verlässlichen Zahlen.

Bedingungshintergründe

vielfältige neurologische Erkrankungen

Dysphagien können im Zusammenhang mit unterschiedlichen neurologischen Erkrankungen auftreten, z. B. bei

- Schlaganfällen (ca. 25 %),
- Schädel-Hirn-Trauma,
- Erkrankungen mit Bewegungsstörungen,
- Morbus Parkinson,
- Chorea Huntington,
- Morbus Wilson,
- Dystonien,
- Myoklonien und Gaumensegel-Tremor,
- mit Ataxien einhergehende Erkrankungen,
- Infektionserkrankungen des ZNS,
- entzündlichen Erkrankungen des ZNS, z. B. Multipler Sklerose (MS),
- metabolischen und toxischen Erkrankungen,
- degenerativen Motoneuron-Erkrankungen, z. B. amyotropher Lateralsklerose (ASL),

- Erkrankungen der Hirnnerven, der neuromuskulären Übergangsregion und Muskelthrophien,
- Tumoren,
- Erkrankungen der Speiseröhre und
- psychogener Dysphagie.

Das Spektrum möglicher Ursachen ist weit gefasst und hier nur verkürzt wiedergegeben. Nähere Angaben finden sich bei Prosiegel und Weber (2010) und Bartolome und Schröter-Morasch (2006).

Diagnose

interdisziplinäre Kooperation

Es versteht sich, dass ein derartig interdisziplinäres Fachgebiet wie das der Dysphagie nur in einer Kooperation unterschiedlicher Berufsgruppen hinreichend genau erfasst werden kann. Die folgende Tabelle 30 ist aus Bartolome und Schröter-Morasch (2009, 347) entnommen und durch die neue Fachdisziplin Sprachtherapie erweitert worden.

Darüber hinaus sollte eine Einschätzung der psychosozialen Situation erfolgen, um das individuelle therapeutische Vorgehen möglichst genau darauf abzustimmen.

Therapie

Verfahren im interdisziplinären Kontext

Schluckstörungen sind zumeist Merkmal eines komplexen Störungsbildes auf unterschiedlichen Ebenen. Dementsprechend umfangreich ist der interdisziplinäre Kontext, der sich auf die Zusammenarbeit von Ärzten, Sprachtherapeuten / Logopäden, Pflegedienst, Diätassistenten, Ergotherapeuten, Krankengymnasten, Psychologen und Sozialdienst erstreckt. Für die Dysphagietherapie selbst sind daher folgende Verfahren gebräuchlich:

- Funktionelle Dysphagietherapie (FDT) von Bartolome (2006),
- Fazio-orale-Trakt-Therapie (F.O.T.T.) nach Nusser-Müller-Busch (2007),
- Propriozeptive neuromuskuläre Facilitation,
- Elektrostimulation, transkranielle Magnetstimulation, neuromuskuläre Stimulation der Muskeln im Halsbereich.

Tab. 30: Interdisziplinäre Diagnostik der oropharyngealen Dysphagie (Bartolome / Schröter-Morasch 2009, 347)

	Verfahren	Fachdisziplin
1. Basisdiagnostik	Klinische Eingangsuntersuchung Videoendoskopie	Sprachheilpädagogik / Sprachtherapie / Logopädie
	Videofluoroskopie / Röntgenkinematographie	Phoniatrie / HNO-Heilkunde Radiologie
2. Apparative Zusatzuntersuchung	Videoendoskopie	Phoniatrie / HNO-Heilkunde
	Videofluoroskopie / Röntgenkinematographie	Radiologie
3. Ergänzende Diagnostik	Bronchoskopie	Pneumologie
	Manometrie	Gastroenterologie / Chirurgie / HNO-Heilkunde
	Komb. Radiomanometrie	Gastroenterologie / Chirurgie / HNO-Heilkunde; Radiologie
	Zervikale Auskultation	Sprachheilpädagogik / Sprachtherapie / Logopädie
	Pulsoximetrie	Sprachheilpädagogik / Sprachtherapie / Logopädie; verschiedene medizinische Disziplinen

Funktionelle Dysphagietherapie

An dieser Stelle soll auf die Funktionelle Dysphagietherapie (Bartolome 2006) verwiesen werden, die sich in Deutschland zu einem führenden Verfahren entwickelt hat.

Die Funktionelle Dysphagietherapie (FDT) umfasst

- **restituierende Verfahren**
  Bewegungstraining der am Schlucken beteiligten Muskeln mit dem Ziel, die Voraussetzungen für ein (annähernd) normales Schlucken zu schaffen.
- **kompensatorische Verfahren**
  z. B. Modifikation der Kopfhaltung und spezielle Schlucktechniken, um trotz bestehender Störung den Nahrungstransport zu optimieren.
- **adaptive Verfahren**
  diätetische Anpassung, spezielle Ess- und Trinkhilfen.

Die Vielzahl der Übungen zu den einzelnen Bereichen (ausführlich: Bartolome 2006, in Kurzform: Bartolome 2003), ihre präzise Darstellung und

Begründung für die Wahl des Vorgehens sind beeindruckend. Es ist ein positives Beispiel für die Weiterentwicklung eines Fachgebietes – initiiert übrigens von einer ehemaligen Sprachheillehrerin.

Lebensbedeutsamkeit

Zu betonen ist, dass die genannten Maßnahmen Teil einer therapeutischen Begleitung eines Menschen in einer schwierigen Lebenssituation sind. Wie bei der Aphasie- und Dysarthrietherapie geht es häufig um einen Menschen in einem höheren Lebensalter, dessen ganz persönliche Lebenssituation Ausgangspunkt für darauf abgestimmte Zielsetzungen und die Art des Vorgehens sind. Was ist für ihn *wichtig*? Was möchte und kann er – noch – erreichen? Was heißt *Sinn*?

Weiterführende Literatur

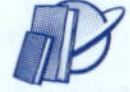

Bartolome / Schröter-Morasch 2006, Prosiegel / Weber 2010
komprimierte Darstellung: Bartolome 2009, 2003

6 Aufgabenbereiche und praxisrelevante Handlungsfelder

6.1 Häufigkeitsverteilung der einzelnen Störungsbilder

Quantitäten und Qualitäten

Die in Kapitel 5 genannten Störungsbilder und Erscheinungsbilder treten in ganz unterschiedlicher Häufigkeit auf. Dabei ist die quantitative Anzahl allein kein wegweisendes Merkmal für ihre Bedeutung. Wenn z. B. jährlich ca. 1.400 Kinder mit LKGS-Spalten in Deutschland geboren werden, so ist dies weniger als 1/100 an Auftretenswahrscheinlichkeit im Vergleich zu leichteren, isolierten Artikulationsstörungen. Von der Qualität her ist die interdisziplinäre, aufwändige und mehrjährige Arbeit mit diesen Kindern jedoch von existenzieller Bedeutung.

Und dennoch sagen Häufigkeiten sehr viel über die vorrangigen Arbeits- und Handlungsfelder von Sprachtherapeutinnen und Logopädinnen in ihrer alltäglichen Praxis aus. Im Folgenden werden als Indikator in dieser Hinsicht die Behandlungen und Leistungen zulasten der Krankenkassen (hier: AOK) herangezogen, wobei die jeweiligen Abrechnungsschlüssel (Indikationen) zunächst jeweils prozentual einzeln, dann je nach übergreifenden Störungsbildern zusammengefasst und schließlich in Bezug zur Klassifikation in dem vorliegenden Buch gesetzt werden (siehe Tab. 31).

strukturelle Verteilungen

Fasst man die Ergebnisse im Überblick zusammen, so wird folgende Struktur des Aufgabengebietes in der Sprachtherapie erkennbar:

- 69,0% der Abrechnungen umfassen verschiedenartige Störungen der Sprachentwicklung, wobei das Spektrum von vergleichsweise kurzfristig zu behebenden Artikulationsstörungen bis zu lang dauernden spezifischen Sprachentwicklungsstörungen reicht. Dieser Anteil ist traditionell hoch, wurde jedoch vor einigen Jahrzehnten noch mit 70% bis 80% eingeschätzt.
- 24,8% der Abrechnungen beziehen sich auf Aphasien, Dysarthrien und Dysphagien. Dieser Anteil ist aufgrund des demographischen Wandels gestiegen.
- 4,1% der Abrechnungen erstrecken sich auf unterschiedliche Formen an Stimmstörungen.

- 2,1 % der Abrechnungen werden für die Therapie von Redestörungen (primär Stottern) vorgenommen, wobei dies ehemals das klassische Aufgabengebiet der Sprachheilpädagogik war.
- 0,2 % der Abrechnungen gehen auf den Bereich der Rhinophonien (primär Lippen-Kiefer-Gaumen-Segel-Spalten, die ein kleines, aber eminent wichtiges Aufgabengebiet in der Sprachtherapie/Logopädie ausmachen) zurück.

Tab. 31: Häufigkeiten von Sprachstörungen im Abrechnungssystem von Krankenkassen (Schröder/Waltersbacher 2009)

Indikation	Text	Anteil in %	Σ	entsprechende Klassifikation im vorliegenden Buch
SP	Sprachstörungen	0,1	69,0	Störungen der Sprachentwicklung, Kap. 5.1
SP1	Störungen der Sprache vor Abschluss der Sprachentwicklung	56,4		
SP2	Störungen der auditiven Wahrnehmung	1,1		
SP3	Störungen der Artikulation	10,7		
SP4	Störungen der Sprache bei hochgradiger Schwerhörigkeit	0,7		
RE1	Störungen des Redeflusses, Stottern	1,9	2,1	Störungen der Redefähigkeit, Kap. 5.2
RE2	Störungen des Redeflusses, Poltern	0,2		
SP5	Störungen der Sprache nach Abschluss der Sprachentwicklung: Aphasien	14,0	20,2	Zentrale Sprach- und Sprechstörungen, Kap. 5.3
SP6	Störungen der Sprechmotorik: Dysarthrien	6,2		
SF	Störungen der Stimm- und Sprechfunktion: Rhinophonien	0,2	0,2	Rhinophonien, Kap. 5.4
ST1	Organisch bedingte Erkrankungen der Stimme	2,1	4,1	Dysphonien, Kap. 5.5
ST2	Funktionell bedingte Erkrankungen der Stimme	1,8		
ST3	Psychogene Erkrankungen der Stimme: Aphonien	0,0		
ST4	Psychogene Erkrankungen der Stimme: Dysphonien	0,2		
SC1	Krankhafte Störungen des Schluckaktes: Dysphagien	4,2	4,6	Dysphagien, Kap. 5.6
SC2	Schädigungen im Kopf-Hals-Bereich	0,4		

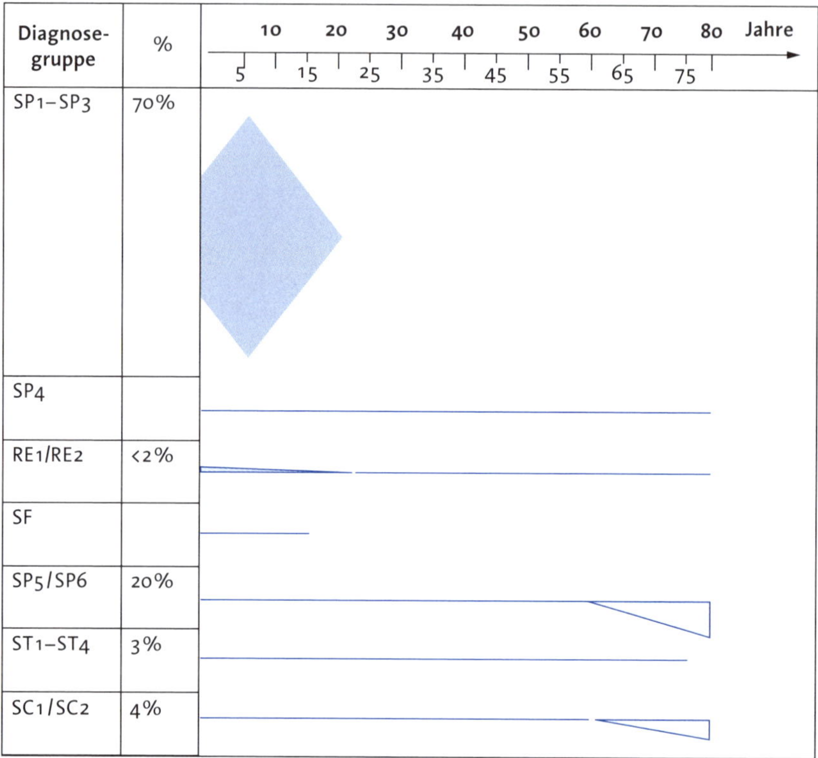

Abb. 42: Die einzelnen Störungsbilder und ihre altersspezifische Verteilung (Grohnfeldt 2011b, 127)

Bezieht man die einzelnen Diagnosegruppen noch auf ihre altersspezifische Verteilung, so ergibt sich das in Abbildung 42 dargestellte Bild.

Weiterhin ist zu beachten, dass 52,2% der sprachtherapeutischen Leistungen bei Kindern im Alter von sechs bis neun Jahren erbracht werden (Schröder / Waltersbacher 2009, 34), wobei 21,9% der sechsjährigen Jungen in sprachtherapeutischer Behandlung sind (Schröder / Waltersbacher 2009, 35). Die typische Sprachtherapie erstreckt sich auf die Behandlung einer Aussprache- oder Sprachentwicklungsstörung im Einschulungsalter (siehe Abb. 43; Schröder / Waltersbacher 2009, 34).

Indirekt fragt man sich zuweilen, ob dies trotz der weitreichenden wissenschaftlichen Erkenntnisse und Forschungsergebnisse der Sprachtherapie gerade im Bereich der neurologischen Sprach- und Sprechstörungen das Bild der Fachdisziplin in der Öffentlichkeit prägt. Weiterhin ist zu bedenken, dass dieser Verordnungsgipfel erst bei sechs Jahren ist. Was bedeutet das für die Früherkennung und Prävention?

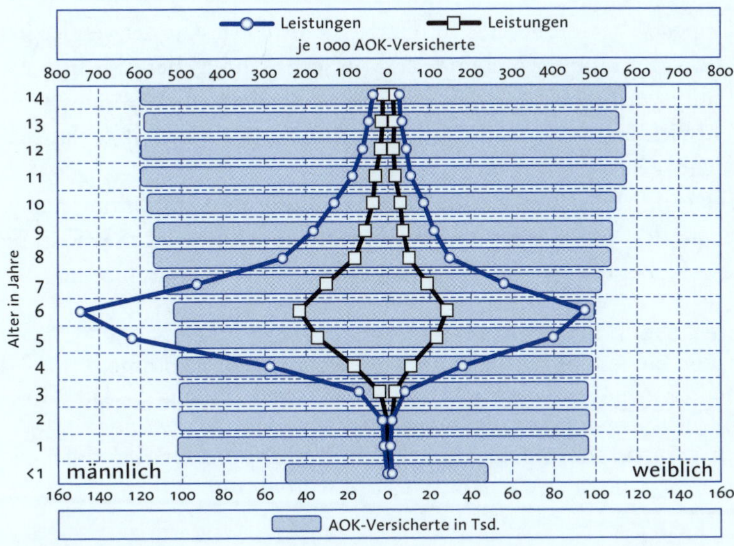

Abb. 43: Sprachtherapeutische Leistungen der AOK für 2008 für Kinder und Jugendliche (Schröder / Waltersbacher 2009, 34)

6.2 Altersspezifische Handlungsfelder

pädagogisch orientierte Einteilung

Traditionell erfolgt eine Unterteilung in den

- vorschulischen (Frühbereich: 0 bis 3 Jahre, Elementarbereich: 4 bis 6 Jahre)
- schulischen / außerschulischen sowie
- nachschulischen Bereich beziehungsweise die Arbeit mit Erwachsenen.

Diese idealtypische Spezifizierung wird zum Anlass genommen, um über die damit verbundenen Aufgabenbereiche auf das Selbstverständnis der Sprachtherapie als Wissenschaft einzugehen.

6.2.1 Prävention als vorrangige Zielsetzung

Anspruch und Wirklichkeit

> „Für die Sprachbehindertenpädagogik stellt die sonderpädagogische Früherziehung das bedeutendste und effektivste Feld sprachtherapeutischer Wirksamkeit dar" (Knura 1974, 157).

Das Primat der Früherfassung wird seit Ende der 1960er Jahre in der Sprachheilpädagogik und Logopädie herausgestellt (ebenso: Stabenow

1969, Puppe 1976, Teumer 1976). Umso mehr überrascht der vergleichsweise späte Verordnungsgipfel im Alter von sechs Jahren. Bereits Mitte der 1980er Jahre wurde beklagt, dass das Erfassungsalter von 4.8 Jahren für Sprach(entwicklungs)störungen zu hoch sei (Gössel 1986, 256). Hat sich seither nichts getan?

medizinisch orientierte Einteilung

Innerhalb der Forschungen zur Früherkennung und -förderung haben die Bereiche der Vorbeugung und Verhütung zunehmend an Bedeutung gewonnen. Dabei werden drei Formen der Prävention unterschieden:

- *Primäre* Prävention: Mögliche (Sprach-)Störungen sollen gar nicht erst entstehen beziehungsweise zur vollen Ausgestaltung kommen.
- *Sekundäre* Prävention: Abweichende (Sprach-)Entwicklungsverläufe sollen frühzeitig erkannt und einer Therapie zugeführt werden.
- *Tertiäre* Prävention: Folgewirkungen sollen vermieden werden, auch wenn die Störung an sich nicht beseitigt werden kann.

Prognoseindikatoren

Das höchste Ziel ist / wäre natürlich die *Prophylaxe* von Sprachstörungen. Dazu müsste man noch mehr über die einzelnen Bedingungsfaktoren im vor- und außerschulischen Bereich wissen, um der Entstehung bestimmter Sprach(entwicklungs)störungen entgegenzuwirken. Da das Zusammenspiel der beeinflussenden Variablen aber sehr komplex und nicht eindimensional gerichtet ist, bezieht man sich schwerpunktmäßig auf die unmittelbar erkennbaren sprachlichen Indizes.

late talkers

Besonders bekannt geworden ist das quantitative Kriterium der aktiven Beherrschung von 50 Wörtern im Alter von zwei Jahren (siehe Kap. 5.1.2) mit der Entwicklung der beiden Diagnoseverfahren SETK-2 (Grimm 2000a) und ELFRA 2 (Grimm / Doil 2000). Noch mehr geben Weiterentwicklungen wie der SBE-2-KT (von Suchodoletz / Sachse 2010) und der SBE-3-KT (von Suchodoletz et al. 2010) prognostische Hinweise für die Sprachentwicklung bei Zwei- beziehungsweise Dreijährigen.

Vorsorgeuntersuchungen

Ihre Verwendung bei den dementsprechenden Vorsorgeuntersuchungen gerade im Hinblick auf die bisherige empfindliche Lücke zwischen der U7 und U8 im Rahmen der U7a im Alter von drei Jahren geben Anlass zur Hoffnung. Weiterhin steht mit dem SETK 3-5 (Grimm 2001) ein valides Verfahren für diese Altersgruppe zur Verfügung (zusammenfassend: von Suchodoletz 2007b, 2009b; de Langen-Müller / Maihack 2007), so dass heute die wissenschaftliche Forschung entscheidend weiter gekommen ist und geeignete Verfahren entwickelt wurden.

Förderansätze und Elternarbeit

Auch im Bereich der Förderung und Therapie bei Kindern mit Sprachentwicklungsstörungen sind Fortschritte gemacht worden. Dementsprechende Ansätze bei Zweijährigen (Schlesiger 2007) sind ein erster Schritt. Die Möglichkeiten der gezielten Elternarbeit in unterschiedlichen Ansätzen und Programmen sind über das Stadium der Erprobung hinaus (siehe Kap. 5.1.2).

Zeitpunkt der Maßnahmen?

Unterschiedlicher Auffassung ist man noch über den Zeitpunkt der Vorverlegung sprachtherapeutischer Interventionen. So kommt Dannenbauer nach einer umfangreichen Recherche der angloamerikanischen Literatur zu der Auffassung, „dass frühe Sprachtherapie die Chancen der Kinder verbessert, Sprache in instrumenteller Funktion in ihre sich entwickelnden kognitiven Systeme zu integrieren und dadurch deren Leistungsfähigkeit zu steigern“ (2009, 110). Motsch ist dagegen der Auffassung, dass die Frage nach der Begründbarkeit und Evidenzbasierung grammatischer Frühtherapie bisher eher lückenhaft beantwortet ist, und schlägt vor, „eine spezifisch grammatische Therapie erst nach dem vollendeten vierten Lebensjahr zu beginnen“ (2007, 131), da bisher nur unzureichende Spracherwerbsdaten vorliegen.

Förderung und / oder Therapie?

Diese beiden Aussagen müssen sich nicht widersprechen, da sie letztlich eine Vorverlegung der Interventionen vor den bisherigen Verordnungsgipfel von sechs Jahren befürworten und es um graduelle Abstufungen geht. Es geht um die Frage der Umsetzung. Gut gemeinte flächendeckende Reihenuntersuchungen bei Vierjährigen in Nordrhein-Westfalen mit Delfin 4 haben dabei eine Vielzahl an inhaltlichen und organisatorischen Problemen aufgeworfen, die in der Frage „Förderung und / oder Therapie?“ und der damit verbundenen Trägerschaft und Finanzierung gipfelten. Ebenso zeigt eine Recherche zur Situation der Schuleingangsuntersuchung das breite Spektrum der Situation in den einzelnen Bundesländern auf, wobei der Aspekt der Mehrsprachigkeit noch erschwerend dazu kommt (Lüdtke / Kallmeyer 2007a, b).

Zusammenfassung

Fasst man die bisherigen Überlegungen zusammen, so kommt man zu folgendem Ergebnis:

- Die Umsetzung des **Primats der Prävention** ist in der Sprachtherapie überfällig und vor dem Hintergrund konkreter wissenschaftlicher Forschungsergebnisse inhaltlich effizienter als bisher möglich.
- Von wesentlicher Bedeutung ist die **logistische Umsetzung** je nach den regionalen Voraussetzungen.
- Zur Realisierung ist eine **Ergänzung** pädagogischer und medizinischer Versorgungssysteme nötig, wobei das Verordnungsverhalten der Ärzte sich dem aktuellen Wissensstand anzupassen hat.

Weiterführende Literatur

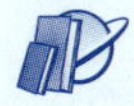

Dannenbauer 2009; von Suchodoletz 2007b, 2009b

6.2.2 Therapie und Förderung in unterschiedlichen Institutionen

traditionell unterschiedliche Arbeitsfelder

Die Institutionalisierung des Sprachheilwesens in Deutschland hat sich seit den 1990er Jahren erheblich gewandelt, wobei vor dem Hintergrund der UN-Konvention vom 13. Dezember 2006 mit dem *Primat der Inklusion* weitere Veränderungen zu erwarten sind (siehe Kap. 2.1.4). Die lange Zeit gültige Unterscheidung, wonach Sprachheillehrerinnen in schulischen Institutionen, Sprachtherapeutinnen und Logopädinnen dagegen angestellt oder freiberuflich in Praxen, Kliniken oder anderen Einrichtungen unterschiedlicher Träger tätig sind, wird zunehmend zur Disposition gestellt.

pädagogische Initiativen

Von der schulischen Seite her wird dies deutlich, indem mit Beschluss der 205. Amtschefkonferenz am 10. Februar 2011 die Kultusministerkonferenz der Freigabe des Empfehlungsentwurfs „Inklusive Bildung von Kindern und Jugendlichen mit Behinderungen in Schulen" (Stand: 3. Dezember 2010) zur schriftlichen Anhörung zugestimmt hat. Ausdrücklich wird darin die Vernetzung von pädagogischer, therapeutischer und medizinischer Kompetenz gefordert. Als Partner werden „Vertreter medizinisch-therapeutischer Gesundheitsberufe und andere Leistungs- und Kostenträger" (2010, 25) explizit genannt (http://www.kmk.org/fileadmin/pdf/Bildung/AllgBildung/Anhoerungstext-Entwurf-2010-12-03-205-AK.pdf).

therapeutische Initiativen

Unabhängig davon ist durch die Änderung der Heilmittel-Richtlinien vom 17. Dezember 2009 gemäß § 11 Absatz 2, S. 3 f eine Ausübung von Sprachtherapie in schulischen und vorschulischen Institutionen möglich geworden (siehe Kap. 2.1.4). Offensichtlich bewegen sich beide Bereiche aufeinander zu. Sind die Dämme gebrochen?

Situation im Ausland

Damit ist eine Bewegung in Gang gekommen, die in den USA im Zusammenhang mit dem „Mainstreaming" seit Langem besteht (Tesarek 2009) und auch in der Schweiz dazu geführt hat, dass dort (akademisch ausgebildete) Logopädinnen im festen Stellenplan an bestimmten Schulen aufgeführt und tätig sind. In Deutschland ist dies in Körperbehindertenschulen und an einigen Förderzentren üblich. Eine flächendeckende Kooperation findet jedoch nicht statt.

Sprachheilgipfel in München

Vor dem Hintergrund dieser offensichtlichen Veränderungen fand am 17. Dezember 2010 an der Ludwig-Maximilians-Universität ein „Sprachheilgipfel" statt, bei dem als entscheidende Frage herausgestellt wurde:

> „Ist es möglich, ein komplementäres System zu schaffen, mit dem Vertreter der Sprachheilpädagogik und Sprachtherapie / Logopädie gleichermaßen zufrieden sind und das für die Betroffenen eine Verbesserung darstellt?" (Grohnfeldt 2011a, 99).

Die Diskussion ergab deutliche Tendenzen im Sinne eines „nicht ob, sondern wie" und führte zu folgendem Memorandum (Ausschnitt):

> „... wird ein Einstieg in eine engere Zusammenarbeit im Rahmen von sprachtherapeutischen und sprachheilpädagogischen Aufgabenfeldern im klinischen und schulischen Kontext befürwortet:
>
> Die Kooperation von Pädagogik, Medizin und Sprachtherapie/Logopädie ... im vorschulischen und schulischen Bereich ist zu intensivieren und Kompetenzen sind zu bündeln. Zur Umsetzung sind regionale Netzwerke zu schaffen" (Grohnfeldt 2011a, 99).

Perspektiven

Diese Willensbekundung gilt es mit Inhalt zu füllen. Zu bedenken ist dabei, dass weder die Sprachheilpädagogik noch die Sprachtherapie/Logopädie von der Ausbildung der Absolventinnen her auf diesen Aufgabenbereich vorbereitet sind. Inhaltlich sind die Gedanken zu einer „Didaktik der Sprachtherapie" (de Langen-Müller 2008, 95) weiter zu vertiefen. Von der Ausbildung her müssten curriculare Veränderungen im Bereich des Master-Studiums zumindest als Wahlmöglichkeit vorgenommen werden.

Wie geht es weiter? Wie immer hängt es von politischen Entscheidungen (Kultus- und Gesundheitsministerien, Verbände usw.) und einzelnen Personen ab. Zum Zeitpunkt der Abfassung dieses Textes (März 2011) lässt sich da wenig sagen, da sich die Konstellationen für konkrete Planungen noch nicht formiert haben und manche Dinge prinzipiell offen sind (Popper/Lorenz 1988).

6.2.3 Rehabilitation als an Bedeutung zunehmendes Aufgabengebiet

Definition

Ganz allgemein gesehen bezieht sich eine **Rehabilitation** auf die Wiederherstellung von Rechten, evtl. auch auf einen verloren gegangenen Status. Im Zusammenhang mit medizinischen und therapeutischen Aktivitäten werden damit Maßnahmen angesprochen, die die Auswirkungen physischer, psychischer und sozialer Schädigung so weit wie möglich aufheben oder kompensieren sollen.

quantitative Bedeutung

Sieht man sich die Häufigkeiten der dabei angesprochenen sprachlichen Störungssyndrome an, so erkennt man die Bedeutung der damit verbundenen Aufgabenstellungen. Insgesamt werden heute ca. ¼ der Krankenkassenleistungen für Sprachtherapeuten bei zentralorganischen Sprach- und

Sprechstörungen geleistet (14,0 % Aphasien, 6,2 % Dysarthrien, 4,6 % Dysphagien; siehe Tab. 31. Das war Anfang der 2000er Jahre vor allem im Bereich der Dysphagien deutlich geringer. Ebenso ist es abzusehen, dass aufgrund des demographischen Wandels und der zunehmenden Überalterung der Bevölkerung dieser Anteil noch weiter ansteigen wird.

Variablen?

Zu beachten ist zusätzlich ein denkbarer zirkulärer Effekt von Ausbildungsinhalten und Nachfrage. So ist in den meisten Studienstätten in Deutschland der Stundenanteil für die Aphasietherapie höher als für die Stottertherapie. In den USA ist das genau umgekehrt. Ebenso ist dort der Anteil der Stottertherapien deutlich höher (Tesarek 2009). Zu fragen ist natürlich, welche weiteren intervenierenden Variablen dabei auftreten.

qualitative Bedeutung

Während lange Zeit dabei von der Medizin und Klinischen Linguistik mehr Impulse für die Aphasiologie als von der Sprachheilpädagogik und Sprachtherapie ausgegangen sind, werden jetzt vor dem Hintergrund der ICF Überlegungen zum Selbstverständnis bedeutsam, die mit dem subjektiven Erleben des Einzelnen und seiner Partizipation eingehen.

Dadurch ergeben sich gerade über die Aphasie-, Dysarthrie- und Dysphagietherapie Möglichkeiten der Identitätsbildung für die **Sprachtherapie als wertgeleitete Wissenschaft** bei einer ethischen Grundorientierung. Für die Therapie wird die ursprüngliche Bedeutung des griechischen Wortes „therápon = der Begleiter, Gefährte, Diener“ in besonderem Maße erkennbar.

Zusätzlich ist die Aphasietherapie am weitesten fortgeschritten im Hinblick auf eine Evidenzbasierung. Die Effektivität sprachtherapeutischer Maßnahmen innerhalb einer komplexen Aufgabenstellung unter Einbeziehung der Angehörigenarbeit ist durch Querschnitts- und Längsschnittsuntersuchungen belegt (siehe Kap. 3.5.2).

Zusammenfassung

Die Sprachtherapie / Logopädie hat es von der Altersstruktur ihrer Klientel mit **ganz unterschiedlichen Anforderungen** zu tun. Schwerpunktsetzungen im Bereich der Prävention und Frühförderung stehen an Bedeutung zunehmenden Aufgabenstellungen im Bereich der Rehabilitation entgegen. Zusätzlich sind vermehrte Handlungsfelder im Bereich der schulischen Institutionen denkbar und möglich.

Die Fachdisziplin der akademischen Sprachtherapie / Logopädie steht vor der Aufgabe, ein dementsprechend **breites Spektrum** an Kenntnissen und Fähigkeiten auf wissenschaftlichem Niveau bereitzuhalten beziehungsweise weiter zu entwickeln und sich in ihrer Identitätsbildung auf die damit verbundenen komplexen Aufgabenstellungen einzurichten.

6.3 Abstraktion und übergreifende theoretische Einordnung

Sieht man sich die unterschiedlichen altersspezifischen Aufgabenbereiche und Handlungsfelder der Sprachtherapie und die breite Palette der Störungsbilder und Erscheinungsformen an, so werden übergreifende Merkmale und Gemeinsamkeiten erkennbar. Es gilt, die Fäden zusammenzuziehen und die in diesem Buch aufgeworfenen Fragen und als wesentlich genannten Besonderheiten theoretisch einzuordnen.

Synopse

- Es wurde dabei immer wieder auf Merkmale ***der Person- und Systemorientierung*** eingegangen, das heißt, die Individualität des Einzelnen und sein subjektives Erleben wurden ebenso herausgestellt wie die familiäre und soziale Situation. Dies gilt letztlich für alle kommunikativen Beeinträchtigungen. Es bedeutet nicht nur, den Menschen (und sich selbst!) in einer bestimmten Art und Weise zu sehen, sondern auch seine Art des Vorgehens in der Diagnose und Therapie darauf auszurichten und Merkmale der ***Beratung*** (Eltern- und Angehörigenarbeit) implizit und explizit damit zu verbinden.
- Eng damit verbunden sind die in der ***ICF*** genannten Merkmale der sozialen Teilhabe. Sprachtherapie ist mehr als Symptomkorrektur von als auffällig erlebten Abweichungen der Sprach-, Sprech-, Rede-, Stimm- und Schluckfunktion. Sie ist eine Begleitung auf dem individuellen Weg eines Menschen im Rahmen seines sozialen Umfeldes.
- Dies führt zu den ***ethischen Grundlagen*** sprachtherapeutischen Handelns. Sie sollen als Fundament einer Sprachtherapie als wertgeleitete Wissenschaft genannt werden, in der die Verantwortung gegenüber dem Klienten zur obersten Maxime wird.

Fügt man diese Bausteine theoretischer Orientierung zusammen und bezieht sie auf die oben genannten praktischen Handlungsfelder, so ergibt sich das in Abbildung 44 dargestellte Bild.

Theorie-Praxis-Verhältnis

Theorie und Praxis sind dabei unmittelbar aufeinander bezogen und bedingen sich gegenseitig. Die theoretische Bezugnahme ergibt sich aus ethischen Grundlagen als Fundament, Menschenbildern der Person- und Systemorientierung sowie dem Selbstverständnis der ICF. Praktische Handlungsfelder der Prävention und Rehabilitation formieren sich um das zentrale Aufgabengebiet der (Sprach-)Therapie in unterschiedlichen Institutionen, wobei das Element der Beratung von wesentlicher Bedeutung ist.

Paradigmenkonkurrenz

Es versteht sich, dass eine derartige Konzeption als Grundlage einer Sprachtherapie als Wissenschaft Ausdruck einer ganz persönlichen Meinungsbildung im Prozess der Auseinandersetzung mit der Thematik ist und letztlich nur *eine* Perspektive im Pluralismus unterschiedlicher Modellvor-

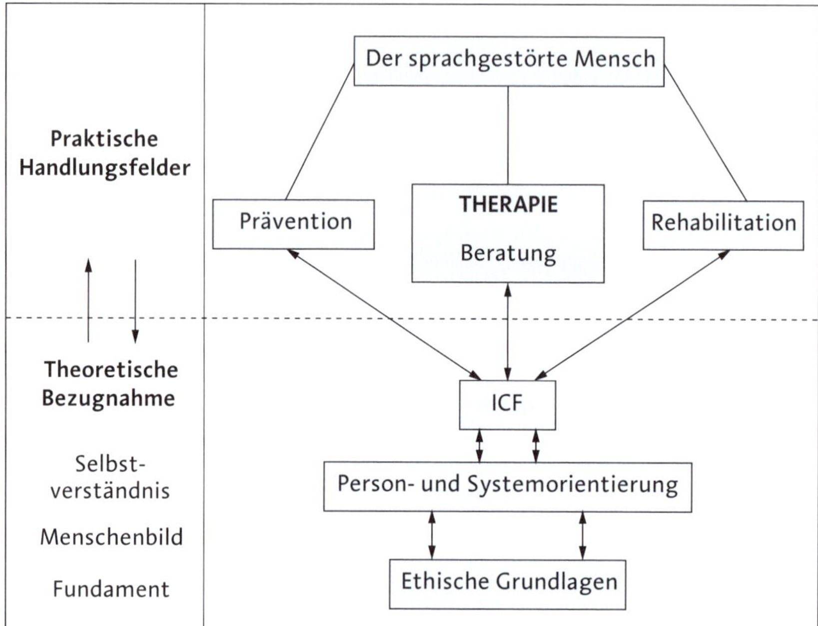

Abb. 44: Aufgabenbereiche der Sprachtherapie und ihre theoretische Grundlage

stellungen darstellt. Wissenschaft kann sich erst in der Paradigmenkonkurrenz im Rahmen einer evolutionalen Weiterentwicklung mit Phasen revolutionärer Umbrüche entfalten (Kuhn 1979).

Epilog

Wie geht es weiter? – Die Weiterentwicklung einer Fachdisziplin hängt von der visionären Kraft und Durchsetzungsfähigkeit einzelner Personen, aber auch von den gesellschaftlichen und politischen, im Falle der Sprachtherapie gesundheits-, bildungs- und verbandspolitischen Konstellationen ab.

Für die nächste Zeit scheinen diese Rahmenbedingungen durch die UN-Konvention mit der Forderung nach *Inklusion* und die Entscheidung des Deutschen Bundestages im Hinblick auf die *Modellklausel* zur Erprobung einer (Teil-)Akademisierung der Logopädie gekennzeichnet zu sein. Beides hat auf die (Weiter-)Entwicklung des Faches Sprachtherapie einen wesentlichen Einfluss. Dies bezieht sich auf das Selbstverständnis und die Aufgabengebiete, aber auch auf Fragen der Ausbildung und der Studieninhalte. Zu bedenken ist dabei, dass derzeit ca. 85 % der Absolventinnen an Fachschulen für Logopädie ausgebildet werden und das Berufsbild in der Öffentlichkeit weitgehend prägen. Weiterhin ist zu berücksichtigen, dass neu gegründete Studiengänge an *Fach*hochschulen derzeit ohne Promotionsrecht sind, so dass die Rekrutierung des wissenschaftlichen Nachwuchses über die wenigen Universitäten erfolgt, die aktuell Master-Studiengänge im Bereich der Sprachtherapie anbieten (Grohnfeldt 2010b).

Umso deutlicher wird es, dass die damit verbundenen Anforderungen nur durch eine Kooperationsleistung aller beteiligten Fachdisziplinen, der Verbände, Krankenkassen, Ministerien und politischen Entscheidungsträger zu erfüllen sind. Nur so kann ein dauerhafter Strukturwandel zu einer umfassenden Akademisierung erreicht werden, wie er international Standard und den notwendigen professionellen Kompetenzen des Berufsbildes entsprechend zum Wohle der betroffenen sprachgestörten Menschen erforderlich ist.

Literatur

Adams, C. (2002): Practioner Review: The Assessment of Language Pragmatics. Journal of Child Psychology and Psychiatry 43, 973–987

Amorosa, H., Noterdaeme, M. (2003): Rezeptive Sprachstörungen: Ein Therapiemanual. Hogrefe, Göttingen

Antonowsky, A. (1997): Salutogenese. Zur Entmystifizierung der Gesundheit. DgvT-Verlag, Tübingen

– (1987): Unraveling the Mystery of Health: How People Manage Stress and Stay Well. Jossey-Bells, San Francisco

Archibald, L., Gathercole, S. (2006): Short-term and Working Memory in Specific Language Impairment. International Journal of Language and Communication Disorders 41, 675–693

Ayres, A. J. (1992): Bausteine der kindlichen Entwicklung. Springer, Berlin

Babbe, T. (2004): Pyrmonter Aussprache-Prüfung. ProLog, Köln

Baddely, A. (2002): Human Memory. Theory and Practice. Psychology Press, East Sussex

Bahr, R. (1996a): Elektiver Mutismus: Biographie und Therapie am Beispiel zweier Mädchen. In: Grohnfeldt (Hrsg.) (1996b), 87–112

– (1996b): Schweigende Kinder verstehen. Kommunikation und Bewältigung beim selektiven Mutismus. C. Winter, Heidelberg

Bahrfeck-Wichitill, K. (2010): Gemeinsam schweigsam: Selektiver Mutismus bei Zwillingen. Teil 1: Spezifische Risikofaktoren für die Entstehung und Aufrechterhaltung des Schweigens. Sprachheilarbeit 55, 110–120

–, Kresse, A., Subellok, K. (2011): Gemeinsam schweigsam: Selektiver Mutismus bei Zwillingen. Teil 2: Didaktische Überlegungen und Konkretisierungen für die Sprachtherapie nach DortMuT (Dortmunder Mutismus Therapie). Sprachheilarbeit 56, 2–9

Baretter, A., Gaio, A. (2009): Test kognitiver und kommunikativer Fähigkeiten (VA-BIA). Bedürfnisse alter Menschen einschätzen und bewerten. Elsevier, München

Bartolome, G. (2009): Dysphagien. In: Grohnfeldt, M. (Hrsg.) (2009a), 340–348

– (2007): Dysphagien. In: Grohnfeldt (Hrsg.) (2007e), 80–83

– (2006): Grundlagen der funktionellen Dysphagietherapie (FDT). In: Bartolome, G., Schröter-Moratsch, H. (Hrsg.): Schluckstörungen. Diagnostik und Rehabilitation. 3. Aufl. Urban & Fischer, München, 247–370

– (2003): Funktionelle Dysphagietherapie. In: Grohnfeldt, M. (Hrsg.) (2003), 367–375

–, Schröter-Moratsch, H. (2009): Dysphagie. In: Grohnfeldt, M. (Hrsg.) (2009b), 347–359

–, – (2006): Schluckstörungen. Diagnostik und Rehabilitation. 3. Aufl. Urban & Fischer, München

Baumgartner, S. (2010a): Conclusio: Neue Forschung, altes Wissen und die ICF – Was brauchen der stotternde Mensch und sein Therapeut? In: Iven, C., Kleissendorf, B. (Hrsg.): St-t-tt-ttottern. Aktuelle Impulse für Diagnostik, Therapie und Evaluation. Schulz-Kirchner, Idstein, 153–169

– (2010b): Sprechverhaltenstherapie am Beispiel des Camperdown Programms. Sprachheilarbeit 55, 301–309
– (2009): Störungen der Redefähigkeit: Stottern. In: Grohnfeldt, M. (Hrsg.) (2009a), 208–234
– (2004): Sprachheilpädagogik ist Pädagogik und mehr. In: Baumgartner, S., Dannenbauer, F. H., Homburg, G., Maihack, V. (Hrsg.): Standort: Sprachheilpädagogik. modernes lernen, Dortmund, 99–197
– (1998): Wissenschaftliche Sprachheilpädagogik und die Qualitätssicherung professionellen sprachtherapeutischen Handelns. Sprachheilarbeit 43, 243–259
–, Giel, B. (2005): Qualität und Sprachtherapie. In: Grohnfeldt, M. (Hrsg.): Lehrbuch der Sprachheilpädagogik und Sprachtherapie. Bd. 1: Selbstverständnis und theoretische Grundlagen. 2. Aufl. Kohlhammer, Stuttgart, 268–302
Baur, S. (2009): Aphasie bei Kindern. In: Grohnfeldt, M. (Hrsg.) (2009a), 241–246
– (2000): Informelles Verfahren zur Überprüfung von Sprachverständnisleistungen (IVÜS). Sprachheilarbeit 45, 64–71
– (1999): Kindliche Sprachverständnisstörungen – Der Umgang im Alltag und in spezifischen Fördersituationen. Sprachheilarbeit 44, 318–328
– (1996): Landau-Kleffner-Syndrom. Sprache–Verhalten–Sprachtherapie. Edition Marhold, Berlin
–, Endres, R. (2003): Sprachtherapeutische Interventionen. In: Amorosa, H., Noterdaeme, M. (Hrsg.) (2003)
Becker, K.-P., Braun, O. (2000): Geschichte der Sprachheilpädagogik 1945 bis 2000. edition von freisleben, Rimpar
Becker, P. (1987): Interaktionsangst — Fragebogen. Beltz, Weinheim
Berg, M. (2011): Kontextoptimierung im Unterricht. Praxisbausteine für die Förderung grammatischer Fähigkeiten. 2. Aufl. Ernst Reinhardt, München / Basel
– (2007): Diagnostik. In: Grohnfeldt (Hrsg.) (2007e), 68–69
Bertalanffy, L. von (1956): General System Theory. In: Bertalanffy, L. von, Rapport, A. (Ed.): General Systems Theory. Yearbook I, Ann Arbor
Beushausen, U. (1996): Sprechangst. Erklärungsmodelle und Therapieformen. Westdeutscher Verlag, Opladen
–, Haug, C. (2011): Stimmstörungen bei Kindern. Ernst Reinhardt, München / Basel
Binick, R., Huber, W., Willmes, K., Klemm, H. (1992): Der Aachener Aphasie-Bedside-Test. Testpsychologische Gütekriterien. Nervenarzt 63, 473–479
Birner-Janusch, B. (2001): Die Anwendung des PROMPT-Systems im Deutschen – eine Pilotstudie. Sprache – Stimme – Gehör 25, 174–179
Bishop, D. V. M. (2003a): TROG-2. Test for Reception of Grammar-2. Harcourt, London
– (2003b): Children's Communication Checklist. 2nd Ed. Psychological Corporation, London
–, Rosenbloom, L. (2000): Pragmatic Language Impairment: A Correlate of SLI, a Distinct Disgroup, or Part of a Autistic Continuum? In: Bishop, D. V. M., Leonard, L. B. (Ed.): Speech and Language Impairments in Children: Causes, Characteristics, Intervention and Outcome. Psychology Press, Hove, 99–113
–, – (1998): Development of the Children's Communication Checklist (CCC): A Method for Assessing Qualitative Aspects of Communication Impairment in Children. Journal of Child Psychology & Psychiatry 39, 879–891
–, – (1997): Uncommon Understanding. Development and Disorders of Language Comprehension in Children. Psychology Press, Hove
–, – (1987): Classification of childhood disorders. In: Yule, W., Rutter, M. (Ed.): Language Development and Disorders. Mac Keith Press, London, 16–78

Blomert, L., Kean, M.-L., Koster, C., Schokker, J. (1994)): Amsterdam Nijmegen Everyday Language Test: Construction, Reliability and Validity. Aphasiology 8, 381–407

–, Buslach, D. (1997): The Amsterdam Nijmegen-Everyday-Language-Test (ANELT). Deutsche Fassung. Swets, Lisse

Bockmann, A.-K., Kiese-Himmel, C. (2006): ELAN – Eltern antworten. Elternfragebogen zur Wortschatzentwicklung im frühen Kindesalter. Hogrefe, Göttingen

Bode, H. (2001): Sprachentwicklungsstörungen im Vorschulalter – Ist die Behandlung effektiv? Kinderärztliche Praxis 72, 298–303

Bohle, E. (1996): „Was soll's? Muß man leben, wie man is!" Von der Entwicklung eines nicht mehr sprachbehinderten Menschen – Marco, 17 Jahre alt. In: Grohnfeldt (Hrsg.) (1996b), 133–157

Böhme, G. (2008a): Auditive Verarbeitungs- und Wahrnehmungsstörungen (AVWS) im Kindes- und Erwachsenenalter. Defizite, Diagnostik, Therapiekonzepte, Fallbeschreibungen. Hans Huber, Bern

– (2008b): Förderung der kommunikativen Fähigkeiten bei Demenz. Hans Huber, Bern

– (2006): Sprach-, Sprech-, Stimm- und Schluckstörungen. Bd. 2. Therapie. 4. Aufl. Elsevier, München

Borbonus, T. (1999): Erklärung der sprachtherapeutischen Berufsgruppen Deutschlands. Sprachheilarbeit 44, 112

Bortz, J., Döring, N. (1995): Forschungsmethoden und Evaluation. 2. Aufl. Springer, Berlin, Heidelberg

Brauer, T., Gutzmann, H. (2007): Sprache und Demenz. Diagnose und Therapie aus psychiatrischer und logopädischer Sicht. Schulz-Kirchner, Idstein

Braun, O., Macha-Krau, H. (2005): Geschichte der Sprachheilpädagogik und Logopädie. In: Grohnfeldt, M. (Hrsg.): Lehrbuch der Sprachheilpädagogik und Logopädie. Bd. 1: Selbstverständnis und theoretische Grundlagen. Kohlhammer, Stuttgart, 47–78

Breckow, J. (1996): Ebbe im Dornröschenschloß – Beziehungsmuster im Bewältigungsverhalten eines 78-jährigen Mannes mit Dysarthrie. In: Grohnfeldt (Hrsg.) (1996b), 205–222

– (1995): Sprachtherapie mit alten Menschen. Dr. Kovač, Hamburg

Breitbach-Snowdon, H. (1995): Untersuchungsbogen Neurogener Sprech- und Stimmstörungen. LOGO-Verlag, Düsseldorf

Breitenbach, E. (1992): Strukturwandel in der Schülerschaft an Sprachheilschulen – Tatsache oder Einbildung? Die Sprachheilarbeit 37, 111–118

Brendel, B., Ziegler, W. (2008): Effectiveness of Metrical Pacing in the Treatment of Apraxia of Speech. Aphasiology 22, 77–102

Broca, P. (1861): Perte de la Parole, Ramollissement Chronique de Destruction Partielle du Lobe Antérieur Gauche du Cerveau. Bulletin de la Société Anthologique de Paris 1861 (séance du 18 avril), 235–238

Broda, M. (1993): Coping-Forschung und Gesundheitsforschung. Zur Effektivität und protektiven Wirkung von Coping Skills. In: Franke, A., Broda, M. (Hrsg.): Psychosomatische Gesundheit. Versuch einer Abkehr vom Pathogenese-Konzept. Tübingen, 67–78

Brügge, W., Mohs, K. (2007): Therapie der Sprachentwicklungsverzögerung. Eine Übungssammlung. 3. Aufl. Ernst Reinhardt, München / Basel

Brunner, M., Dierks, A., Seibert, A. (2002): Heidelberger Lautdifferenzierungstest H-LAD. Westra, Wertingen

Buchter, S. (2003): Ich hab noch etwas zu sagen. Sprachliche Förderung bei Altersdemenz. Peter Guhl, Rohrbach / Pfalz

Camarata, S., Nelson, K., Camarata, M. (1992): Treatment Efficiency as a Function of Target Selection in the Remediation of Child Language Disorders. Clinical Linguistics & Phonetics 6, 167–178

Castillio Morales, R. (1998): Die Orofaciale Regulationstherapie. 2. Aufl. Pflaum, München

Chilla, S. (in Vorb.): Diagnostikum für türkisch-deutsch bilinguale Kinder mit Sprachentwicklungsstörungen: BilSES. Unter Mitarbeit von Ezel Babur

–, Rothweiler, M., Babur, E. (2010): Kindliche Mehrsprachigkeit. Grundlagen – Störungen – Diagnostik. Ernst Reinhardt, München/Basel

Citogroep, Regionale Arbeitsstelle zur Förderung von Kindern und Jugendlichen aus Zuwanderungsfamilien (RAA) (Hrsg.): CITO – Test Zweisprachigkeit. National Institute for Educational Measurement, Arnheim

Clahsen, H. (1986): Die Profilanalyse. Ein linguistisches Verfahren für die Sprachdiagnostik im Vorschulalter. Spiess, Berlin

–, Hansen, D. (1991): COPROF – Ein linguistisches Untersuchungsverfahren für die sprachdiagnostische Praxis. Focus, Köln

Coblenzer, H., Muhar, F. (1997): Atem und Stimme. Anleitung zum guten Sprechen. 17. Aufl. Österreichischer Bundesverlag, Wien

Code, C., Hemsley, D., Herrmann, M. (1999): The Emotional Impact of Aphasia. Seminars in Speech and Language 20, 19–31

Conture, E. (2001): Stuttering. Allyn & Bacon, Boston

Cooper, J., Moodley, M., Reynell, J. (1984): Intervention Programmes for Preschool Children with Delayed Language Development. A Preliminary Report. British Journal of Disorders of Communication 9, 81–94

Croteau, C., le Dorze, G. (1999): Overprotection in Couples with Aphasia. Journal of Disability and Rehabilitation 21, 432–437

Crystal, D. (1981): Clinical Linguistics. London

Daly, D.A., Burnett, M.L. (1999): Cluttering: Traditional Views and New Perspectives. In: Curley, R.F. (Ed.): Stuttering and Related Fluency Disorders. Thieme Medical Publishers, New York, 179–204

Dannenbauer, F. M. (2009): Prävention aus pädagogischer Sicht (inklusive linguistische und psychologische Perspektiven). In: Grohnfeldt, M. (Hrsg.) (2009b), 104–115

– (2007): Spezifische Sprachentwicklungsstörungen. In: Grohnfeldt (Hrsg.) (2007e), 292–299

– (2005): Kontextoptimierung: Die neue Wunderwaffe in der Dysgrammatismustherapie? Sprachheilarbeit 50, 20–25

– (2004): Probleme der ätiologischen Forschung bei spezifischer Sprachentwicklungsstörung. L.O.G.O.S. interdisziplinär 12, 164–174

– (2002a): Spezifische Sprachentwicklungsstörung im Jugendalter. Sprachheilarbeit 47, 10–17

– (2002b): Grammatik. In: Baumgartner, S., Füssenich, I. (Hrsg.): Sprachtherapie mit Kindern. Grundlagen und Verfahren. 5. Aufl. Ernst Reinhardt, München/Basel, 105–161

– (2001): Spezifische Sprachentwicklungsstörung. In: Grohnfeldt, M. (Hrsg.) (2009a), 48–74

– (1999a): Eins, zwei, drei, sprachgestört? Zum Problem einer begrifflichen Inflation. Sprachheilarbeit 44, 1–4

– (1998): Inszenierter Spracherwerb bei Dysgrammatismus: Zur Klarstellung eines Begriffs. Sprachheilarbeit 43, 90–94

– (1984): Techniken des Modellierens in einer entwicklungsproximalen Therapie für dysgrammatisch sprechende Vorschulkinder. Der Sprachheilpädagoge 16, 2, 35–49
– (1983): Der Entwicklungsdysgrammatismus als spezifische Ausprägungsform der Entwicklungsdysphasie. Historische, sprachheilkundliche und sprachpsychologische Perspektiven. Ladewig, Birkach
–, Künzig, A. (1991): Aspekte der entwicklungsproximalen Sprachtherapie und des Therapeutenverhaltens bei entwicklungsdysphasischen Kindern. In: Grohnfeldt, M. (Hrsg.): Störungen der Grammatik. Handbuch der Sprachtherapie. Bd. 4. Edition Marhold, Berlin, 167–190
Dantzig, B. von (1933): Der Stand der Organisation zur Bekämpfung und Prophylaxe von Sprachkrankheiten in den verschiedenen Staaten. In: Jellinek, A., Weiss, D. (Hrsg.): Bericht über die Verhandlungen des V. Kongresses der Internationalen Gesellschaft für Logopädie und Phoniatrie. Leipzig / Wien, Beilage: S. 3–25 (Sonderdruck aus der „EOS" Zeitschrift für Heilpädagogik)
Darley, F., Aronson, A., Brown, J. (1975): Motor Speech Disorders. W. B. Sanders, Philadelphia
Davis, G., Wilcox, M. (1985): Adult Aphasia Rehabilitation. College Hill, San Diego
de Bleser, R., Cholewa, J., Stadie, N. (2004): LEMO-Lexikon modellorientiert. Urban & Fischer, München
de Langen-Müller, U. (2008): Zwischen Heilmittel und Heilkunst – Gedanken zu einer Didaktik der Sprachtherapie. In: Grohnfeldt, M. (Hrsg.): Didaktik in der Sonderpädagogik. edition von freisleben, Rimpar, 95–129
–, Hielscher-Fastabend, M. (2007): retroquant – retrospektive Erfassung quantitativer Daten der Sprachtherapie von Kindern in Deutschland. Sprachheilarbeit 52, 48–62
–, Frommelt, P., Wiedmann, K., Amann, J. (1995): Messung der funktionalen Selbstständigkeit in der Rehabilitation mit dem Funktionalen Selbstständigkeitsindex. FIM. Rehabilitation 34, 4–11
–, Maihack, V. (Hrsg.) (2007): Früh genug – aber wie? Sprachförderung per Erlass oder Sprachtherapie auf Rezept? ProLog, Köln
Deitermann, B., Kemper, C., Glaerke, G. (2007): GEK – Heil- und Hilfsmittel-Report. Ansgard, St. Augustin
Delius, C., Gatzemeier, M., Seitzan, D., Wünscher, K. (2000): Geschichte der Philosophie von der Antike bis heute. Könemann, Köln
Dell, C. (1994): Therapie für das stotternde Schulkind. Demosthenes, Köln
Deutscher Bundesverband der akademischen Sprachtherapeuten (dbs) (2010): Leitbild Akademische Sprachtherapeutin / Akademischer Sprachtherapeut. Zu beziehen über: dbs, Goethestr. 16, 47441 Moers
Dobslaff, O. (2005): Mutismus in der Schule. Spiess, Berlin
Dodd, B. (1995): Differential Diagnostics and Treatment of Children with Speech Disorders. Whurr, London
Doesborgh, S. J. C., van de Sandt-Koenderman, M. K., Dippel, D. W., van Harskamp, F., Kondstaal, P. J., Visch-Brink, E. G. (2004): Effects of Semantic Treatment on Verbal Communication and Linguistic Processing in Aphasia After Stroke: a Randomized Controll Trial. Stroke 35, 141–146
Dollaghan, C. A., Kaston, N. (1986): A Comprehension Monitoring Program for Language-Impaired Children. Journal of Speech and Hearing Disorders 51, 264–271
Donabedian, A. (1982): An Exploration of Structure, Process and Outcome as Approaches to Quality Assessment. In: Selbmann, H.-K., Überla, K. K. (Ed.): Quality Assessment in medical Care. Gerlingen, 69–92

Duffy, J. (1995): Motor Speech Disorders: Substrates, Differential Diagnosis and Management. Mosly, St. Louis

Dupuis, G. (1983): Sprachbehindertenpädagogik. In: Solarová, S. (Hrsg.): Geschichte der Sonderpädagogik. Kohlhammer, Stuttgart, 260–296

Dürrenberger, S., Znoj, H. (2009): Zuversicht in der Psychotherapie – ein Teilaspekt des allgemeinen Ressourcenkonzepts. Verhaltenstherapie und psychosoziale Praxis 4, 841–849

Eiber, M. (2010): Satzverständnisstörungen im Grundschulalter. Theoretische Grundlagen und Interventionsmöglichkeiten. Dr. Hut, München

Eicher, J. (2009): Sprachtherapie planen, durchführen, evaluieren. Ernst Reinhardt, München/Basel

Elben, C. E., Lohaus, A. (2000): MSVK. Marburger Sprachverständnistest für Kinder. Hogrefe, Göttingen

Elbert, M. (1993): Analysis and Treatment from a Phonologically Oriented Perspective. Seminars in Speech and Language 14, 119–127

Empfehlungen zur Ordnung des Sonderschulwesens. Beschlossen von der Ständigen Konferenz der Kultusminister der Länder in der Bundesrepublik Deutschland am 16. März 1972

Empfehlungen zur sonderpädagogischen Förderung in den Schulen in der Bundesrepublik Deutschland. Beschluß der Kultusministerkonferenz vom 6.05.1994

Enderby, P. (1991): Frenchay Dysarthrie-Untersuchung. Gustav Fischer, Stuttgart

Enders, J. (1998): Seelsorge – Therapie – Aphasie. Zum Gespräch zwischen Heilpädagogik und Theologie. Edition Marhold, V. Spiess, Berlin

Engl, E., Kotten, A., Ohlendorf, J., Poser, E. (1982): Sprachübungen zur Aphasikerbehandlung. Marhold, Berlin

Esser, G. (1994): Zentrale Hör- und Wahrnehmungsstörungen. In: Plath, P. (Hrsg.): Zentrale Hörstörungen. Geers Schriftenreihe. Bd. 10. Geers Stiftung, Essen, 11–33

–, Anderski, A., Birken, A., Biener, E., Cramer, B., Eisermann, E., Kuhlenkampff, M. (1987): Wahrnehmungsstörungen und Fehlhörigkeit bei Kindern im Schulalter. Sprache – Stimme – Gehör 11, 10–16

Fiedler, P., Standop, R. (1986): Stottern. Ätiologie, Diagnose, Behandlung. 3. Aufl. Psychologie-Verlags Union, München

Filipp, S.-H. (1990): Kritische Lebensereignisse. 2. Aufl. Psychologische Verlagsunion, München

–, Aymanns, P. (2003): Bewältigungsstrategien (Coping). In: Adler, R., Herrmann, J., Köhle, K., Langewitz, W., Schonecke, O., Uexküll, Th. von, Wesiak, W. (Hrsg.): Psychosomatische Medizin. Modelle ärztlichen Denkens und Handelns. 6. Aufl. Urban & Schwarzenberg, München, 297–310

Foerster, H. von (1984): Das Konstruieren einer Wirklichkeit. In: Watzlawick, P. (Hrsg.): Die erfundene Wirklichkeit. Wie wissen wir, was wir zu wissen glauben? Beiträge zum Konstruktivismus. Piper, München, 39–60

Fox, A. (2006): TROG-D. Test zur Überprüfung des Grammatikverständnisses. Schulz-Kirchner, Idstein

– (2005): Kindliche Aussprachestörungen. 3. überarbeitete Aufl. Schulz-Kirchner, Idstein

– (2002): PLAKSS – Patholinguistische Analyse kindlicher Sprechstörungen. 2. Aufl. Harcourt, Frankfurt

–, Kalmar, M. (2007): Aussprachestörungen. In: Grohnfeldt, M. (Hrsg.) (2007e), 38–41

Frank, G., Grziwotz, P. (1978): Dysgrammatiker Prüfmaterial. Selbstverlag, Sprachheilzentrum Ravensburg

Friedrich, G. (1998): Teddy-Test. Verbale Verfügbarkeit zwischenbegrifflicher semantischer Relationen. Hogrefe, Göttingen

Füssenich, I. (1999): Semantik. In: Baumgartner, S., Füssenich, I. (Hrsg.): Sprachtherapie mit Kindern. 4. völlig überarbeitete und erweiterte Aufl. Ernst Reinhardt, München / Basel, 63–104

– (1987): Gestörte Kindersprache aus interaktionistischer Sicht. Fragestellungen, methodische Überlegungen und pädagogische Konsequenzen. Edition Schindele, Heidelberg

Gebhard, W. (2001): Entwicklungsbedingte Sprachverständnisstörungen bei Kindern im Grundschulalter. Status und Diagnostik im klinischen Kontext. Herbert Utz, München

Geißler, M. (2005): Sprechapraxie: Ein Ratgeber für Betroffene und Angehörige. Schulz-Kirchner, Idstein

Gemeinsames Eckpunktepapier des Deutschen Bundesverbandes für Logopädie e. V. (dbl) und der Deutschen Gesellschaft für Sprachheilpädagogik e. V. (dgs / AGFAS) zur Ausbildung eines wissenschaftlich begründeten Heilberufs „Sprachtherapie" (Bundessprachtherapiegesetz) (1999). Sprachheilarbeit 44, 176

Giel, B. (2009a): Dysarthrie / Dysarthrophonie. In: Grohnfeldt, M. (Hrsg.) (2009a), 247–264

– (2009b): Zur Diagnostik bei Dysarthrie/Dysarthrophonie. In: Grohnfeldt, M. (Hrsg.) (2009b), 270–290

– (2008): Mehrfachbehinderung und Sprachtherapie. In: Giel, B., Maihack, V. (Hrsg.): Sprachtherapie & „Mehrfachbehinderung". ProLog, Köln, 29–42

– (2000): Dysarthrie / Dysarthrophonie als kritisches Lebensereignis. Peter Lang, Frankfurt a. M.

– (1999): Qualitätsmanagement und Sprachtherapie. Sprachheilarbeit 44, 29–38

Giesecke, Th., Harbrucker, F. (1991): Wer besucht die Schule für Sprachbehinderte!? Die Sprachheilarbeit 36, 170–180

Glaserfeld, E. von (1984): Einführung in den radikalen Konstruktivismus. In: Watzlawick, P. (Hrsg.): Die erfundene Wirklichkeit. Wie wissen wir, was wir zu wissen glauben? Beiträge zum Konstruktivismus. Piper, München, 16–38

Glindemann, R., Klintwort, D., Ziegler, W., Goldenberg, G. (2002): Bogenhausener Semantik-Untersuchung (BOSU). Gustav Fischer, Stuttgart

–, Springer, L. (1989): PACE – Therapie und sprachsystematische Übungen –- Ein integrativer Vorschlag zur Aphasietherapie. Sprache – Stimme – Gehör 13, 188–192

Glück, C. W. (2007a): Wortschatz- und Wortfindungstest für 6- bis 10-Jährige. WWT. Urban & Fischer, München

– (2007b): Semantisch-lexikalische Störungen. In: Grohnfeldt (Hrsg.) (2007e), 284–286

– (2003): Semantisch-lexikalische Störungen bei Kindern und Jugendlichen. Therapieformen und ihre Wirksamkeit. Sprache, Stimme, Gehör 27, 125–134

–, Baumgartner, S. (2006): Stottern. In: Siegmüller, J., Bartels, H. (Hrsg.) (2006), 418–433

Gogolin, I. (1988): Erziehungsziel Zweisprachigkeit. Konturen eines sonderpädagogischen Konzepts für die multikulturelle Schule. Bergmann & Helbig, Hamburg

Gössel, J. (1988): Lars – jetzt ein ganz normaler Junge. Schuetztor, Konstanz

– (1986): Vergleichende Darstellung pädagogisch initiierter Modelle der Früherfassung und Frühförderung sprachbehinderter und von Sprachbehinderung bedrohter Kinder in der BRD unter besonderer Berücksichtigung des schulorganisatorischen Modells in Baden-Württemberg; unveröffentlichte Dissertation, PH Reutlingen

Gottwald, S. Starkweather, C. (1999): Stuttering Prevention and Early Intervention: A Multiprocess Approach. In: Onslow, M., Packman, A. (Ed.): The Handbook of Early Stuttering Intervention. Singular Publishing, San Diego, 53–83

Götze, R., Höfer, B. (1999): AOT. Alltagsorientierte Therapie bei Patienten mit erworbener Hirnschädigung. Thieme, Stuttgart

Grimm, H. (2001): Sprachentwicklungstest für drei- bis fünfjährige Kinder. SETK 3-5. Diagnose von Sprachverarbeitungsfähigkeiten und auditiven Gedächtnisleistungen. Hogrefe, Göttingen

– (2000a): Sprachentwicklungstest für zweijährige Kinder. Diagnose rezeptiver und produktiver Sprachverarbeitungsfähigkeit. SETK-2. Hogrefe, Göttingen

– (2000b): Elternfragebogen für 2-jährige Kinder. Hogrefe, Göttingen

– (1999): Störungen der Sprachentwicklung. Hogrefe, Göttingen

–, Doil, H. (2000): Elternfragebogen für 1-jährige Kinder. Hogrefe, Göttingen

Grohnfeldt, M. (2011a): „… über den Tellerrand und Tag hinaus“. Zum Sprachheilgipfel am 17.12.2010 an der Ludwig-Maximilians-Universität München. Sprachheilarbeit 56, 98–99

– (2011b): Überlegungen zu einer Sprachtherapie als Wissenschaft. Sprachheilarbeit 56, 122–130

– (2010a): Sprachheilpädagogik und akademische Sprachtherapie als kooperierende Fachdisziplinen?! Analyse und weiterführende Überlegungen. Vierteljahresschrift für Heilpädagogik und ihre Nachbargebiete (VHN) 79, 158–168

– (2010b): Der Zukunft einen Standort geben. In: Frontzek, G. (Hrsg.): Zur Sprache bringen – Disziplinen im Dialog. Gebr. Wilke, Hamm, 25–40

– (2009): Die Akademisierung der Logopädie. Bedeutung – Widerstände – Perspektiven. L.O.G.O.S. interdisziplinär 17, 209–277

– (Hrsg.) (2009a): Lehrbuch der Sprachheilpädagogik und Logopädie. Bd. 2: Erscheinungsformen und Störungsbilder. 3. überarbeitete Aufl. Kohlhammer, Stuttgart

– (Hrsg.) (2009b): Lehrbuch der Sprachheilpädagogik und Logopädie. Bd. 3: Diagnostik, Prävention und Evaluation. 2. überarbeitete Aufl. Kohlhammer, Stuttgart

– (2008a): Divergierende Strukturen des Sprachheilwesens in Deutschland. Sprachheilarbeit 53, 192–201

– (2008b): Die Sprachheilpädagogik im internationalen Vergleich. Sprachheilarbeit 53, 322–323

– (2008c): Sprachtherapie/Logopädie. In: Bode, H., Schröder, H., Waltersbacher, A. (Hrsg.): Heilmittel-Report 2008. Schattauer, Stuttgart, 109–147

– (2007a): Geschichte der Sprachheilpädagogik. In: Grohnfeldt (Hrsg.) (2007e), 126–132

– (2007b): Sprachtherapie. In: Grohnfeldt (Hrsg.) (2007e), 312–313

– (2007c): Sprachheilpädagogik. In: Grohnfeldt (Hrsg.) (2007e), 308–311

– (2007d): Diversifikation in der Sprachheilpädagogik. Was bleibt von der Pädagogik? Vierteljahresschrift für Heilpädagogik (VHN) 76, 324–326

– (Hrsg.) (2007e): Lexikon der Sprachtherapie. Kohlhammer, Stuttgart

– (2005): Mehrsprachigkeit als sprachheilpädagogische Aufgabenstellung. In: Grohnfeldt, M., Triarchi-Herrmann, V., Wagner, L. (Hrsg.): Mehrsprachigkeit als sprachheilpädagogische Aufgabenstellung. edition von freisleben, Würzburg, 9–25

– (2004a): Merkmale und Veränderungen im Berufsfeld von Sprachheilpädagogik und Logopädie. Sprachheilarbeit 49, 141–148

– (2004b): Lebenslaufforschung und Beratung in der Sprachheilpädagogik. Verdeutlichung am Beispiel der Aphasietherapie. In: Kannewischer, S., Wagner, M., Winkler, C., Dworschak, W., Wegler, H. (Hrsg.): Verhalten als subjektiv sinnhafte Ausdrucksform. Klinkhardt, Bad Heilbrunn, 273–281
– (Hrsg.) (2003): Lehrbuch der Sprachheilpädagogik und Logopädie. Bd. 4: Beratung, Therapie und Rehabilitation. Kohlhammer, Stuttgart
– (2002): Weichenstellungen in der Sprachheilpädagogik. 75 Jahre dgs. edition von freisleben, Rimpar
– (2000): Strukturwandel der Sprachheilpädagogik in einem sich ändernden Kontext. Sprachheilarbeit 45, 4–10
– (1996a): Sprachheilpädagogische Förderung als interdisziplinäres Aufgabengebiet: schulische und außerschulische Handlungsfelder im Kontext. In: dgs-Landesgruppe Westphalen-Lippe (Hrsg.): Interdisziplinäre Zusammenarbeit: Illusion oder Vision? Kongressbericht Münster, 767–782
– (Hrsg.) (1996b): Lebenslaufstudien und Sprachheilpädagogik. Grundlagen und Beispiele einzelfallbezogenen Vorgehens. verlag modernes lernen, Dortmund
– (1995): Individualisierung der Lernanforderungen zur Unterstützung des kindlichen Spracherwerbsprozesses. Sprache – Stimme – Gehör 19, 57–63
– (Hrsg.) (1993): Handbuch der Sprachtherapie. Bd. 5: Zentrale Sprach- und Sprechstörungen. Edition Marhold, Berlin
– (1993a): Störungen der Sprachentwicklung. 6. veränderte Aufl. Marhold, Berlin
– (1993b): Merkmale der pädagogischen Sprachtherapie bei Aphasien und Dysarthrien. In: Grohnfeldt, M. (Hrsg.) (1993), 65–82
– (1992a): Die Sprachheilpädagogik im sonderpädagogischen Bezugssystem. Sprachheilarbeit 37, 56–66
– (1992b): Was ist Erfolg in der Stottertherapie? Sprachheilarbeit 37, 227–239
– (1991a): Zeitgemäße Deutungen der Sprachheilpädagogik als wissenschaftliche Disziplin. In: Deutsche Gesellschaft für Sprachheilpädagogik e. V. (Hrsg.): Behinderung, Pädagogik, Sprache. Gießen (dgs-Landesgruppe Hessen), 6–17
– (Hrsg.) (1991b): Störungen der Semantik. Handbuch der Sprachtherapie. Bd. 3. Spiess, Berlin
– (1989): Offene Fragen der Sprachtherapie. In: Grohnfeldt, M. (Hrsg.): Grundlagen der Sprachtherapie. Handbuch der Sprachtherapie. Bd. 1. Spiess, Berlin, 13–31
– (1987a): Menschenbilder in der Sprachbehindertenpädagogik. Situationsanalyse und Perspektiven zur Weiterentwicklung unter besonderer Berücksichtigung der Sprachtherapie. Sprachheilarbeit 32, 1–9
– (1987b): Zur Therapie sprachentwicklungsgestörter Kinder aus pädagogischer Sicht. In: Deutsche Gesellschaft für Sprachheilpädagogik e. V. (Hrsg.): Spracherwerb und Spracherwerbsstörungen. Wartenberg & Söhne, Hamburg, 148–164
– (1986): Interaktionale Aspekte der Sprachtherapie. Der Sprachheilpädagoge 17, Heft 1, 1–11
– (1985): Grundlagen der Therapie bei sprachentwicklungsgestörten Kindern. Marhold, Berlin
– (1982): Diagnose und Didaktik in der Sonderpädagogik aus sozialwissenschaftlicher Sicht. Teil II: Überlegungen zur methodologischen Grundlegung und praktischen Umsetzung. Sonderpädagogik 12, 29–37
– (1981): Zum Selbstverständnis der Sprachbehindertenpädagogik als sonderpädagogische Disziplin. Zeitschrift für Heilpädagogik 32, 425–429
–, Ritterfeld, U. (2005): Grundlagen der Sprachheilpädagogik und Logopädie. In: Lehrbuch der Sprachheilpädagogik und Sprachtherapie. Bd. 1: Selbstverständnis und theoretische Grundlagen. 2. Aufl. Kohlhammer, Stuttgart, 15–46

–, Ritterfeld, U. (2004): Sprachtherapie: Einheit in der Vielfalt? Eine berufspolitische Diskussion um Ausbildungsstandards, Interdisziplinarität und Internationalität. L.O.G.O.S. INTERDISZIPLINÄR 12, 4–16

–, Günther, C., Huber, A., Schroeder, U. (2010): Der Weg in ein neues Leben. Die Bedeutung der Angehörigenarbeit im Rahmen der interisziplinären Neurorehabilitation. L.O.G.O.S. INTERDISZIPLINÄR 18, 182–190

Grötzbach, H., Iven, C. (Hrsg.) (2009): ICF in der Sprachtherapie. Umsetzung und Anwendung in der logopädischen Praxis. Schulz-Kirchner, Idstein

Gudenberg, A. von (2006): Die Kasseler Stottertherapie: Evaluation einer computergestützten Intensivtherapie. Forum Logopädie 20, 6–11

Guitar, B. (2006): Stuttering: An Integrated Approach to its Nature and Treatment. 3. Ed. Williams & Wilkins, Baltimore, MD

Gundermann, H. (1994): Die Kommunikative Stimmtherapie. In: Grohnfeldt, M. (Hrsg.): Handbuch der Sprachtherapie. Bd. 7: Stimmstörungen. Edition Marhold, Berlin, 157–171

– (1990): Die stationäre Stimmrehabilitation (Stimmheilkur) – Einblick und Ausblick. Sprache – Stimme – Gehör 14, 140–143

Gutzmann, H. (1939): Erbbiologische, soziologische und organische Faktoren, die Sprachstörungen begünstigen. Die deutsche Sonderschule 6, 485–496

Hacker, D., Wilgermein, H. (2001): Aussprachestörungen bei Kindern – plus CD-ROM mit dem AVAK-Test. Ein Arbeitsbuch für Logopäden und Sprachtherapeuten. 2. Aufl. Ernst Reinhardt, München / Basel

Haffner, U. (1995): „Gut reden kann ich“ – Das entwicklungsproximale Konzept in der Praxis. Ernst Reinhardt, München / Basel

Hahn, V., Hahn, H. (2003): Myofunktionelle Störungen. Beratung – Therapie – Rehabilitation. In: Grohnfeldt, M. (Hrsg.) (2003), 350–359

Hammann, C. (2011): Fitness für die Stimme. 4. Aufl., Aufl. Ernst Reinhardt, München / Basel

– (2005): Übungsprogramm für eine gesunde Stimme. 3. Aufl. Ernst Reinhardt, München / Basel

– (1996): Stimmstörungen im Lehrberuf – eine unumgängliche Berufserkrankung? Sprachheilarbeit 41, 75–88

Hammer, S. (2006): Kindliche Dysphonie. In: Siegmüller, J., Bartels, H. (Hrsg.) (2006), 382–383

– (2004): Stimmtherapie mit Erwachsenen. Springer, Heidelberg

Hamster, W., Langer, W., Mayer, K. (1980): Tübinger-Luria-Christensen neuropsychologische Untersuchungsreihe. TÜLÜC. Beltz, Weinheim

Hansen, B. (1996): Wenn Mutter und Kind von einer Gaumenspalte betroffen sind: Ein Beispiel für die Bedeutung von Beratungs- und Bewältigungsprozessen im Rahmen sprachtherapeutischer Unterstützung. In: Grohnfeldt, M. (Hrsg.) (1996b), 37–55

–, Iven, C. (2002): Stottern und Sprechflüssigkeit. Sprach- und Kommunikationstherapie mit unflüssig sprechenden (Vor-)Schulkindern. Urban & Fischer, München

Hansen, K. (1929): Die Problematik der Sprachheilschule. Carl Marhold Verlagsbuchhandlung, Halle a. S.

Hartmann, B. (2007a): Mutismus. In: Grohnfeldt, M. (Hrsg.) (2007e), 202–204

– (2007b): Systemische Mutismus-Therapie (SYMUT). In: Grohnfeldt, M. (Hrsg.) (2007e), 343–345

– (Hrsg.) (2006): Gesichter des Schweigens. Die Systemische Mutismus-Therapie / SYMUT als Therapiealternative. Schulz-Kirchner, Idstein

– (2004): Die Behandlung eines (s)elektiven mutistischen Mädchens nach dem Konzept der Systemischen Mutismus-Therapie / SYMUT. Teil 1. Forum Logopädie 18/1, 20–26; Teil 2. Forum Logopädie 18/2, 30–35
– (1997): Mutismus – Zur Therapie und Kasuistik des totalen und elektiven Mutismus. 4. überarbeitete Aufl. Spiess, Berlin
Hartmann, E. (1996): Was leistet die „Minimalpaar-Therapie" bei aussprachegestörten Kindern? Eine vorläufige Bilanz. Sprachheilarbeit 41, 297–311
Hauk (1990): Allgemeines Kommunikationssystem. Beltz, Weinheim
Haupt, U. (1993): Sprachtherapie bei Kindern mit cerebralen Bewegungsstörungen. In: Grohnfeldt, M. (Hrsg.) (1993), 371–388
Hauschild, H. (2000): Das Sprachheilwesen in Hamburg zur Zeit des Nationalsozialismus. Sprachheilarbeit 45, 116–124
Hedderich, I. (2006): Unterstützte Kommunikation in der Frühförderung. Grundlagen – Diagnostik – Bergziele. Mit DVD. Klinkhardt, Bad Heilbrunn
Heese, G. (1963): Dysgrammatismus als Leitsymptom der verzögerten Sprachentwicklung. Süddeutsche Schulzeitung 17, 10–11
Hehn-Estabrooks, N., Fitzpatrick, P., Baresi, B. (1982): Visual Action Therapy for Global Aphasics. Journal of Speech and Hearing Disorders 47, 385–389
Heinemann, M. (1996): Zunahme von Sprachentwicklungsstörungen – ein aktuelles Problem. In: Deutsche Gesellschaft für Sprachheilpädagogik e. V. (dgs) (Hrsg.) (1996): Interdisziplinäre Zusammenarbeit: Illusion oder Vision? Kongressbericht, Münster, 53–61
Hild, U. (2008): Der Zyklische Therapieansatz – phonologische Behandlung für junge Kinder. Forum Logopädie 22, Heft 1, 22–27
Hodson, B. W., Scudder, R. R. (1990): Phonological Disorders in Children. Seminars in Speech and Language 11, 192–199
Holler-Zittlau, I., Dux, W., Berger, R. (2004): Evaluation der Sprachentwicklung 4- bis 4½-jähriger Kinder in Hessen. Deutsche Gesellschaft für Sprachheilpädagogik e. V. (dgs), Landesgruppe Hessen
Holtz, A. (1984): Über Kontinuität und Diskontinuität in der Geschichte der Sprachbehindertenpädagogik. Sprachheilarbeit 29, 45–54
Honigmann, K. (1998): Lippen- und Gaumenspalten. Das Basler Konzept einer ganzheitlichen Betrachtung. Hans Huber, Bern
Hubble, M. A., Duncan, B. L., Miller, S. D. (Hrsg.) (2001): So wirkt Psychotherapie. Empirische Ergebnisse und praktische Folgerungen. modernes lernen, Dortmund.
Huber, W. (2009): Standards und Perspektiven in der Aphasietherapie. In: de Langen-Müller, U., Hielscher-Fastabend, M., Kleissendorf, B. (Hrsg.): Sprachtherapie lohnt sich? ProLog, Köln, 79–96
–, Poeck, K., Springer, L. (2006): Klinik und Rehabilitation der Aphasie. Thieme, Stuttgart
–, –, Weniger, D., Willmes, K. (1983): Der Aachener Aphasie-Test (AAT). Hogrefe, Göttingen
Hülsebusch, D. (1989): Der Umgang mit Aphasie. Untersuchung von Verarbeitungsmustern bei aphasischen Patienten aus der Sicht der Aspekte „Krankheit", „Alter" und „Tod". unveröffentlichte Dissertation, Dortmund
Hyter, Y. (2007): Pragmatic Language Assessment. Topics in Language Disorders 27, 128–145

Iven, C. (2009): Therapie – Erfolg und Therapieforschung: ein kleiner Rück- und Ausblick. In: Iven, C., Kleissendorf, B. (Hrsg.): St-t-tt-ttottern. Aktuelle Impulse für Diagnostik, Therapie und Evaluation. Schulz-Kirchner-Verlag, Idstein, 87–105

– (2007): Poltern. In: Grohnfeldt, M. (Hrsg.) (2007e), 240–247
–, Grötzbach, H. (2009): Mit der ICF auf dem Weg: Fazit und Ausblick. In: Grötzbach, H., Iven, C. (Hrsg.) (2009), 239–244

Jackson, J. (1866): On a Case of Less Power of Expression: Inability to Talk, to Write and to Read Correctly after Convulsive Attacks. British medical Journey 92, 326–330
Jahn, T. (2007): Phonologische Störungen bei Kindern. Diagnostik und Therapie. 2. Aufl. Thieme, Stuttgart
– (1998): Metaphon – ein Programm zur Behandlung phonologischer Störungen bei Kindern. Forum Logopädie 12/2, 5–8
Jansen, H., Mannhaupt, G., Marx, H., Skowronek, H. (2002): BISC. Bielefelder Screening zur Früherkennung von Lese-Rechtschreibschwierigkeiten. Hogrefe, Göttingen
Janssen-Beutner, H. (1992): Stottern aus der Sicht der Betroffenen. In: Grohnfeldt, M. (Hrsg.) (1993), 206–217
Jedik, L. (2003): Anamnesebogen für zweisprachige Kinder. Mappe A: Deutsch-Russisch, Deutsch-Polnisch, Deutsch-Griechisch, Deutsch-Serbokroatisch; Mappe B: Deutsch-Türkisch, Deutsch-Italienisch, Deutsch-Spanisch, Deutsch-Arabisch. edition von freisleben, Würzburg
Jenny, C. (2008): Sprachauffälligkeiten bei zweisprachigen Kindern: Ursachen, Prävention, Diagnostik und Therapie. Hans Huber, Bern
Jezer, M. (2007): Stottern – Lebenslänglich hinter Wörtern. 2. Aufl. Natke, Neuss
Johannsen, H. (2009): Stottern bei Kindern. In: Grohnfeldt, M. (Hrsg.) (2009a), 160–169
–, Johannsen, C. (1998): Differenzialdiagnose bei Redeflußstörungen. In: Pascher, W., Bauer, H. (Hrsg.): Differenzialdiagnose von Sprach-, Stimm- und Hörstörungen. Edition Wötzel, Frankfurt a. M., 475–499

Kalbe, E., Reinhold, N., Ender, U., Kessler, J. (2002): Aphasie Check-Liste (ACL). ProLog, Köln
Kallert, Th. W. (1993): Ausgewählte Aspekte der Krankheitsverarbeitung und der psychotherapeutischen Behandlung von Schlaganfallpatienten. Die Rehabilitation 32, 99–106
Kannengießer, S. (2009): Sprachentwicklungsstörungen. Grundlagen, Diagnostik und Therapie. Urban & Fischer, München
Kant, I. (2005): Kritik der reinen Vernunft (Original: 1781). Marx, Wiesbaden
– (2004): Grundlegung zur Metaphysik der Sitten (Original: 1785). Vandenhoeck & Rupprecht, Göttingen
Katz-Bernstein, N. (2011): Selektiver Mutismus bei Kindern. Erscheinungsbilder, Diagnostik, Therapie. 3. Aufl. Ernst Reinhardt, München/Basel
– (2003): Therapie aus pädagogisch-psychologischer Sicht. In: Grohnfeldt, M. (Hrsg.) (2003), 66–90
–, Subellok, K., Bahrfeck-Wichitill, K., Kresse, A. (in Vorb.): DortMuT: Dortmunder Mutismus-Therapie. Interaktion – Sprachhandlung – Vernetzung
Kauschke, C. (2006): Therapie der Sprachentwicklungsstörung. Elsevier, Urban & Fischer, München
– (2002): Der patholinguistische Ansatz in der Therapie bei spezifischen Sprachentwicklungsstörungen. In: Deutsche Gesellschaft für Sprachheilpädagogik e. V. (Hrsg.): Phänomen Sprache. edition von freisleben, Rimpar, 322–331
–, Siegmüller, J. (2010): Patholinguistische Diagnostik bei Sprachentwicklungsstörungen. 2. Aufl. Urban & Fischer, München

Kessler, J., Kalbe, E., Heiss, W.-D. (2003): Sprachstörungen – Phänomenologie, Diagnostik und Therapie der Aphasie. Bremen, London, Boston

Kiese-Himmel, C. (2005): Aktiver Wortschatztest für 3- bis 5-jährige Kinder. Revision. Beltz Test Gesellschaft, Hogrefe, Göttingen

Knura, G. (1980): Grundfragen der Sprachbehindertenpädagogik. In: Knura, G., Neumann, B. (Hrsg.): Pädagogik der Sprachbehinderten. Handbuch der Sonderpädagogik. Bd. 7. Marhold, Berlin, 3–64

– (1974): Sprachbehinderte und ihre sonderpädagogische Rehabilitation. In: Gutachten und Studien der Bildungskommission. Sonderpädagogik 4. Bd. 35. Klett, Stuttgart, 103–198

Kölliker-Funk, M., Penner, Z. (1998): Therapie und Diagnose von Spracherwerbsstörungen. Edition SZH, Luzern

Kolonko, B., Krämer, I. (1992): Heilen – separieren – brauchbar machen. Aspekte zur Geschichte der Sprachbehindertenpädagogik. Centaurus, Pfaffenweiler

– (1990): Stottern als ansteckende Krankheit? – Ein Beitrag zur Ideengeschichte der Sprachbehindertenpädagogik. Sprachheilarbeit 35, 128–132

Kracht, A. (2000): Migration und kindliche Zweisprachigkeit. Interdisziplinarität und Professionalität sprachheilpädagogischer und sprachbehindertenpädagogischer Praxis. Waxmann, Münster

Krämer, I. (1990): Anmerkungen zur Aussonderung sprachgestörter Kinder aus der Volksschule – der historische Kontext einer aktuellen Diskussion. Sprachheilarbeit 35, 186–190

Krämer-Kilič, I. (2000): Adolf Lambeck – ein strammer Nazi und verdienter Leiter einer Hamburger Sprachheilschule bis 1950? Behindertenpädagogik 39, 421–442

–, Hauschild, A. (2000): „Du stotterst ja." Sprachbehindertenpädagogik im Nationalsozialismus – eine exemplarische Betrachtung der Hamburger Verhältnisse. LIT, Münster

Krech, H. (Hrsg.)(1959): Die kombiniert-psychologische Übungstherapie. Wissenschaftliche Zeitschrift der Martin-Luther-Universität Halle-Wittenberg. Gesellschafts- und Sprachwissenschaftliche Reihe Jg. VIII H. 3, 97–430

Kreutzmann, S. (2008): Individuelle und institutionelle Aufgaben auf dem Weg zu einer „Kultursensitiven Sprachtherapie". Forum Logopädie 22/3, 6–9

Kriebel, R. (2009a): Sprechangst. In: Grohnfeldt, M. (Hrsg.) (2009a), 208–214

– (2009b): Zur Diagnostik von Sprechangst. In: Grohnfeldt, M. (Hrsg.) (2009b), 250–254

– (2003): Behandlungsstrategien zur Sprechangst. In: Grohnfeldt, M. (Hrsg.) (2003), 250–256

Kroker, K. (2000): Aphasie Schnell-Test (AST). Steiner, Leverkusen

Kubandt, M. (2008): Aphasie bei Kindern – Einführung und Ausblick. Sprachheilarbeit 53, 202–208

Kudoweh, A. (1993): Eheleute, K.: (K)ein Leben mit der Aphasie. In: Grohnfeldt, M. (Hrsg.): Handbuch der Sprachtherapie. Bd. 6: Zentrale Sprach- und Sprechstörungen. Edition Marhold, Spiess, Berlin, 106–120

Kuhn, T. (1979): Die Struktur wissenschaftlicher Revolutionen. 4. Aufl. Suhrkamp, Frankfurt a. M.

Kürvers, A. (2009a): Zustand nach Laryngektomie. In: Grohnfeldt, M. (Hrsg.) (2009a), 302–308

– (2009b): Diagnostische Maßnahmen bei Patienten mit Larynx- und Hypopharynxkarzinomen. In: Grohnfeldt, M. (Hrsg.) (2009b), 321–326

– (2003): Stimmrehabilitation bei Patienten mit Zustand nach totaler Laryngektomie. In: Grohnfeldt, M. (Hrsg.) (2003), 321–335

Lambeck, A. (1935): Nationalsozialistische Erziehung in der Sprachheilschule. Die deutsche Sonderschule 2, 184–189

Lambert, M. (1992): Implications of outcome research for psychotherapy integration. In: Norcross, J. C., Goldfried, M. P. (Ed.): Handbook of psychotherapy integration. Basic Books, New York, 94–129

–, Barley, D. (2002): Research Summary on the Therapeutic Relationship and Psychotherapy Outcome. In: Morcoss, J. (Ed.): Psychotherapy Relationships that Work. Oxford University Press, Oxford, 17–32

Lammer, V., Kalmar, M. (2004): Wiener Lautprüfbogen für Türkisch sprechende Kinder. Verlag Lernen mit Pfiff, Wien

Lange, M. (2006): Wie hinter einer Mauer aus Glas – die Biographie eines schweigenden Menschen. In: Hartmann, B. (Hrsg.) (2006), 178–201

Langevin, M., Huinck, W. J., Kully, D., Peters, H. F., Lomheim, H., Tellers, M. (2006): A Cross-Cultural Long-Term Outcome Evaluation of the ISTAR Comprehensive Stuttering Program across Dutch and Canadian Adults who Stutter. Journal of Fluency Disorders 31/4, 229–256

Lauer, N., Birner-Janusch, B. (2007): Sprechapraxie im Kindes- und Erwachsenenalter. Thieme, Stuttgart

Lazarus, R. S., Folkman, S. (1984): Stress, Apraisal and Coping. Springer, New York

Lehmkühler, A. M., Müller, U. (1996): Patientenzufriedenheit -- Artefakt oder Tatsache? Nervenarzt 67, 765–773

Lemke-Eidams, A. (2009): Poltern. In: Grohnfeldt, M. (Hrsg.) (2009b), 235–241

Lengyel, D. (2009): Zweitspracherwerb in der Kita. Eine integrative Sicht auf die sprachliche und kognitive Entwicklung mehrsprachiger Kinder. Waxmann, Münster

Leonard, L. B. (1998): Children with Specific Language Impairment. MIT, Cambridge

Leonhardt, A. (2010): Einführung in die Hörgeschädigtenpädagogik. 3. überarbeitete und erweiterte Aufl. Ernst Reinhardt, München / Basel

Létourneau, P. Y. (1993): The Psychological Effects of Aphasia. In: Lanford, D. (Ed.): Living with Aphasia. Psychological Issues. San Diego, 65–85

Lexikonredaktion des Verlags F. A. Brockhaus (2000): Lexikon der Gesundheit. Bd. 1 (A bis K). Brockhaus GmbH, Mannheim

Lin-Huber, M. (2001): Chinesen verstehen lernen. Wir – die Anderen: erfolgreich kommunizieren. Hans Huber, Bern

Lucius-Hoene, G. (1997): Leben mit einem Hirntrauma. Autobiographische Erzählungen Kriegshirnverletzter und ihrer Ehefrauen. Hans Huber, Bern, Göttingen, Toronto, Seattle

Lüdtke, U., Kallmeyer, K. (2007a): Vorschulische Maßnahmen zur Sprachstandserhebung und Sprachförderung in den deutschen Bundesländern: Wissenschaftliche Vorschläge zur Optimierung bildungspolitischer Initiativen. Sprachheilarbeit 52, 244–260

–, (2007b): Kritische Analyse ausgewählter Sprachstandserhebungsverfahren für Kinder vor Schuleintritt aus Sicht der Linguistik, Diagnostik und Mehrsprachigkeitsforschung. Sprachheilarbeit 52, 261–278

Lutz, L. (1997): MODAK – Modalitätenaktivierung in der Aphasietherapie. Ein Therapieprogramm. Springer, Berlin

– (1996): Das Schweigen verstehen. Über Aphasie. Springer, Berlin, Heidelberg, New York

Macha-Krau, H. (2000): Logopädie im Dritten Reich. Forum Logopädie 14, 23–27

Maihack, V. (2009): Eröffnung und Grußwort des dbs-Bundesvorsitzenden. In: de Langen-Müller, U., Hielscher-Fastabend, M., Kleissendorf, B. (Hrsg.): Sprachtherapie lohnt sich?! ProLog, Köln, 17–26

– (2004): „Sprachheilpädagogik und Sprachtherapie". Eine kritische Bestandsaufnahme sowie Anregungen zur Konzeptualisierung des Fachs. In: Baumgartner, S., Dannenbauer, F. M., Homburg, G., Maihack, V. (Hrsg.): Standort: Sprachheilpädagogik . modernes lernen, Dortmund, 199–249

Markgraf, J. (2009): Kosten und Nutzen der Psychotherapie. Springer, Heidelberg

Mathieu, S. (2000): „Mein Kind versteht alles, aber ..." Therapie des Sprachverständnisses. In: Zollinger, B. (Hrsg.): Wenn Kinder die Sprache nicht entdecken. Haupt, Bern

Mattes, K. (1993): Fallbeschreibungen. In: Grohnfeldt, M. (Hrsg.): Handbuch der Sprachtherapie. Bd. 6: Zentrale Sprach- und Sprechstörungen. Edition Marhold, Spiess, Berlin, 85–105

Mayring, P. (2002): Einführung in die qualitative Sozialforschung. Eine Anleitung zu qualitativem Denken. 5. Aufl. Beltz, Weinheim, Basel

McLean, L. K., Cripe, J. W. (1997): The Effectiveness of Early Intervention for Children with Ccommunication Disorders. In: Guralnick, M. (Ed.): The Effectiveness of Early Intervention. Brooks PH, Baltimore, 349–428

McTear, M. F., Conti-Ramsden, G. (1992): Pragmatic Disability in Children. Whurr, London

Middendorf, J. (2000): Der erfahrbare Atem. Junfermann, Paderborn

Miegel, M. (2007): Epochenwende. Gewinnt der Westen die Zukunft? List, Berlin

Möller, D. (2006): Schritte in den Dialog – ein Eltern-Kind-Programm für Familien mit sprachentwicklungsverzögerten Kindern. Forum Logopädie 20/1, 20–25

Motsch, H.-J. (2011): ESGRAF-MK. Evozierte Diagnostik grammatischer Fähigkeiten für mehrsprachige Kinder. Ernst Reinhardt, München / Basel

– (2010): Kontextoptimierung. Evidenzbasierte Intervention bei grammatischen Störungen in Therapie und Unterricht. 3. völlig überarbeitete und erweiterte Aufl. Ernst Reinhardt, München/Basel

– (2009a): ESGRAF-R. Modularisierte Diagnostik grammatischer Störungen. Ernst Reinhardt, München/Basel

– (2009b): Sprachheilpädagogik im Wandel. In: Schönauer-Schneider, W., Baumgartner, S. (Hrsg.): Sprachheilpädagogik im Wandel. Wenn Forschung Praxis verändert. edition von freisleben, Rimpar, 17–40

– (2008): Deprofessionalisierung der (Sprach-)Heilpädagogik – internationalisiert, inkompetent, wegrationalisiert. Vierteljahresschrift für Heilpädagogik und ihre Nachbargebiete (VHN) 77, 4–8

– (2007): Evidenzbasierte spezifische Frühtherapie grammatischer Störungen im Rahmen der SSES. In: de Langen-Müller, U., Maihack, V. (Hrsg.): Früh genug – aber wie? Sprachförderung per Erlass oder Sprachförderung auf Rezept? ProLog, Köln, 129–147

– (2005): Muss effektive Therapie eine Wunderwaffe sein – die theoretische Schwachstelle in der Kontextoptimierung. Sprachheilarbeit 50, 26–28

– (2002): Effektivitätssteigerung durch Kontextoptimierung in der Therapie spezifischer Sprachentwicklungsstörungen. In: Suchodoletz, W. von (Hrsg.): Therapie von Sprachentwicklungsstörungen – Anspruch und Realität. Kohlhammer, Stuttgart, 83–105

– (1992): Die idiographische Betrachtungsweise – Metatheorie des Stotterns. In: Grohnfeldt, M. (Hrsg.) (1993), 21–60

– (1989): Sprach- oder Kommunikationstherapie? Kommunikationstheoretische Grundlagen eines geänderten sprachtherapeutischen Selbstverständnisses. In: Grohnfeldt, M. (Hrsg.): Handbuch der Sprachtherapie. Bd. 1: Grundlagen der Sprachtherapie. Edition Marhold, Spiess, Berlin, 73–95

– (1986): Arbeiten mit Sprachbehinderten – Rückblick und Bestandsaufnahme. In: Spiess, W., Motsch, H.-J.: Heilpädagogische Handlungsfelder I. Umgang mit Verhaltensauffälligkeiten, Arbeiten mit Sprachbehinderten. Haupt, Stuttgart, 75–124

– (1981): Sprachbehinderte in der Schweiz. Verlag der Schweizerischen Zentralstelle für Heilpädagogik, Luzern

– (1979): Logopädie zwischen Handwerk und Wissenschaft. Vierteljahresschrift für Heilpädagogik und ihre Nachbargebiete (VHN) 49, 329 –338

–, Berg, M. (2003): Therapie grammatischer Störungen – Interventionsstudie zur Kontextoptimierung. Sprachheilarbeit 48, 151–156

Mutzeck, W. (1996): Kooperative Beratung – Grundlagen und Methoden der Beratung und Supervision im Berufsalltag. Beltz, Weinheim, Basel

Myers, F. L. (1996): Cluttering: A Matter of Perspective. Journal of Fluency Disorders 21, 175–185

Natke, U. (2005): Stottern. Erkenntnisse, Theorien, Behandlungsmethoden. Hans Huber, Bern

Neubert, C., Rüffer, N., Zeh-Hau, M. (2005): Neurolinguistische Aphasietherapie 1–7 (e-Buch). NAT-Verlag, Hofheim

Neumann, S. (2011): LKGSF komplex. Sprachtherapeutische Diagnostik bei Lippen-Kiefer-Gaumen-Segel-Fehlbildung. Ernst Reinhardt, München / Basel

– (2009a): Näseln (Rhinophonie). In: Grohnfeldt, M. (Hrsg.) (2009a), 309–324

– (2009b): Rhinophonie und Lippen-, Kiefer-, Gaumen-, Segel-Fehlbildung. In: Grohnfeldt, M. (Hrsg.) (2009b), 327–337

– (2003): Rhinophonie und LKGS-Fehlbildung. In: Grohnfeldt, M. (Hrsg.) (2003), 336–349

– (2002): Lippen-Kiefer-Gaumen-Segel-Spalten (LKGS-Spalten). Ein Ratgeber für Eltern. Schulz-Kirchner, Idstein

–, Romonath, R. (2008): Kinder mit LKGS – Fehlbildung im Spiegel der ICF-CY: Entwicklung eines sprachtherapeutischen Core Sets. Sprachheilarbeit 53, 264–273

Neuschaefer-Rube, C., Spiecker-Henke, M. (2009): Diagnostik funktioneller und organischer Stimmstörungen. In: Grohnfeldt, M. (Hrsg.) (2009a), 299–320

Nickisch, A., Heber, D., Burger-Gartner, J. (2005): Auditive Verarbeitungs- und Wahrnehmungsstörungen (AVWS) bei Schulkindern. Diagnostik und Therapie. 3. erweiterte und überarbeitete Aufl. modernes lernen, Dortmund

–, Henckmann, C., Burger, T. (2004): Münchener Auditiver Screeningtest für Verarbeitungs- und Wahrnehmungsstörungen MAUS. Westra, Wertingen

Nicola, F., Ziegler, W., Vogel, M. (2004): Die Bogenhausener Dysarthrie-Skalen (BoDyS): Ein Instrument für die klinische Dysarthriediagnostik. Forum Logopädie 18, 14–22

Nienkerke-Springer, A. (2000): Die Kinderstimme – ein systemischer Förderansatz. Luchterhand, Neuwied

Noterdaeme, M. (2007): Umschriebene rezeptive Sprachstörung. In: Grohnfeldt, M. (Hrsg.) (2007e), 356–358

Nusser-Müller-Busch, R. (Hrsg.) (2007): Die Therapie des Facio-Oralen Trakts. Springer, Berlin

Onslow, M., Packmann, H., Harrison, E. (2003): The Lidcombe Program of Early Stuttering Intervention. PRO-EO, Austin

Orthmann, W. (1980): Geschichte der Sprachbehindertenpädagogik. In: Knura, G., Neumann, B. (Hrsg.): Pädagogik der Sprachbehinderten. Handbuch der Sonderpädagogik. Bd. 7. Marhold, Berlin, 67–91

– (1969a): Die Eigenständigkeit der Sprachheilpädagogik. In: Deutsche Gesellschaft für Sprachheilpädagogik e. V. (Hrsg.): Die Eigenständigkeit der Sprachheilpädagogik. Wartenberg & Söhne, Hamburg, 13–26
– (1969b): Zur Struktur der Sprachgeschädigtenpädagogik. Marhold, Berlin
Otto, K., Wimmer, B. (2010): Unterstützte Kommunikation. Ein Ratgeber für Eltern, Angehörige sowie Therapeuten und Pädagogen. 3. Aufl. Schulz-Kirchner, Idstein

Pahn, J., Pahn, E. (2000): Die Nasalierungsmethode. Matthias Oehmke, Rostock
Penner, Z. (1999): Screeningverfahren zur Feststellung von Störungen in der Grammatikentwicklung. Edition SZH, Luzern
Perkins, M. (2005): Pragmatic Ability and Disability as Emergent Phenomena. Clinical Linguistics and Phonetics 19, 367–377
Petermann, F. (unter Mitarbeit von Fröhlich, L., Metz, D.) (2010): Sprachstandserhebungstest für Kinder im Alter zwischen 5 und 10 Jahren (SET 5-10). Hogrefe, Göttingen
Petzold, H. (Hrsg.) (1980): Die Rolle des Therapeuten und die therapeutische Beziehung. Junfermann, Paderborn
Popper, R., Lorenz, K. (1988): Die Zukunft ist offen. 3. Aufl. Piper, München
Prosiegel, M., Weber, S. (2010): Dysphagie. Diagnostik und Therapie. Springer, Berlin
Prüß, H. (2000): Stottern kontrollieren lernen: Stotter- und Sprechkontrollierungstechniken (Video: ca. 55 Min. und Begleitbuch). Demosthenes, Köln
– (1996): Eine autobiographische Betrachtung meiner Auseinandersetzung mit dem Problemkreis Stottern – der Weg zu einem dualistischen Grundverständnis. In: Grohnfeldt, M. (Hrsg.) (1996), 181–203
– (1992): Darstellung zu den Themen „Erfolg“ und „Akzeptanz“. In: Grohnfeldt, M. (1992b), 229–231
–, Richardt, K. (2010): Therapeutische Umsetzung einer patientenorientierten Vorgehensweise bei Stottern im Jugendlichen- und Erwachsenenalter. In: Iven, C., Kleissendorf, B. (Hrsg.): St-t-tt-ttottern. Aktuelle Impulse für Diagnostik, Therapie und Evaluation. Schulz-Kirchner, Idstein, 113–132
Ptok, M. (2007): Evaluation. In: Grohnfeldt, M. (Hrsg.) (2007), 104–105
Puppe, P. (1976): Sprachauffälligkeit im Vorschulalter – der neue Schwerpunkt einer zeitgemäßen Sprachbehindertenpädagogik. Sprachheilarbeit 21, 141–152, 169–184

Ramig, L., Bonitati, C., Lemke, J. (1994): Voice Treatment for Parents with Parkinson Desease: Development of an Approach and Preliminary Efficacy Data. Journal of Medical Speech and Language Pathology 2, 191–209
Rausch, M. (2009a): Schritt in Richtung Akademisierung. Forum Logopädie 23/1, 57
– (2009b): Dreiteilung wirft viele Fragen auf (Antwort der dbl-Präsidentin). Forum Logopädie 23/2, 74
–, Schrey-Dern, D. (2007): Geschichte der Logopädie. In: Grohnfeldt, M. (Hrsg.) (2007e), 122–124
Reber, K., Schönauer-Schneider, W. (2011): Bausteine sprachheilpädagogischen Unterrichts. 2., durchges. Auflage, Ernst Reinhardt, München/Basel
Remy, E. (1992): Kieler Studie zur sozialen Reintegration erwachsener Aphasiker. Sprache – Stimme – Gehör 16, 72–77
Renner, J. (1995): Erfolg in der Stottertherapie. Marhold, Berlin
Reßler, W. (2010): Auf in die (Förder-)Schulen. Forum Logopädie 24/4, 47
Rhein, I. (1998): Eltern lernen, die Sprachentwicklung ihrer Kinder zu fördern. Ein Bericht. L.O.G.O.S. interdisziplinär 6, 32–36

Richter, E. (1988): Subjektive Analyse meiner Stottersymptomatik. Sprachheilarbeit 33, 11–19

Riper, Ch. van (1986): Die Behandlung des Stotterns. Demosthenes, Solingen

– (1982): Sprechstunde in der Praxis eines Sprachtherapeuten. Ernst Reinhardt, München / Basel

–, Irwin, J. (1976): Artikulationsstörungen. Diagnose und Behandlung (engl. Erstauflage: 1958). Marhold, Berlin

Ritterfeld, U., Dehnhardt, C. (1998): Elternarbeit in der Sprachtherapie: Wunsch und Wirklichkeit. Kindheit und Entwicklung 7, 163–172

Robertson, S., Thompson, F. (1992): Therapie mit Dysarthrikern. Gustav Fischer, Stuttgart

Rollin, W. (1984): Family Therapy and the Aphasic Adult. In: Eisensohn, J. (Ed.): Adult Aphasia. Englewood Cliffs, 252–282

Romero, B. (2004): Selbsterhaltungstherapie: Konzept, klinische Praxis und bisherige Ergebnisse. Zeitschrift für Gerontopsychologie und-psychiatrie 17, 119–134

Romonath, R. (1998): Sprachentwicklung und Sprachentwicklungsstörungen im Jugendalter – eine pädagogisch-therapeutische Herausforderung. In: Angerhoefer, U., Dittmann, W. (Hrsg.): Lernbehindertenpädagogik. Eine institutionalisierte Pädagogik im Wandel. Luchterhand, Neuwied, 251–270

Rosenberger, K. (2007): Problemzonen im Institutionalisierungsprozess der österreichischen Sprachheilpädagogik. Die Sprachheilarbeit 52, 152–156

– (2005): Zur Lage der Sprachheilpädagogik in Österreich. In: Meixner, R., Rosenberger, K. (Hrsg.): Sprachheilpädagogik up to date. Lernen mit Pfiff, Wien, 11–23

Rösler, M. (1981): Befunde beim neurotischen Mutismus der Kinder – Eine Untersuchung an 32 mutistischen Kindern. Praxis der Kinderpsychologie und Kinderpsychiatrie 30, 187–194

Roth, V. (1989): PAKT und STACH. In: Roth, V. (Hrsg.): Kommunikation trotz gestörter Sprache. Narr, Tübingen, 101–117

Rothe, K.C. (1929): Die Umerziehung. Sterr. Schulbücherverlag, Halle a.S.

Rothweiler, M. (2001): Wortschatz und Störungen des lexikalischen Erwerbs bei spezifisch sprachentwicklungsgestörten Kindern. Winter, Heidelberg

Rottländer, Ch. und H. (1992): Stottern aus der Sicht eines Elternpaares. In: Grohnfeldt, M. (Hrsg.) (1993), 182–191

Rousseau, I., Packman, A., Onslow, M., Harrison, E., Jones, M. (2007): An Investigation of language and phonological development and the responsiveness of preschool age children to the Lidcombe Program. Journal of Communication Disorders 40, 382–397

Saatweber, M. (1997): Einführung in die Arbeitsweise Schlaffhorst-Andersen. 3. Aufl. Schulz-Kirchner, Idstein

Sandrießer, P., Schneider, P. (2008): Stottern im Kindesalter. 3. Aufl. Thieme, Stuttgart

–, – (2001): Stottern im Kindesalter. Thieme, Stuttgart, New York

Schelten-Cornish, S. (2005): Indirekte interaktive Intervention bei Kindern mit Sprachentwicklungsstörungen. Analyse an Fallbeispielen. L.O.G.O.S. interdisziplinär 13, 105–111

Schick, H. (1996): Sprachentwicklungsstörungen im Schulalter – die lebenslaufbezogene Darstellung einer kommunikativen Beeinträchtigung: Marion. In: Grohnfeldt, M. (Hrsg.) (1996b), 113–131

Schlamp-Diekmann, F. (2007): Spezifische Sprachentwicklungsstörungen im Jugendalter. Edition Marhold, Berlin

Schlenck, K.-J., Perleth, S. (2004): Langzeitverlauf bei Aphasie und der Effekt von Sprachtherapie in der chronischen Phase. Sprachheilarbeit 49, 269–275

–, Schlenck, C., Springer, L. (1995): Die Therapie des schweren Agrammatismus – Die Reduzierte Syntax-Therapie (REST). Thieme, Stuttgart

–, – (1994): Beratung und Betreuung von Angehörigen aphasischer Patienten. L.O.G.O.S. interdisziplinär 2, 90–97

Schlesiger, C. (2007): Sprachliche Frühintervention bei zweijährigen Kindern – das Late-Talker-Therapiekonzept. L.O.G.O.S. interdisziplinär 14, 119–128

Schliephake, H., Olthoff, A. (2007): Rhinophonien. In: Grohnfeldt, M. (Hrsg.) (2007e), 274–275

Schmitz, P., Diem, A. (2007): Sprachverstehenskontrolle – Ein wichtiger Ansatzpunkt in der Therapie von Sprachverstehensstörungen. Forum Logopädie 21/5, 32–39

Schmolke, S. (2007): Das „Bologna – Modell" in der Schweizer Logopädieausbildung. Die Sprachheilarbeit 52, 174–175

Schneider, M. (2003): Poltern. In: Grohnfeldt, M. (Hrsg.) (2003), 235–241

Schnell, M. (1974): Aphasia Theory and Therapy. Baltimore

Schöler, H. (1999): IDIS – Inventar diagnostischer Informationen bei Sprachentwicklungsauffälligkeiten. Schindele, Heidelberg

–, Schakib-Ekbatan, K. (2001): Sprachentwicklungsstörungen und Verarbeitungs- bzw. Lernstörungen. In: Grohnfeldt, M. (Hrsg.) (2009a), 75–87

–, Fromm, W., Kany, W. (Hrsg.) (1998): Spezifische Sprachentwicklungsstörungen und Sprachlernen. Erscheinungsformen, Verlauf, Folgerungen für Diagnostik und Therapie. C. Winter, Heidelberg

Scholz, H.-J. (1974): Zum phonologischen Aspekt des Spracherwerbs und dessen Bedeutung für die Dyslalie. Sprachheilarbeit 19, 43–52

Schönauer-Schneider, W. (2008): Monitoring des Sprachverstehens (MSV), comprehension monitoring – Welche Bedeutung hat es für Kinder mit rezeptiven Sprachstörungen? Sprachheilarbeit 53, 72–82

Schönweiler, R. (2000): Myofunktionelle Störungen und deren Auswirkungen auf die Hör- und Sprachentwicklung. Sprache – Stimme – Gehör 24, 177–181

Schoor, U. (2009): Mutismus. In: Grohnfeldt, M. (Hrsg.) (2009a), 193–207

– (1996): Mutismus – eine Kommunikationsbehinderung der Mädchen? Sprachheilarbeit 41, 215–227

Schrey-Dern, D. (2006): Aachener Screeningverfahren zur Analyse von Spontansprache (ASAS). In: Schrey-Dern, D. (Hrsg.): Sprachentwicklungsstörungen. Logopädische Diagnostik und Therapieplanung. Thieme, Stuttgart, New York, 40–101

Schröder, H., Waltersbacher, A. (2009): Heilmittelbericht 2009/2010. Ergotherapie, Sprachtherapie, Physiotherapie. Wissenschaftliches Institut der AOK, Berlin

Schuchardt, E. (1980): Soziale Integration Behinderter. Bd. 2: Weiterbildung als Krisenverarbeitung. Julius Klinkhardt, Braunschweig

Schulte, K. (1974): Phonembestimmtes Manualsystem (PMS). Neckar-Verlag, Villingen-Schwenningen

Schulte-Mäter, A. (2009): Verbale Entwicklungsdyspraxie. In: Grohnfeldt, M. (Hrsg.) (2009a), 265–272

– (2007): Verbale Entwicklungsdyspraxie. In: Grohnfeldt, M. (Hrsg.) (2007e), 364–365

– (2003): Verbale Entwicklungsdyspraxie. In: Grohnfeldt, M. (Hrsg.) (2003), 296–302

Schulze, H., Johannsen , H. S. (1986): Stottern bei Kindern im Vorschulalter. Phoniatrische Ambulanz der Universität Ulm, Ulm

Schütz, S., de Langen, E. (2010): Der Partner-Kommunikationsfragebogen (PKF). Ein pragmatisch funktionales Messverfahren in der Aphasiediagnostik. Sprachheilarbeit 55, 282–290
Schwartz, H. (1998): A Primer for Stuttering Therapy. Allyn & Bacon, Needham Heights
Seeman, M. (1965): Sprachstörungen bei Kindern. 2. Aufl. VEB Verlag, Berlin (DDR)
Sick, U. (2004): Poltern. Theoretische Hintergründe, Diagnostik, Therapie. Thieme, Stuttgart
Siegel, G. (1982): Evaluation of Therapeutic Outcome. In: Perkins, W. (Ed.): Current Therapy of Communication Disorders. Vol. 1: General Principles of Therapy. Thieme, Stuttgart, New York, 87–97
Siegmüller, J. (2006): Genetische Syndrome. In: Siegmüller, J., Bartels, H. (Hrsg.) (2006), 174–204
–, Bartels, H. (Hrsg.) (2006): Leitfaden Sprache – Sprechen – Stimme – Schlucken. Urban & Fischer, München
Silva, P. (1980): The Prevalence, Stability and Significance of Developmental Language Delay in Preschool Children. Develop. Med. Child. Neurology 22, 768–777
Smith, S., Thyme, K. (1980): Die Akzentmethode und ihre theoretischen Voraussetzungen. Spezial Pädagogischer Verlag, Flensburg
Sparks, R., Helm, N., Albert, M. (1974): Aphasia Rehabilitation Resulting from Melodic Intonation Therapy. Cortex 10, 303–316
Spiecker-Henke, M. (1997): Leitlinien der Stimmtherapie. Thieme, New York
–, Neuschaefer-Rube, C. (2003): Therapie funktioneller und organischer Stimmstörungen. In: Grohnfeldt, M. (Hrsg.) (2003), 303–320
Spitznagel, A. (2000): Fragebogen zur Redeängstlichkeit. Diagnostica 46, 47–55
Spreen-Rauscher, M. (2007): Pragmatik. In: Schöler, H., Welling, A. (Hrsg.): Sonderpädagogik der Sprache. Handbuch Sonderpädagogik. Bd. 1. Hogrefe, Göttingen, 588–601
– (2003a): The „Children's Communication Checklist“ (Bishop 1998) – ein orientierendes Verfahren zur Erfassung kommunikativer Fähigkeiten von Kindern. Teil 1: Hintergrund und Darstellung der Entwicklungsstudie. Sprachheilarbeit 48, 91–97
– (2003b): The „Children's Communication Checklist“ (Bishop 1998) – ein orientierendes Verfahren zur Erfassung kommunikativer Fähigkeiten von Kindern. Teil 2: Durchführungshinweise und Formulare. Sprachheilarbeit 48, 98–104
Springer, L. (2007): Aphasie. In: Grohnfeldt, M. (Hrsg.) (2007e), 20–26
– (1986): Behandlungsphasen einer syndromorientierten Aphasietherapie. Sprache – Stimme – Gehör 10, 22–29
Stabenow, J. (1969): Frühbehandlung von Sprachentwicklungsverzögerungen. Sprachheilarbeit 44, 137–142
Stackhouse, J., Wells, B. (1997): Children's Speech and Literacy Difficulties. Whurr, London
Stadie, N. (2006): Der Wirkung auf der Spur: Von der Planung zur Durchführung. In: Postler, J., Voigt-Zimmermann, S., Maihack, V. (Hrsg.): Aphasietherapie zeigt Wirkung. Diagnostik, Therapie und Evaluation. ProLog, Köln, 147–157
Starke, A. (1996): Ein bißchen Biographie und ein paar Positionen. In: Schindler, A. (Hrsg.): Stottern und Selbsthilfe – Ein Ratgeber für Stotternde. Demosthenes, Köln
Starkweather, C. W. (1987): Fluency and Stuttering. Prentice Hall, Englewood Cliffs
–, Gottwald, S. R., Halfond, M. M. (1990): Stuttering Prevention – A Clinical Method. Prentice Hall, Englewood Cliffs
Steiner, J. (2010): Sprachtherapie bei Demenz. Aufgabengebiet und ressourcenorientierte Praxis. Ernst Reinhardt, München / Basel

– (2009): Zentrale Aspekte der Diagnostik bei Aphasie. In: Grohnfeldt, M. (Hrsg.) (2009b), 255–269
– (2007a): Sprachabbau bei Demenz. In: Grohnfeldt, M. (Hrsg.) (2007e), 302–305
– 2007b): Sprachabbau bei beginnender Demenz, SAD: Entscheidungshilfen und Therapiebausteine. L.O.G.O.S. interdisziplinär 15, 37–45
– (2003): Therapie der Aphasien. In: Grohnfeldt, M. (Hrsg.) (2003), 257–277
– (Hrsg.) (2002): „Von Aphasie mitbetroffen". Zum Erleben von Angehörigen aphasiebetroffener Menschen. Steiner, Leverkusen
– (1996): Der Dialog als Zentrum diagnostisch-systemischen Handlungsdenkens. Sprache – Stimme – Gehör 20, 26–31
Steinig, (1957): Stellungnahme zu den Organisationsformen im Sprachheilwesen. Sprachheilarbeit 2, 17–18
Stengel, I., Strauch, T. (1996): Stimme und Person. Personale Stimmentwicklung. Personale Stimmtherapie. Klett Cotta, Stuttgart
Stevenson, P., Bax, M., Stevenson, J. (1982): The Evaluation of Home Based Speech Therapy for Language Delayed Pre-School-Children in an Inner City Area. Brit. Journal of Disorders of Communication 17, 141–148
–, Richman, N. (1976): The Prevalence of Language Delay in a Population of Three-Year-Old Children and in Association with General Retardation. Develop. Med. Child. Neurology 18, 431–441
Stürzbecher, M. (1994): Die Familie Gutzmann, die Berliner Universitäten und die Entwicklung der Stimm- und Sprachheilkunde. In: Gross, M. (Hrsg.): 30 Jahre Logopädie in Deutschland. R. Gross, Berlin, 20–57
St. Louis, K. D., Myers, F. L. (1997): Management of Cluttering and Related Fluency Disorders. In: Curlee, R., Siegel, G. (Ed.): Nature and Treatment of Stuttering. New Directions, New York, 313–332
Subellok, K., Kresse, A., Bahrfeck-Wichitill, K. (2010): Gemeinsam schweigsam: Selektiver Mutismus bei Zwillingen. Teil 1: Spezifische Risikofaktoren für die Entstehung und Aufrechterhaltung des Schweigens. Sprachheilarbeit 55, 110–120
Suchodoletz, W. von (2009a): Auditive Verarbeitungs- und Wahrnehmungsstörungen (AVWS). In: Grohnfeldt, M. (Hrsg.) (2009a), 88–97
– (2009b): Prävention aus medizinischer Sicht. In: Grohnfeldt, M. (Hrsg.) (2009b), 79–92
– (2007a): Auditive Verarbeitungs- und Wahrnehmungsstörungen (AVWS). In: Grohnfeldt, M. (Hrsg.) (2007e), 36–37
– (2007b): Prävention umschriebener Sprachentwicklungsstörungen. In: Suchodoletz, W. von (Hrsg.): Prävention von Entwicklungsstörungen. Hogrefe, Göttingen, 45–79
– (2006): Neue Studien zeigen: Training auditiver Funktionen für sprachgestörte Kinder ohne Nutzen. Forum Logopädie 5, 18–23
Szagun, G. (2004): FRAKIS. Fragebogen zur Erfassung der frühkindlichen Entwicklung. Pearson, Frankfurt a. M.

Tesak, J. (1999): Grundlagen der Aphasietherapie. Schulz-Kirchner, Idstein
Tesarek, A. (2009): Speech and Language Pathology in the USA and Germany: To what Extend is it Possible to Speak of a Uniform Profession? unveröffentlichte Magisterarbeit, Ludwig-Maximilians-Universität München
Teumer, J. (Hrsg.) (1997): Zum Beispiel Albert Gutzmann. Leben und Wirken eines bedeutenden Gehörlosen- und Sprachheilpädagogen. Edition Marhold, Berlin
– (1976): Probleme und Notwendigkeiten der Früherkennung und -erfassung von Sprachgeschädigten – Konsequenzen für die Ausbildung von Sonderschullehrern für Sprachgeschädigte. Die Sprachheilarbeit 21, 133–140

Thiel, M. (2000): Logopädie bei kindlichen Hörstörungen. Springer, Berlin
Thomae, H. (1988): Das Individuum und seine Welt. 2. Aufl. Hogrefe, Göttingen
Tiling, J. von (2010): Die Angst vor dem Stottern und ihre Ursachen. Neue sozialpsychologische Studien und ihre Implikationen für die Stottertherapie. Sprachheilarbeit 55, 291–300
Tomblin, J. B., Records, N. L., Buckwalter, P., Zhang, X., Smith, E., O'Brien, M. (1997): Prevalence of Specific Language Impairment in Kindergarten Children. Journal of Speech, Language and Hearing Research Vol. 40, 1245–1260
Tontsch, A. (1996): Bewältigungsprozesse bei stotternden Kindern und deren Eltern. Darstellung verschiedener Bewältigungsformen anhand von Fallbeispielen. In: Grohnfeldt, M. (Hrsg.) (1996b), 57–86
Tramer, M. (1934): Elektiver Mutismus bei Kindern. Zeitschrift für Kinderpsychiatrie 1, 30–35
Triarchi-Herrmann, V. (2006): Mehrsprachige Erziehung. Wie Sie Ihr Kind fördern. 2. Aufl. Ernst Reinhardt, München/Basel
– (2005): Sprachförderung mehrsprachiger Kinder auf sprachheilpädagogischer Basis. In: Grohnfeldt, M., Triarchi-Herrmann, V., Wagner, L. (Hrsg.): Mehrsprachigkeit als sprachheilpädagogische Aufgabenstellung. edition von freisleben, Würzburg, 27–48
Tsvetkova, L. S. (1982): Aphasietherapie bei örtlichen Hirnschädigungen. Gunter Narr, Tübingen

Uexküll, Thure von (1981): Lehrbuch der psychosomatischen Medizin. Urbau & Schwarzenberg, München
Uhlemann, T. (1992): Psychologische Implikationen bei Patienten mit Lippen-Kiefer-Gaumenspalten. In: Kiese, C. (Hrsg.): Psychologische Diagnostik und Therapie bei Kommunikationsstörungen. Bonn, 59–72
– (1990): Stigma und Normalität. Kinder und Jugendliche mit Lippen-Kiefer-Gaumenspalte. Göttingen
Ulich, M., Mayr, T. (2006): SISMIK. Sprachverhalten und Interesse an Sprache bei Migrantenkindern in Kindertageseinrichtungen. Herder, Freiburg
Ünsal, F. (2007): Laute üben Türkisch-Deutsch. Elternbegleitmaterial für die Sprachtherapie. Schubi-Verlag, Schaffhausen

Vester, F. (1983): Unsere Welt – ein vernetztes System. dtv Taschenbuch, München
Vogel, M. (1998): Die Behandlung der Dysarthrie. In: Ziegler, W., Vogel, M., Gröne, M., Schröter-Morasch, H. (Hrsg.): Dysarthrie. Grundlagen – Diagnostik – Therapie. Thieme, Stuttgart, 99–132
Vornholdt, B. (1993): Zur Bedeutung von Selbsthilfegruppen. In: Grohnfeldt, M. (Hrsg.) (1993), 121–146

Wagner, I. (2005): LOGO – Aussprachеprüfung zur differenzierten Analyse von Dyslalien. Logo Verlag für Sprachtherapie, Wildeshausen
Wagner, L., Wagner, E. (2008): SCREEMIK Version 2. Screening der Erstsprachfähigkeit bei Migrantenkindern. Russisch-Deutsch; Türkisch-Deutsch. Eugen Wagner, München
Walter, M. (2007a): Sprachstörungen bei Kindern im Vorschulalter. Wie häufig sind sie wirklich? Tectum, Marburg
– (2007b): Ergebnisse einer epidemiologischen Untersuchung zur Häufigkeit sprachlicher Förderbedürftigkeit bei Vorschulkindern in Bayern. Sprachheilarbeit 52, 146–151

Warmbough, ##. Nessler, ##. (2004): Modification of Sound Production Treatment for Apraxia of Speech: Acquisition and Generalisation Effects. Aphasiology 18, 407–427

Watzlawick, P. (Hrsg.) (1976): Wie wirklich ist die Wirklichkeit? Piper, München

–, Beavin, J., Jackson, D. (1969): Menschliche Kommunikation. Formen, Störungen, Paradoxien. Hans Huber, Bern

–, Weakland, J., Fisch, R. (1974): Lösungen. Zur Theorie und Praxis menschlichen Wandelns. Hans Huber, Bern

Weber, A. (1991): Befreiung vom Stottern. Philosophische Betrachtungen aus der Innensicht eines Betroffenen. Edition Marhold, Spiess, Berlin

Wedel, H. von, Walger, M. (2007): Hörstörungen. In: Grohnfeldt, M. (Hrsg.) (2007e), 144–146

Wehmeyer, M., Grötzbach, H. (2006): Aphasie. Wege aus dem Therapiedschungel. 3. Aufl. Springer, Stuttgart

Weigl, I. (1979): Neuropsychologische und psycholinguistische Grundlagen eines Programms zur Rehabilitierung aphasischer Störungen. In: Peuser, G. (Hrsg.): Studien zur Sprachtherapie. Fink, München, 491–541

–, Reddemann-Tschaikner, M. (2002): HOT – ein handlungsorientierter Therapieansatz für Kinder mit Sprachentwicklungsstörungen. Thieme, Stuttgart

Weikert, K. (2007): Stottern. In: Grohnfeldt, M. (Hrsg.) (2007e), 334–338

– (2003): Stottertherapie mit Kindern, Jugendlichen und Erwachsenen. In: Grohnfeldt, M. (Hrsg.) (2003), 211–234

– (1996a): Bewältigungsprozesse stotternder Jugendlicher – aufgezeigt an Einzelfallbeschreibungen. In: Grohnfeldt, M. (Hrsg.) (1996b), 159–180

– (1996b): Bewältigungsprozesse stotternder Erwachsener – aufgezeigt an qualitativen Einzelfallstudien. unveröffentlichte Dissertation, Universität zu Köln

Weinrich, M., Zehner, H. (2005): Phonetische und Phonologische Störungen bei Kindern. Springer, Heidelberg

Weiss, D.A. (1967): Cluttering. Folia phoniatrica 19, 233–263

Weißgärber, E. (1999): Leben mit Aphasie. Edition Marhold, Spiess, Berlin

Weizsäcker, R. von (2009): Der Weg zur Einheit. Beck, München

Wendlandt, W. (2009): Stottern im Erwachsenenalter. Grundlagenwissen und Handlungshilfen für die Therapie und Selbsthilfe. Thieme, Stuttgart

– (1987a): Nicht vermeiden – Stottern zeigen! Teil 1: Grundsätzliches zum Non-Avoidence-Konzept in der Behandlung des Stotterns. Sprachheilarbeit 32, 145–153

– (1987b): Nicht vermeiden – Stottern zeigen! Teil 2: Symptomorientierte Behandlungsbausteine im Rahmen meiner Nicht-Vermeidungs-Therapien bei Stotternden. Sprachheilarbeit 32, 193–205

Wendler, J., Seidner, W., Eysholdt, U. (2005): Lehrbuch der Phoniatrie und Pädaudiologie. 4. völlig überarbeitete Aufl. Thieme, Stuttgart

Wepman, J. (1972): Aphasia Therapy: a new Look. Journal of Speech and Hearing Disorders 37, 203–214

Werder, H. (1992): Kasuistik zum „Mutismus“. In: Grohnfeldt, M. (Hrsg.) (1993), 508–528

Wernicke, C. (1874): Der Aphasische Symptomenkomplex. Eine psychologische Studie auf anatomischer Basis. Cohn und Weigert, Breslau

Wildegger-Lack, E. (2011): Therapie von kindlichen Sprachlichentwicklungsstören (3–10 Jahren). Ernst Reinhardt, München/Basel

Wilken, E. (2007): Geistige Behinderung. In: Grohnfeldt, M. (Hrsg.) (2007e), 118–120

– (Hrsg.) (2006): Unterstützte Kommunikation. Eine Einführung in Theorie und Praxis. 2. Aufl. Kohlhammer, Stuttgart
– (2003): Sprachförderung bei Kindern mit Down-Syndrom. 9. Aufl. Marhold, Berlin
Williams, S. (1993): The Impact of Aphasia on Marital Satisfaction. Archieves of Phys. Med. Rehab. 74, 361–367
Woithon, C. (2009): Pragmatische Störungen der Kindersprache – Notwendigkeit und Möglichkeiten einer erweiterten sprachheilpädagogischen Sichtweise für Forschung und Praxis. In: Schönauer-Schneider, W., Baumgartner, S. (Hrsg.): Sprachheilpädagogik im Wandel. Wenn Forschung Praxis verändert. edition von freisleben, Würzburg, 65–85
Wulff, J. (1996): Zur Therapie bei Lippen-Kiefer-Gaumenspalten. In: Grohnfeldt, M. (Hrsg.): Handbuch der Sprachtherapie. Bd. 2: Störungen der Aussprache. Edition Marhold, Berlin, 121–147
– (1956): Sprachheileinrichtungen in der Bundesrepublik und Westberlin. Sprachheilarbeit 1, 15–19, 57–59

Ziegler, W. (2010): Sprechapraxie: Symptome und Erklärungen. Sprache – Stimme – Gehör 34, 122–127
– (2009): Sprechapraxie bei Erwachsenen. In: Grohnfeldt, M. (Hrsg.) (2009a), 273–279
– (2007): Dysarthrie. In: Grohnfeldt, M. (Hrsg.) (2007e), 76–78
– (1994a): Prüfungen der Verständlichkeit dysarthrischer Patienten. I. Grundlagen. Sprache – Stimme – Gehör 18, 24–28
– (1994b): Prüfungen der Verständlichkeit dysarthrischer Patienten. II. Methoden. Sprache – Stimme – Gehör 18, 111–116
–, Vogel, M. (2010): Dysarthrie verstehen – untersuchen – behandeln. Thieme, Stuttgart
Zollinger, B. (1995): Die Entdeckung der Sprache. Haupt, Bern
– (1986): Spracherwerbsstörungen. Grundlagen zur Früherfassung und Frühtherapie. Haupt, Bern

Internetquellen
(Stand: Mai 2011)

American Speech-Language-Hearing Association (ASHA): www.asha.org
– Code of Ethics (2003)
Comité Permanent de Liaison des Orthophonistes – Logopèdes de Union Europeénne (CPLOL): www.cplol.eu
– Code of Ethics and Professional Conduct (1993)
Deutsches Institut für Medizinische Dokumentation und Information (DIMDI): www.dimdi.de
– ICF: Internationale Klassifikation der Funktionsfähigkeit, Behinderung und Gesundheit (2005)
Institut für Qualität und Wirtschaftlichkeit im Gesundheitswesen (IQWIG): www.iqwig.de
– Bericht: Früherkennungsuntersuchung auf umschriebene Entwicklungsstörungen des Sprechens und der Sprache (UESS) vom 17.08.2009
International Association of Logopedics and Phoniatrics (IALP): www.ialp.info
– Guidelines for Initial Education and Logopedics (Speech/Language Pathology/Therapy, Orthophony etc.) (1998)

Mikrozensus (2008): Bevölkerung nach Migrationshintergrund regional. In: www.destatis.de/jetspeed/portal/cms/Sites/destatis/Internet/DE/Content/Publikationen/Fachveroeffentlichungen/Bevoelkerung/MigrationIntegration/BevoelkerungMikrationsstatus5125203087004,property=file.pdf; 27.09.2011

SBE-2-KT: www.kjp.med.uni-muenchen.de/download/SBE-2-KT-Handbuch.pdf

SBE-3-KT: www.kjp.med.uni-muenchen.de/download/SBE-3-KT.pdf

United Nations (UN): www.un.org

– Convention on the rights of persons with disabilities (2006)

World Health Organisation (WHO): www.who.org

– International Classification of Impairments, Disability and Handicaps ICIDH (1980)
– International Classification of Functioning, Disability and Health ICF (2001)
– International Classification of Functioning, Disability and Health, Children and Youth Version ICF-CY (2007)

Sachregister

Die erfolgreiche Buchreihe, herausgegeben von Prof. Dr. Grohnfeldt

Die Reihe **„Praxis der Sprachtherapie und Sprachheilpädagogik“** vermittelt unmittelbar praxisrelevante und gleichzeitig theoretisch fundiert bearbeitete Themen. Ausgewählte Fachleute auf ihrem Gebiet schreiben zu Fragestellungen gestörter Sprache und Kommunikation und geben erprobte Handlungsanweisungen für die tägliche Arbeit.

Die Darstellungen sind übersichtlich gegliedert und ansprechend aufbereitet. Die Reihe „Praxis der Sprachtherapie und Sprachheilpädagogik“ wird herausgegeben von Prof. Dr. Manfred Grohnfeldt.

Auf den nachfolgenden Seiten präsentieren wir Ihnen alle acht Bände, die bisher in der Reihe erschienen sind.

Hier Band 1–8 entdecken ⇨

Band 3

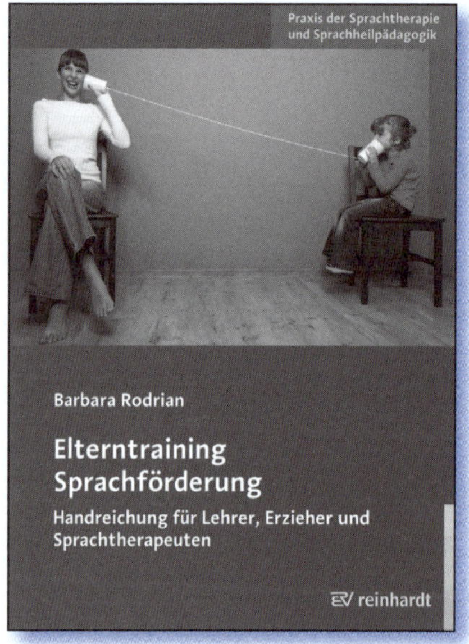

Barbara Rodrian
Elterntraining Sprachförderung
Handreichung für Lehrer, Erzieher und Sprachtherapeuten
2009. 147 Seiten. 15 Abb. 24 Tab. Mit CD-ROM.
(ISBN 978-3-497-02091-1) kt

Für LehrerInnen an Sprachheilschulen ist die Zusammenarbeit mit den Eltern ein wichtiger Bestandteil ihrer Arbeit. Mit diesem neuartigen und evaluierten Elterntraining werden Eltern über Sprachförderung informiert und bei der Förderung ihrer Kinder unterstützt. In vier komplett ausgearbeiteten Elternabenden und zwei bis vier Einzeltreffen erhalten die Eltern Wissen über Spracherwerb und Sprachstörungen, die beziehungsfördernde Gestaltung von Gesprächen und über Zusammenhänge von Sprache, Lernen und Verhalten.

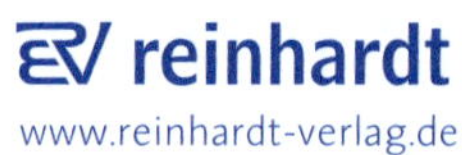

www.reinhardt-verlag.de

Band 4

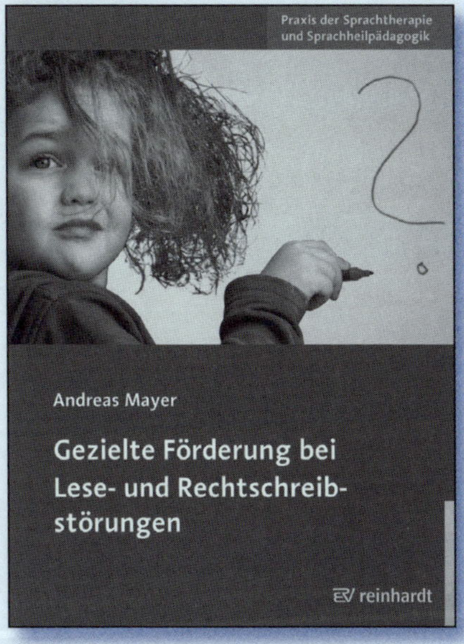

Andreas Mayer
Gezielte Förderung bei Lese- und Rechtschreibstörungen
2010. 151 Seiten. 55 Abb. 11 Tab.
(ISBN 978-3-497-02122-2) kt

Das Buch beschreibt auf der Basis neuester wissenschaftlicher Erkenntnisse, wie Kinder mit Lese-Rechtschreib-Störungen professionell gefördert werden können. Zusammenhänge zwischen der phonologischen Informationsverarbeitung, sprachlichen Fähigkeiten und unterschiedlichen Teilkompetenzen des Lesens und Schreibens werden verständlich dargestellt.

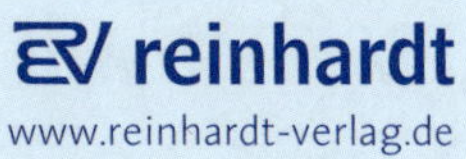

www.reinhardt-verlag.de

Band 5

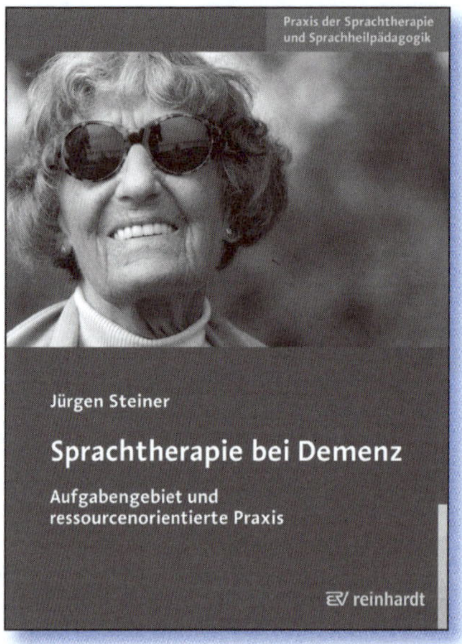

Jürgen Steiner
Sprachtherapie bei Demenz
Aufgabengebiet und ressourcenorientierte Praxis
2010. 164 Seiten. 18 Abb. 17 Tab.
(ISBN 978-3-497-02174-1) kt

Sprache und Kommunikation sind der Schlüssel für die Aufrechterhaltung von Aktivität und Kontakten, gerade bei Demenzpatienten. Auf der Grundlage einer heilpädagogisch orientierten Logopädie bei Demenz gibt der Autor einen Überblick über die Symptomatik des demenziellen Sprachabbaus und zeigt, wie ressourcenorientiert und personzentriert diagnostiziert werden kann.
Die Leserinnen und Leser erhalten Einblicke in konkrete Rahmenbedingungen und Verfahren für die Einzel- und Gruppentherapie, für die systemische Beratung und auch für die präventive Arbeit.

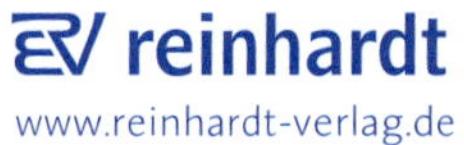

www.reinhardt-verlag.de

Band 7

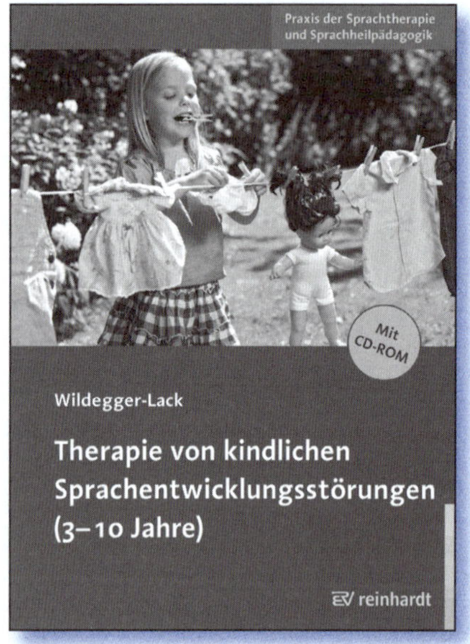

Elisabeth Wildegger-Lack
Therapie von kindlichen Sprachentwicklungsstörungen (3–10 Jahre)
Mit 95 Arbeitsblättern auf CD-ROM
2011. 160 Seiten. 50 Abb. 38 Tab.
(ISBN 978-3-497-02239-7) kt

Wie verläuft die normale Sprachentwicklung und welche Störungen treten auf? Welche Prinzipien können das sprachtherapeutische Vorgehen strukturieren?
In der Tradition dieser Buchreihe schlägt die Autorin die Brücke von der Theorie zur Praxis. Spezifische Therapieansätze bei phonetischen, phonologischen, semantisch-lexikalischen, syntaktischen und morphologischen Störungen werden modulartig vorgestellt. Eine CD-ROM mit über 90 Arbeitsblättern als PDFVorlage ermöglicht die problemlose Übernahme der Therapievorschläge in den Praxisalltag.

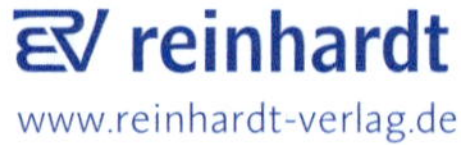

www.reinhardt-verlag.de